DESENVOLVIMENTO DE HABILIDADES EM MEDICINA DE EMERGÊNCIA

Condutas e Planejamento Baseado em Simulações

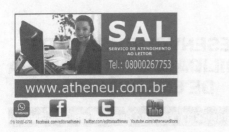

DESENVOLVIMENTO DE HABILIDADES EM MEDICINA DE EMERGÊNCIA

Condutas e Planejamento Baseado em Simulações

Aécio Flávio Teixeira de Góis (*in memoriam*)
Carolina Felipe Soares Brandão
Francisco Carillo Neto
João Carlos da Silva Bizario

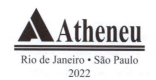

Rio de Janeiro • São Paulo
2022

EDITORA ATHENEU

São Paulo	*— Rua Maria Paula, 123 – 18º andar*
	Tel.: (11)2858-8750
	E-mail: atheneu@atheneu.com.br
Rio de Janeiro	*— Rua Bambina, 74*
	Tel.: (21)3094-1295
	E-mail: atheneu@atheneu.com.br

CAPA: Equipe Atheneu

PRODUÇÃO EDITORIAL: Villa d'Artes

CIP-BRASIL. CATALOGAÇÃO NA PUBLICAÇÃO
SINDICATO NACIONAL DOS EDITORES DE LIVROS, RJ

D486

Desenvolvimento de habilidades em medicina de emergência : condutas e planejamento baseado em simulações / [editores] Aécio Flávio Teixeira de Góis... [et al.]. - 1. ed. - Rio de Janeiro : Atheneu, 2022.
     : il. ; 23 cm.

     Inclui bibliografia e índice.
     ISBN 978-65-5586-589-9.

     1. Primeiros socorros. 2. Emergências médicas. I. Título.

22-79151	CDD: 616.0252
	CDU: 616-083.98

Gabriela Faray Ferreira Lopes - Bibliotecária - CRB-7/6643
   27/07/2022   02/08/2022

GÓIS, A.F.T.; BRANDÃO, C.F.S.; CARILLO NETO, F.; BIZARIO, J.C.S.
Desenvolvimento de Habilidades em Medicina de Emergência – Condutas e Planejamento Baseado em Simulações

©Direitos reservados à Editora Atheneu – Rio de Janeiro, São Paulo, 2022.

Editores

Aécio Flávio Teixeira de Góis (*in memoriam*)

Professor de Medicina de Urgência da Escola Paulista de Medicina da Universidade Federal de São Paulo (EPM-UNIFESP). Chefe da Residência de Emergência da UNIFESP. *Fellow* do American College of Physicians. Doutor em Ciências pela Faculdade de Medicina da Universidade de São Paulo (FMUSP). Especialista em Educação pela FMUSP.

Carolina Felipe Soares Brandão

Doutora e Mestre em Ciências pela Universidade Federal de São Paulo (UNIFESP). Especialista em Administração em Serviços da Saúde pela Universidade de São Paulo (USP). Graduações em Medicina Veterinária pelas Faculdades Metropolitanas (FMU) e Ciências Biomédicas pela Universidade Santo Amaro (UNISA). Coordenadora do Hospital Simulado do Curso de Medicina da Universidade Cidade de São Paulo (UNICID). Docente do Laboratório de Simulação do Curso de Medicina da Universidade Municipal de São Caetano do Sul – Campus Centro (USCS). Coordenadora Adjunta da Pós-Graduação de Simulação Avançada e Metodologias Ativas da IPEMED/AFYA. Ex-Analista de Treinamento em Educação Continuada no Hospital Israelita Albert Einstein (HIAE). Coordenadora da Comissão de Acreditação em Simulação na Federación Latinoamericana de Simulación Clínica y Seguridad del Paciente (FLASIC). Ex-Presidente por duas gestões da Associação Brasileira de Simulação na Saúde (ABRASSIM).

Francisco Carillo Neto

Médico. Especialista em Cirurgia Pediátrica. Especialista em Cirurgia Geral. Mestre em Ciências. Especialista em Ativação de Mudanças no Ensino Superior na Área de Saúde. Coordenador das Habilidades Cirúrgicas da Medicina da Universidade Cidade de São Paulo (UNICID). Professor em Habilidades Médicas e Membro do Núcleo de Desenvolvimento Docente (NDD) da Medicina da UNICID.

João Carlos da Silva Bizario

Médico, Biomédico e Psicoterapeuta. Mestrado e Doutorado pela Faculdade de Medicina da Universidade de São Paulo (FMUSP-Ribeirão Preto) e Universitè Paris V – INSERM U429 – França. Docente com experiência em Metodologias Ativas. Coordenador de Cursos de Medicina e Pró-Reitoria de Graduação. Especialista em Educação Médica e atual Diretor Executivo da Vertical de Medicina da Regional São Paulo da ÂNIMA-INSPIRALI Educacional.

Colaboradores

Alan Mercadante Isoldi

Médico pelo Centro Universitário Maurício de Nassau. Residente em Medicina de Emergência pela Escola Paulista de Medicina da Universidade Federal de São Paulo (EPM-UNIFESP).

Amanda Steil

Residente em Medicina de Emergência pela Universidade Federal de São Paulo (UNIFESP). Médica pela Universidade do Vale do Itajaí (UNIVALI). Membro da Associação Brasileira de Medicina de Emergência (ABRAMEDE). Membro da American College of Emergency Physicians (ACEP).

Ana Claudia Piccolo

Professora de Medicina da Universidade Municipal de São Caetano do Sul (USCS) e da Faculdade Santa Marcelina (FASM). Residência Médica e Mestrado em Neurologia pela Escola Paulista de Medicina da Universidade Federal de São Paulo (EPM-UNIFESP). Coordenadora da Comissão de Residência Médica da USCS. Coordenadora do Ambulatório de Doenças Desmielinizantes do Hospital Santa Marcelina.

Ana Maria Andrélio Gonçalves Pereira de Mélo

Mestre em Ciências da Saúde do Departamento de Pediatria da Faculdade de Medicina da Universidade de São Paulo (FMUSP). Pediatra pela Sociedade Brasileira de Pediatria (SBP). Neonatologista pela SBP. Instrutora do Programa de Reanimação Neonatal da SBP.

Andrea Penha Spinola Fernandes

Médica Pediatra Neonatologista. Coordenadora do Centro de Referência Estadual em Banco de Leite Humano da Grande São Paulo no Hospital Maternidade Leonor Mendes de Barros, SP. Membro da Câmara Técnica da Rede Global de Bancos de Leite Humano – Fundação Oswaldo Cruz (FIOCRUZ) – Ministério da Saúde (MS). Consultora do Ministério da Saúde na Área de Atenção à Saúde da Criança e Aleitamento Materno para a Estratégia Qualineo (2017-2019). Preceptora de Neonatologia no Curso de Medicina da Universidade da Cidade de São Paulo (UNICID).

Augusto Scalabrini Neto

Médico Cardiologista. Professor Associado do Departamento de Emergências Clínicas da Faculdade de Medicina da Universidade de São Paulo (FMUSP). Coordenador do Laboratório de Habilidades e Simulação da FMUSP e da Faculdade de Ciências Médicas de Minas Gerais (FCMMG). Supervisor do PRM de Cardiologia do Hospital Sírio-Libanês (HSL). Fundador da Associação Brasileira de Simulação Clínica e da Federación Latinoamericana de Simulación Clínica y Seguridad del Paciente (FLASIC).

Bruna Gutierres Gambirasio

Médica pela Escola Paulista de Medicina da Universidade Federal de São Paulo (EPM-UNIFESP). Residente em Neurologia Clínica pela EPM-UNIFESP.

Carolina Dutra Queiroz Flumignan

Professora Titular de Cirurgia Vascular do Centro Universitário São Camilo. Pós-Doutoranda e Doutorado Direto pela Escola Paulista de Medicina da Universidade Federal de São Paulo (EPM-UNIFESP). Sócia Administradora da Octopus Solutions (octopusolutions.com.br).

Carolina Frade Magalhães Girardin Pimentel Mota

Professora Adjunta da Disciplina de Medicina de Urgência e Medicina Baseada em Evidências da Escola Paulista de Medicina da Universidade Federal de São Paulo (EPM-UNIFESP). Doutorado em Ciências pela Disciplina de Gastroenterologia da UNIFESP. *Research Fellowship* no Liver Center, Beth Israel Deaconess Medical Center, Harvard University, EUA. Especialista pela Sociedade Brasileira de Hepatologia (SBH) e Federação Brasileira de Gastroenterologia (FBG).

Dario Cecilio-Fernandes

Pesquisador Visitante do Departamento de Psicologia Médica e Psiquiatria e Professor do Programa de Pós-Graduação em Clínica Médica, Área de Concentração de Ensino em Saúde da Faculdade de Ciências Médicas da Universidade Estadual de Campinas (UNICAMP). Responsável pelo Grupo de Pesquisa em Psicologia Aplicada em Ensino em Saúde, na qual investiga a aplicação de conceitos da psicologia cognitiva ao ensino em saúde, em especial ao treinamento simulado.

Décio Portella

Professor Assistente Mestre no Departamento de Cirurgia da Faculdade de Ciências Médicas de Sorocaba da Pontifícia Universidade Católica de São Paulo (PUC-SP). Membro Titular da Sociedade Brasileira de Cirurgia Plástica (SBCP). Titular do Colégio Brasileiro de Cirurgiões (CBC).

Denis Cristian Toledo Corrêa

Fisioterapeuta Especialista em Pneumologia pela Escola Paulista de Medicina da Universidade Federal de São Paulo (EPM-UNIFESP). Instrutor dos Cursos BLS e ACLS pela American Heart Association (AHA). Diretor e Professor do Instituto Paulista de Treinamento e Ensino (IPATRE).

Egídio Lima Dorea

Professor de Medicina da Universidade Municipal de São Caetano do Sul (USCS). Doutor em Nefrologia.

Fernanda Gois Brandão dos Santos

Médica Pediatra e Neonatologista. Preceptora do Estágio de Neonatologia da Universidade Cidade de São Paulo (UNICID) no Hospital Maternidade Leonor Mendes de Barros, SP.

Fernando Rabioglio Giugni

Médico Cardiologista pela Faculdade de Medicina da Universidade de São Paulo (FMUSP).

Flávia Ismael Pinto

Graduada em Medicina pela Faculdade de Medicina de Marília (FAMEMA). Residência Médica em Psiquiatria na Faculdade de Medicina do ABC (FMABC). Doutorado pelo Instituto da Psiquiatria do Hospital das Clínicas da Faculdade de Medicina da Universidade de São Paulo (IPq/HCFMUSP). Trabalhou na Enfermaria do Hospital Estadual Mario Covas por sete anos. Montou e coordenou o Pronto Socorro Psiquiátrico do Hospital Municipal Albert Sabin em São Caetano do Sul (SCS) por quatro anos. Coordenadora da Saúde Mental de SCS, sendo responsável por mais de 100 funcionários. Professora do Curso de Medicina da Universidade de São Caetano do Sul (USCS). Coordenadora do Núcleo de Assistência e Acolhimento ao Estudante de Medicina da USCS. Presidente do Centro de Estudos em Saúde Mental do ABC e Membro da Comissão de Emergências da Associação Brasileira de Psiquiatria (ABP) e Professora Convidada.

Gabriela Tebar

Médica Graduada pela Universidade de Santo Amaro (UNISA) sob a supervisão do Professor Doutor Marcelo Ribeiro. Residente do terceiro ano da especialidade de Cirurgia Geral e Traumatologia pela Pontifícia Universidade Católica de São Paulo (PUC Sorocaba), conclusão em 2022.

Geraldo Pio da Silva Neto

Residente de Medicina de Emergência pela Escola Paulista de Medicina da Universidade Federal de São Paulo (EPM-UNIFESP).

Glória Celeste Vasconcelos Rosário Fernandes

Pediatra, Neonatologista. Doutora em Ciências pela Universidade de São Paulo (USP). Médica Neonatologista do Hospital Maternidade Leonor Mendes de Barros, SP. Docente do Curso de Medicina da Universidade Cidade de São Paulo (UNICID).

Haig Garabed Terzian

Cirurgião Geral com Formação e Residência Médica pela Faculdade de Ciências Médicas da Santa Casa de São Paulo (FCMSCSP). Instrutor e Coordenador do Curso de ATLS – Núcleo Cuiabá. Cirurgião Geral do Corpo Clínico do Hospital e Maternidade São Mateus, Cuiabá, MT.

Hélio Penna Guimarães

Médico Especialista em Medicina de Emergência pela Associação Brasileira de Medicina de Emergência (ABRAMEDE/AMB). Especialista em Medicina Intensiva pela Associação de Medicina Intensiva Brasileira (AMIB/AMB). Especialista em Cardiologia pelo Instituto Dante Pazzanese de Cardiologia (IDPC). Mestrado em Dirección Médica y Gestión Clínica pela Universidad Nacional de Educación a Distancia (UNED) – Instituto Carlos III, Madri, Espanha. Máster em Gestão de Serviços da Saúde (MBA) pela Fundação Getulio Vargas (FGV). Doutor em Ciências pela Universidade de São Paulo (USP). Professor Afiliado do Departamento de Medicina da Escola Paulista de Medicina da Universidade Federal de São Paulo (EPM--UNIFESP). Médico Coordenador da UTI de Clínica Médica da Universidade Federal de São Paulo (UNIFESP). Médico da Unidade de Terapia Intensiva do Instituto de Infectologia Emílio Ribas – Secretaria de Saúde do Estado de São Paulo. *International Fellow* pela American Heart Association (FAHA) e *Fellow* pelo American College of Physicians (FACP). Professor das Disciplinas de Medicina de Emergência e Medicina Intensiva do Centro Universitário São Camilo – CUSC-SP. Membro da Câmara Técnica de Medicina de Emergência do Conselho Federal de Medicina (CFM) e do Conselho Regional de Medicina de São Paulo (CREMESP). Membro da Câmara Técnica de Medicina Intensiva do CREMESP.

João Alfredo Lenzi Miori

Graduação em Medicina pela Universidade Federal de São Carlos (UFSCar).

José Lucio Martins Machado

Fundador e atual CMO-Chief Medical Officer da INSPIRALI – Organização Vertical de Governança dos Cursos de Medicina da ÂNIMA Educação. Professor Assistente Doutor de Cirurgia Pediátrica da Faculdade de Medicina da Universidade Estadual Paulista "Júlio de Mesquita Filho" (UNESP-Botucatu). Orientador Permanente do Mestrado Profissional em Inovação do Ensino de Saúde da Universidade Municipal de São Caetano do Sul (USCS). Professor Orientador Permanente do Mestrado Acadêmico em Ciências do Envelhecimento da Universidade São Judas Tadeu (USJT). Professor Colaborador do Mestrado e Doutorado Acadêmico em Ciências da Saúde do Instituto de Assistência Médica ao Servidor Público Estadual de São Paulo (IAMSPE). Colaborador do Mestrado Profissional em Ensino em Saúde da Amazônia da Universidade do Estado do Pará (UEPA).

José Roberto Generoso Júnior

Médico Clínico e Intensivista. *Fellow* e *Senior Fellow* em *Advanced Clinical Simulation* pela Unversity of California/Veterans Affairs Medical Center – San Francisco, EUA. Certified Healthcare Simulation Operations Specialist. Certified Healthcare Simulation Educator. Certified Healthcare Simulation Educator-Advanced. Professor do Curso de Medicina da Universidade Santo Amaro (UNISA). Coordenador e Gestor em Simulação na Saúde. Coordenador da Pós-Graduação de Simulação Avançada e Metodologias Ativas – IPEMED/AFYA.

Karen Cristine Abrão

Médica Ginecologista e Obstetra pela Faculdade de Medicina da Universidade de São Paulo (FMUSP). Doutora em Ciências pelo Programa de Obstetrícia e Ginecologia da FMUSP. Membro da Comissão de Residência Médica da Federação Brasileira das Associações de Ginecologia e Obstetrícia (FEBRASGO). Diretora da Escola de Ciências da Saúde do Centro Universitário Facens de Sorocaba. Pesquisadora e Consultora em Educação Médica e Simulação.

Luca Silveira Bernardo

Formado em Medicina pela Faculdade de Ciências Médicas de Santos (FCMS). Residente em Medicina de Emergência pela Escola Paulista de Medicina da Universidade Federal de São Paulo (EPM-UNIFESP).

Luis Carlos Uta Nakano

Professor Associado Livre-Docente, Chefe do Centro de Estudos e Treinamento em Simulação e Chefe da Disciplina de Cirurgia Vascular e Endovascular da Escola Paulista de Medicina da Universidade Federal de São Paulo (EPM-UNIFESP). Orientador dos Programas de Pós-Graduação em Saúde Baseada em Evidências e Ciência Cirúrgica Interdisciplinar da UNIFESP. Membro do Conselho da Octopus Solutions (octopusolutions.com.br).

Mandira Daripa Kawakami

Doutora em Pediatria e Ciências Aplicadas à Pediatria pela Escola Paulista de Medicina da Universidade Federal de São Paulo (EPM-UNIFESP). Vice-Coordenadora do Laboratório de Simulação Realística Neonatal da EPM-UNIFESP. Coordenadora Estadual do Programa de Reanimação Neonatal da Sociedade Brasileira de Pediatria (SBP), São Paulo. Membro do International Liaison Committee on Resuscitation Neonatal Life Support Task Force.

Marcello Erich Reicher

Professor Afiliado da Disciplina de Cirurgia Vascular e Endovascular da Escola Paulista de Medicina da Universidade Federal de São Paulo (EPM-UNIFESP). Membro do Conselho do Health Innovation Group e da Octopus Solutions (octopusolutions.com.br).

Marcelo Augusto Fontenelle Ribeiro Junior

Professor Livre Docente da Disciplina de Cirurgia Geral e Trauma da Pontifícia Universidade Católica de São Paulo (PUC-SP-Sorocaba). Professor do Curso de Medicina da Faculdade de Medicina de São José dos Campos – Humanitas. Secretário Geral da Sociedade Brasileira de Atendimento Integrado ao Traumatizado (SBAIT). *Chairman* do Comitê de Educação da Sociedade Panamericana de Trauma. Cirurgião do Trauma do Hospital Municipal Dr. José de Carvalho Florence.

Marco Aurélio Marangoni

Médico, com Mestrado e Doutorado em Anestesiologia, com Cursos de Formação em Educação Médica pela Universidade de Maastricht, Universidade de Harvard e MSR – Centro de Simulação de Israel. Pós-Graduado em Psicologia Analítica e Diretor do Curso de Medicina do Centro Universitário Integrado.

Marcos Cesar Ramos Mello

Analista de Práticas Médicas do Hospital BP (A Beneficência Portuguesa). Sócio Proprietário da CardioPed Consultoria e Pesquisa. Coordenador Científico e Acadêmico na Editora dos Editores. Professor da Faculdade INSPIRAR. *ECMO Specialist* pela ELSO Latino-Americana – Extracorpore Life Support Organization. Consultor e *Speaker* do VAPOTHERM. Membro da Associação Brasileira de Medicina de Emergência (ABRAMED). Mestrando pela Escola Paulista de Medicina da Universidade Federal de São Paulo (EPM-UNIFESP).

Maria Elisabeth Matta de Rezende Ferraz

Médica Neurologista da Disciplina de Neurologia da Escola Paulista de Medicina da Universidade Federal de São Paulo (EPM-UNIFESP). Coordenadora do Pronto Socorro de Neurologia da EPM-UNIFESP.

Marianne Marchini Reitz

Graduação em Medicina pela Universidade Federal do Paraná (UFPR). Residência Médica em Cirurgia Geral e Cirurgia do Trauma pelo Hospital Municipal de São José dos Campos Dr. José de Carvalho Florence. *Fellowship* de Pesquisa no Departamento de Trauma e Cirurgia de Urgência do LAC+USC Medical Center, Los Angeles, EUA. Titulação na Área de Atuação em Cirurgia do Trauma pelo Colégio Brasileiro de Cirurgiões (CBC). *Fellow* do Colégio Americano de Cirurgiões (FACS). Membro da Sociedade Mundial de Cirurgia de Emergência (WSES) da Sociedade Brasileira de Atendimento Integrado ao Traumatizado (SBAIT) e da Sociedade Panamericana de Trauma (SPT). Médica do Hospital Municipal de São José dos Campos Dr. José de Carvalho Florence, do Hospital Regional de São José dos Campos Dr. Rubens Savastano e do Hospital Vivalle e Preceptora do Curso de Medicina da Faculdade de Medicina de São José dos Campos – Humanitas.

Milton Harumi Miyoshi

Professor Assistente e Chefe da Disciplina de Pediatria Neonatal do Departamento de Pediatria da Escola Paulista de Medicina da Universidade Federal de São Paulo (EPM-UNIFESP). Coordenador do Laboratório de Simulação Realística Neonatal da Disciplina de Pediatria Neonatal do Departamento de Pediatria da EPM-UNIFESP. Consultor Médico da UTI Neonatal do Grupo Santa Joana.

Nilton Freire de Assis Neto

Graduação em Medicina pela Escola de Medicina da Universidade Anhembi-Morumbi. Residente em Medicina de Emergência na Escola Paulista de Medicina da Universidade Federal de São Paulo (EPM-UNIFESP). Membro do Academy College of Emegency Physicians (ACEP). Membro da Associação Brasileira de Medicina de Emergência (ABRAMEDE). Coordenador Adjunto da Liga Acadêmica de Cardiologia da Universidade Anhembi-Morumbi.

Paulo de Araújo Prado

Mestre em Medicina pela Faculdade de Ciências Médicas da Santa Casa de São Paulo (FCMSCSP). Ex-Professor da Disciplina de Cirurgia de Emergência da Santa Casa de São Paulo.

Rebeca Mangabeira Correia

Cirurgiã Vascular e Endovascular. Mestranda pela Escola Paulista de Medicina da Universidade Federal de São Paulo (EPM-UNIFESP). Sócia da Octopus Solutions (octopusolutions.com.br).

Regina Helena Petroni Mennin

Doutorado em Saúde Pública pela Faculdade de Saúde Pública da Universidade de São Paulo (FSP-USP). Tese: "Reforma curricular no ensino médico: estudo de caso de uma escola médica". Mestrado em Epidemiologia pela Universidade Federal de São Paulo (UNIFESP). Professora aposentada do Departamento de Medicina Preventiva da UNIFESP. Professora Convidada no Master in Public Health da School of Medicine – University of New Mexico (2002-2009). Coordenadora Pedagógica do Departamento de Medicina Preventiva (2007-2010). Coordenadora do Núcleo do Projeto Pedagógico do Curso de Medicina da Escola Paulista de Medicina (EPM-UNIFESP) (2008-2010). Coordenadora do Mestrado de Educação das Profissões de Saúde da Universidade de Maastrich no Brasil (2010-2013).

Ronald Luiz Gomes Flumignan

Professor Adjunto Livre-Docente, Chefe do Setor de Ultrassom Vascular e Vice-Chefe da Disciplina de Cirurgia Vascular e Endovascular da Escola Paulista de Medicina da Universidade Federal de São Paulo (UNIFESP). Orientador dos Programas de Pós-Graduação em Saúde Baseada em Evidências e Ciência Cirúrgica Interdisciplinar da UNIFESP. Membro do Conselho da Octopus Solutions (octopusolutions.com.br).

Vinícius Lopes Braga

Médico Graduado pela Escola Paulista de Medicina da Universidade Federal de São Paulo (EPM-UNIFESP). Residente em Neurologia Clínica pela EPM-UNIFESP.

Dedicatórias

A todos os profissionais de saúde envolvidos nos cuidados das emergências. Altruísmo, empatia e resiliência estão associados à extensa e constante dedicação técnica, dia após dia.

Aos pacientes e aos familiares que enfrentam os seus medos e as suas dores em unidades de saúde. Esperança e força os acompanhem.

Aos Mestres na arte de ensinar. Desafio em demonstrar e sensibilizar a todos os aprendizes esses conceitos por meio do exemplo, conhecimento e amor.

Aécio (in memoriam), Carolina, Francisco e João Bizario

Aécio — Uma Narrativa

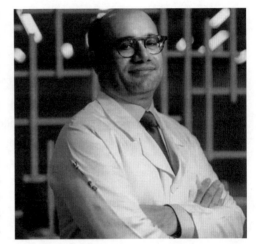

O verão tinha chegado. Espero Aécio em um restaurante barulhento, cheio de mesas e cadeiras de ferro, chão de lajotas, quase na esquina da Paulista com a Consolação.

Peço ao garçom o de sempre: uma garrafa de água mineral e um cafezinho.

Sem atraso, surge Aécio. Chega com sua habitual inquietude, daqueles que buscam o ideal fugidio. Abre generosamente os braços, gestos largos, como abrigar a todos e a tudo com o seu seio de afeto. Muito doce é Aécio.

— Olá, querido — digo.

— Olá, Dr. Paulo — responde.

— Pois é — inicia a fala.

— Que dupla vitória a sua, alcançar a residência médica em clínica médica e cardiologia pela USP. Venceu a um só tempo o preconceito contra o nordestino, você que é de Natal. Muita luta, não é, Aécio? Sabe, acho ter você força interior insaciável. E buscar desafios para vencê-los como um estrategista, general de batalha. Pausadamente, um a um.

Aécio baixa os olhos frente aos meus elogios, a sua cabeça pende para frente. Olha o frio chão de lajotas. Transparece humildade, uma de suas virtudes. Não pede reconhecimento, revela a incompatibilização entre a gota de óleo da arrogância e a singeleza pura da água.

— Bem, Dr. Paulo, vamos aos nossos projetos editoriais.

É tudo o que diz.

— Tenho um livro maravilhoso: *Manual de Clínica Médica*. Objetivo, conciso, prático.

À medida que discorre sobre esses projetos editoriais, os seus olhos crescem em brilho, inunda-os, chama viva. Chama viva de sua criatividade, de sua competência intelectual, de sua autoridade didática, até então veladas por sua tão cativante simplicidade. Misto de ideal de servir com nuances de seus próprios e desprendidos sentimentos de altruísmo.

E a chama não se apaga, pelo contrário, cresce cada dia mais. Denuncia sem o saber a sua potência autoral; sim, pois é aquela qual das Olimpíadas. Passa de mão em mão. Em Aécio, de mente em mente. De mão que ensina à mão que aprende.

Aécio, em sua torrente editorial, publicou os seguintes livros:

- *Manual Clínico para o Médico Residente*. Publicado em outubro de 2008.
- *Guia de Bolso de Clínica Médica*. Publicado em fevereiro de 2012.
- *Guia de Bolso de Pronto-Socorro*. Publicado em março de 2013.
- *Emergências Médicas*. Publicado em outubro de 2016.
- *Emergências em Clínica Médica. Série Residência Médica*. Publicado em novembro de 2018.
- *Manual de Medicina Interna para o Residente*. Publicado em novembro de 2018.
- *Guia de Medicina Hospitalar*. Publicado em fevereiro de 2019.
- *Guia de Comunicação de Más Notícias*. Publicado em março de 2019.

Aécio identificava, em si mesmo, o sacerdócio da medicina, ciência e educação. Diversas habilidades conjugadas ao ato de servir: escritor, professor, gestor de ensino, educador.

Como médico, dedicou-se à medicina interna, cardiologia, terapia intensiva, ressuscitação e emergências médicas. Agregou, ainda, a sua prática aos cuidados paliativos.

Como educador, alcançou a sua maior expressão social. Sim, essa era a sua maior identificação. O ensino. Era o seu objetivo último.

Defendeu a Medicina Baseada em Evidências: professor, orientador permanente do programa de pós-graduação em Medicina Baseada em Evidências. Lutou pelo ensino de habilidades e simulação como uma nova forma de aprendizado.

Alongou-se com a tutoria do curso de educação em um centro de desenvolvimento de educação médica.

Exerceu a docência do mestrado de avaliação aplicada à formação de professores da saúde.

Difícil, muito difícil, verdadeiramente quantificar ou minimamente descrever a grandeza e o pleomorfismo das habilidades e a um só tempo a abrangência das virtudes de Aécio.

Creio, assim, faltar-me condições para alcançar esse maior objetivo.

Socorro-me das palavras finais em Fernando Pessoa. Peço que a sua poesia "Iniciação", encontrada em seu "Cancioneiro", responda para Aécio.

Não dormes sob os ciprestes,
Pois não há sono no mundo.

O corpo é a sombra das vestes
Que encobrem teu ser profundo.

Vem a noite, que é a morte,
E a sombra acabou sem ser.
Vais na noite só recorte,
Igual a ti sem querer.

Mas na Estalagem do Assombro
Tiram-te os Anjos a capa:
Segues sem capa no ombro,
Com o pouco que te tapa.

Então Arcanjos da Estrada
Despem-te e deixam-te nu.
Não tens vestes, não tens nada:
Tens só teu corpo, que és tu.

Por fim, na funda caverna,
Os Deuses despem-te mais.
Teu corpo cessa, alma externa,
Mas vês que são teus iguais.

A sombra das tuas vestes
Ficou entre nós na Sorte.
Não 'stás' morto, entre ciprestes.

Neófito, não há morte.

Cancioneiro – Maio de 1935
Fernando Pessoa

Eis aí, Aécio, vives em nossa lembrança. Tua alma não morre, encontra-se entre os ciprestes.

São Paulo, agosto de 2022
Dr. Paulo Rzezinski
Diretor-Médico da Editora Atheneu

Prefácio

A Medicina de Emergência nunca mais será a mesma após o COVID-19.

O inesperado e o medo transformaram a vida de todos, em particular dos profissionais de saúde que desempenharam e ainda desempenharão, sempre que for necessário, suas funções em prol da vida.

A temida linha de frente.

Muitas adaptações foram construídas para suprir a demanda do ensino durante o pico dessa doença, pelas quais se provou mais uma vez a força da educação e do treinamento. Quantos profissionais de saúde perderam suas vidas no mundo por questões de falta de capacitação no manuseio de seus equipamentos de proteção individual ou para apoiar uma intubação orotraqueal, para aspirar as vias aéreas, para higienizar um paciente em estado crítico?

A simulação não é mais uma ferramenta de ensino recente no Brasil, mas ao longo dos anos vem ampliando suas técnicas, possibilidades e construindo, associada a outras estratégias educacionais, um ambiente de ensino controlado, efetivo, afetivo e fundamental para atuar em situações da rotina e nas situações inesperadas como a que fomos expostos recentemente.

Os protocolos e a Medicina Baseada em Evidências são ferramentas fundamentais para um atendimento de excelência, mas aplicá-los de forma individualizada e segura requer treinamento específico e que estimule o raciocínio clínico. Logo, a simulação não pode ser encarada como uma atividade para memorização dessas condutas, e sim um ambiente de compreensão das mais diversas esferas que contemplam um atendimento de qualidade.

É disso que o livro trata.

Educadores, profissionais de saúde e estudantes têm em mãos não somente uma atualização de condutas para reconhecimento e manejo de diversas situações de emergências clínicas, mas a possibilidade de aprofundar seus conhecimentos na criação de cenários simulados que possam contribuir na formação de um profissional reflexivo, atualizado e crítico que a sociedade tanto precisa.

Prof. Dr. Augusto Scalabrini Neto

Apresentação

E a pandemia...

Situação caótica que exigiu e ainda exige uma transformação nos profissionais que atuam em urgências e emergências. A Medicina de Emergência em si é uma especialidade médica ainda recente no Brasil, apesar da demanda que já conhecemos bem em um país gigante e repleto de dificuldades, seja na rotina dos profissionais, seja na falta de acesso dos pacientes aos serviços. A pandemia mudou a Medicina de Emergência no país. Nesse contexto, desenvolver estratégias educacionais que possam alcançar patamares de excelência surge como uma necessidade da graduação à especialização, e como demanda constante na educação permanente.

A simulação não é mais uma estratégia recente, embora tenha apresentado relevantes atualizações em sua construção ao longo do tempo, assim como as demais metodologias ativas de aprendizagem. Entretanto, se manteve como ferramenta fundamental em um ambiente controlado para capacitar e aprofundar conhecimentos, procedimentos, atitudes e demais necessidades que contemplam a competência médica e da saúde. Assim como uma avaliação isoladamente não consegue mensurar essas competências, a simulação sozinha também não alcançará resultados de forma isolada. Programas de capacitação configuram um caminho para atender profissionais que possuem conteúdo e experiências distintas.

Este livro destina-se não apenas aos estudantes e profissionais de saúde com interesse e atuação em emergências, mas aos mestres que desejam aprofundar os seus conhecimentos na simulação de emergência. Vivemos em uma época na qual há supervalorização de protocolos; entretanto, o docente deve ter em mente que as exceções ou limitações dos protocolos não devem ser esquecidas nem destacadas exageradamente a ponto de se tornar obstáculo à tomada de decisões. Em grande parte desses casos, a ferramenta mais adequada é a propedêutica. Assim, estimular frequentemente a recordar os dados propedêuticos esperados no quadro inicial ou na evolução, seja logo após a hipótese diagnóstica, o tratamento ou a intervenção inicial, é essencial. Embora a tecnologia esteja cada dia mais participativa do processo educacional, há e talvez sempre haja limitações em simuladores que comprometem a análise completa do quadro proposto por meio da propedêutica naquele ambiente, mas que é fundamental em um ambiente real, não controlado.

Para obter um melhor desempenho em situações reais, portanto, é importante o aluno/profissional estar confiante de suas habilidades e competências.

A estase jugular, por exemplo, ainda não é reproduzida pelos simuladores, alguns não permitem definir estertores grossos em bases pulmonares apenas, e mesmo os que permitem podem não ter a facilidade de transpor para a face dorsal, por exemplo para destacar como seria encontrado o sinal no decúbito dorsal durante uma rotação parcial do paciente. As linhas de Skoda descritas na ascite não serão percebidas no simulador, nem a macicez móvel ou o sinal do piparote que poderá ajudar a identificar líquidos livres na cavidade e a mobilidade flutuante das alças com ar. O acompanhamento e o preparo dos docentes, associados a essa estratégia educacional, farão a diferença e criarão uma compreensão e fixação duradoura do conhecimento.

Essa é a nossa missão. Preparar os profissionais para a vida real, destacando com profundidade cada parte desse mapa que é o ser humano.

Essa é a nossa visão como autores, que permeia nossos cenários propostos e associados com capítulos com as atualizações mais importantes a serem trabalhadas no pronto atendimento.

Dosar as variáveis adicionais para alcançar o nível de estímulo ao raciocínio e entendimento do caso clínico simulado, sem gerar ansiedade excessiva e com complexidade alinhada ao público-alvo, estará na atribuição sensível e criativa do professor, como sugerem as boas práticas de ensino-aprendizagem.

Ótima leitura a todos!

Aécio (in memoriam), Carolina, Francisco e João Bizario

Sumário

Seção 1
Bases Educacionais na Saúde

Capítulo 1 **Habilidades e Simulação Clínica** — **3**
Carolina Felipe Soares Brandão
Dario Cecilio-Fernandes
José Roberto Generoso Júnior

Capítulo 2 ***Debriefing* e *Feedback* na Simulação** — **11**
Augusto Scalabrini Neto
Fernando Rabioglio Giugni

Capítulo 3 **Métodos de Avaliação em Ambientes Controlados** — **21**
João Carlos da Silva Bizario
Marco Aurélio Marangoni
Regina Helena Petroni Mennin

Capítulo 4 **Utilização de Manequins de Baixo Custo
para Capacitação em Emergências** — **27**
Luis Carlos Uta Nakano
Marcello Erich Reicher
Ronald Luiz Gomes Flumignan
Carolina Dutra Queiroz Flumignan
Rebeca Mangabeira Correia

Seção 2
Emergências Cardiovasculares

Capítulo 5 **Propedêutica Torácica em Cenários de Simulação** — **55**
Francisco Carillo Neto
Aécio Flávio Teixeira de Góis

Seção 3
Trauma

Capítulo 6   **Atendimento ao Politraumatizado**   65
Marcelo Augusto Fontenelle Ribeiro Junior
Décio Portella
Gabriela Tebar
Marianne Marchini Reitz

Capítulo 7   **Trauma de Tórax – Toracocentese e Drenagem Torácica**   79
Francisco Carillo Neto
Paulo de Araújo Prado

Capítulo 8   **Atendimento ao Paciente Queimado**   87
Marcelo Augusto Fontenelle Ribeiro Junior
Décio Portella
Gabriela Tebar
Marianne Marchini Reitz

Capítulo 9   *Point of Care*   97
Haig Garabed Terzian
Francisco Carillo Neto

Seção 4
Emergências Pediátricas e Neonatologia

Capítulo 10   **Sistematização do Atendimento Neonatal**   109
Glória Celeste Vasconcelos Rosário Fernandes
Andrea Penha Spinola Fernandes
Fernanda Gois Brandão dos Santos

Capítulo 11   **Sistematização do Atendimento Pediátrico**   123
Ana Maria Andrélio Gonçalves Pereira de Mélo

Capítulo 12   **Bronquiolite**   133
Ana Maria Andrélio Gonçalves Pereira de Mélo

Seção 5
Emergências Neurológicas

Capítulo 13 **Acidente Vascular Encefálico Isquêmico** **149**
Ana Claudia Piccolo

Capítulo 14 **Aplicação de Escalas Neurológicas na Sala de Emergência** **159**
Vinícius Lopes Braga
Bruna Gutierres Gambirasio
Maria Elisabeth Matta de Rezende Ferraz

Seção 6
Pneumologia

Capítulo 15 **Intubação Orotraqueal e Medicações na Sala de Emergência** **175**
João Alfredo Lenzi Miori

Capítulo 16 **Ventilação Mecânica – O Que o Emergencista Deve Avaliar?** **187**
Marcos Cesar Ramos Mello
Denis Cristian Toledo Corrêa

Seção 7
Emergências Clínicas Gerais

Capítulo 17 **Emergências Clínicas em Geriatria** **207**
Egídio Lima Dorea

Capítulo 18 **Emergências Psiquiátricas** **217**
Flávia Ismael Pinto
João Carlos da Silva Bizario

Capítulo 19 **Sepse e Choque Séptico no Departamento de Emergência** **225**
Aécio Flávio Teixeira de Góis
Nilton Freire de Assis Neto
Alan Mercadante Isoldi

Capítulo 20 **Abdome Agudo** **237**
Francisco Carillo Neto
Paulo de Araújo Prado

Seção 8
Habilidades em Comunicação

**Capítulo 21 Desenvolvimento de Habilidades em Comunicação –
Quais Estratégias Utilizar?**   **249**
João Carlos da Silva Bizario
José Lúcio Martins Machado

Capítulo 22 Comunicação de Más Notícias   **267**
Aécio Flávio Teixeira de Góis

Seção 9
Cenários Simulados

Capítulo 23 Pancreatite Necro-Hemorrágica   **275**
Carolina Felipe Soares Brandão
Francisco Carillo Neto

**Capítulo 24 Reanimação Avançada na Sala de Parto
em Recém-Nascido a Termo**   **279**
Mandira Daripa Kawakami
Milton Harumi Miyoshi

**Capítulo 25 Recém-Nascido Prematuro de 33 Semanas com
Desconforto Respiratório Precoce ao Nascimento**   **293**
Mandira Daripa Kawakami
Milton Harumi Miyoshi

Capítulo 26 Obstrução de Vias Aéreas Superiores por Corpo Estranho **307**
Ana Maria Andrélio Gonçalves Pereira de Mélo

Capítulo 27 Doença Pulmonar Obstrutiva Crônica (DPOC)   **311**
Carolina Felipe Soares Brandão
Francisco Carillo Neto

Capítulo 28 Eclâmpsia   **315**
Karen Cristine Abrão

Capítulo 29 Ressuscitação Cardiopulmonar   **323**
Hélio Penna Guimarães

Capítulo 30 Bloqueio Atrioventricular Total   327
Aécio Flávio Teixeira de Góis
Amanda Steil
Geraldo Pio da Silva Neto

Capítulo 31 COVID-19   331
Aécio Flávio Teixeira de Góis
Carolina Felipe Soares Brandão

Capítulo 32 Acidente Vascular Cerebral Hemorrágico   337
Bruna Gutierres Gambirasio
Vinícius Lopes Braga
Maria Elisabeth Matta de Rezende Ferraz

Capítulo 33 Fratura Supracondiliana   345
Francisco Carillo Neto
Paulo de Araújo Prado
Haig Garabed Terzian

Capítulo 34 Trauma Raquimedular   349
Carolina Felipe Soares Brandão
Francisco Carillo Neto

Capítulo 35 Anafilaxia   353
Aécio Flávio Teixeira de Góis
Carolina Frade Magalhães Girardin Pimentel Mota

Capítulo 36 Cetoacidose Diabética   357
Glória Celeste Vasconcelos Rosário Fernandes
Ana Maria Andrélio Gonçalves Pereira de Mélo

Capítulo 37 Taquicardia Supraventricular   365
Aécio Flávio Teixeira de Góis
Carolina Felipe Soares Brandão

Capítulo 38 Síndrome Coronariana Aguda   369
Hélio Penna Guimarães

Capítulo 39 Emergência Hipertensiva   373
Aécio Flávio Teixeira de Góis
Luca Silveira Bernardo

Índice Remissivo   379

Seção 1

Bases Educacionais na Saúde

1 Habilidades e Simulação Clínica

Carolina Felipe Soares Brandão
Dario Cecilio-Fernandes
José Roberto Generoso Júnior

A educação em saúde tem se transformado de maneira dinâmica nos últimos anos, modificando currículos baseados em disciplina para o conceito de competências[1] e mais recentemente de atividades profissionais confiáveis (*entrustable professional activities*).[2] Com essas mudanças, cada vez mais tem sido utilizado metodologias ativas de aprendizagem. Nesse contexto, muitas estratégias colaboram entre si com o objetivo de formar não apenas indivíduos preparados tecnicamente, mas com possibilidade de analisar criticamente condutas comportamentais e compreender a necessidade de buscar aprimoramento frequente.

A pandemia pelo Sars-Cov2 que surpreendeu todo o mundo, amplificou de forma brusca o uso de tecnologias no ensino em saúde,[3] e trouxeram novas possibilidades que, associadas, podem representar uma modificação que se perpetuará após a passagem deste momento desafiador que estamos vivenciando. No entanto, evidenciou-se a dificuldade do ensino de habilidades, atitudes e competências, especialmente em contextos com baixos recursos.[4]

A simulação tem sido uma estratégia fundamental no ensino de profissionais de saúde, visando uma maior segurança do paciente tão discutida em todo o mundo depende também de treinamentos específicos que permitam repetição e reflexões que consequentemente promoverão mudanças na rotina em saúde.[5] O objetivo deste capítulo é familiarizar o leitor, seja docente, profissional da assistência direta ou estudante, aos termos e conceitos gerais e principais sobre as habilidades e simulação em saúde.

O termo "simulação" é bastante amplo e pode ser utilizado de forma genérica para diferentes técnicas com foco na aprendizagem, que podem ser desde um procedimento específico, ou um atendimento com foco na comunicação, ou uma cirurgia ou um caso clínico complexo que exigirá todas as outras possibilidades mencionadas de forma associada.[6] De modo generalista, a simulação é uma estratégia educacional que implica na reprodução do ambiente real em um ambiente controlado, seja para o treino de habilidades ou casos clínicos. Esses participantes, após atendimento, participam de uma reflexão para compreensão do que foi adequado e dos pontos de melhoria que precisam ser considerados em prol da segurança do paciente e da equipe de atendimento.

O Quadro 1.1 a seguir faz um resumo sobre alguns termos fundamentais na realização de uma simulação:

Quadro 1.1 – Terminologias em simulação.	
Nomenclatura	**Definição**
• Fidelidade	Nível tecnológico aplicado ao simulador selecionado ao cenário. Pode ser baixa, média ou alta respiração espontânea, *software,* entre outros[7]
• Complexidade	Nível de dificuldade do caso clínico aplicado. Pode ser baixa, média ou alta a depender diretamente do público-alvo exposto[8]
• Habilidades/*hands on*	Focado em um procedimento específico. Pode ou não ser contextualizado com um caso clínico ou cirúrgico. Muito comum o uso de manequins de baixa e média fidelidade (punção intraóssea intubação orotraqueal, por exemplo)[8]
• Simulação híbrida	Associação de um manequim que permita manipulação em um paciente ator habilitado a interagir com o participante (manequim obstétrico e atriz)[8]
• Simulação interprofissional	Equipe multiprofissional que realiza atendimento simulado em parceria com foco na colaboração e qualidade do atendimento. (médicos e enfermeiros por exemplo)[9]
• Realidade virtual	Ambiente virtual, mediado por tecnologia tridimensional com o objetivo de interagir com os participantes de forma dinâmica[10]
• Telessimulação	Atendimento simulado remoto síncrono[11]
• Simulação mista	Associação de objetivos técnicos com comportamentais[8]
• Simulação comportamental	Focado na reflexão de condutas éticas e atitudes com equipe, familiares ou pacientes
• Simulação *in situ*	Caso clínico simulado realizado dentro do ambiente real de atendimento[12]
• Simulação padrão	Atendimento de um caso clínico sem interferência do facilitador. Obrigatoriamente seguido pelo *debriefing*
• Prática Deliberada em Ciclo Rápido (PDCR)	Atendimento de um caso clínico com interferência do facilitador, direcionada para aumento da *performance.* Uso de *feedback*[13]
• *Debriefing/Feedback*	Estratégias distintas utilizadas para levar a reflexão dos acontecimentos ocorridos no atendimento[14]
• *Moulage*	Aplicação de maquiagem ou moldes no paciente simulado (sangue, vômitos, lesões gerais por exemplo)[15]

Fonte: Adaptado de "The Healthcare Simulation Dictionary – Second Edition", atualizado em 2020.[16]

A Figura 1.1 representa uma simulação interprofissional de alta fidelidade, e a Figura 1.2 representa o treinamento específico de uma habilidade/*task trainer*.

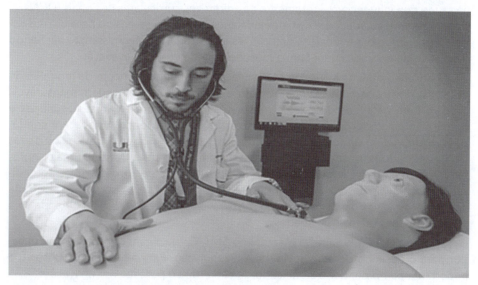

Figura 1.1 – Simulação interprofissional de alta fidelidade.
Fonte: Foto cedida pela Laerdal Medical. Todos os direitos reservados.

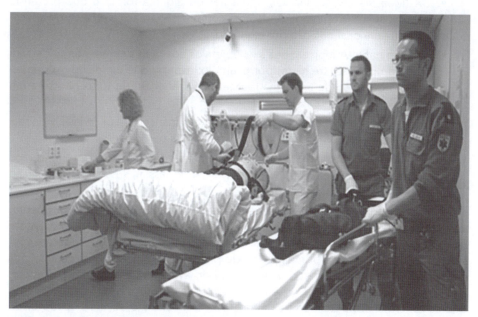

Figura 1.2 – Manequim estático – foco em ausculta.
Fonte: Foto cedida pela Laerdal Medical. Todos os direitos reservados.

As associações de diversas técnicas de simulação, com outras metodologias ativas de aprendizagem, auxiliam na busca do profissional competente, crítico e reflexivo como desejado pelo mercado de trabalho e órgãos reguladores de ensino na saúde que influenciam diretamente nas diretrizes curriculares nacionais (DCNs).[17] Caberá sempre ao educador optar pela melhor estratégia de ensino para os seus estudantes criando experiências significativas e centradas no aluno, sempre alinhando o objetivo de aprendizagem com a metodologia de ensino e avaliação.

O desenho de uma atividade de simulação independentemente da modalidade escolhida deverá sempre ser pautada por objetivos de aprendizagem mensuráveis claros e bem definidos que sejam relevantes para o contexto atual dos alunos e permita ao educador avaliá-los de forma integral promovendo *feedback* e conduzindo o *debriefing* de forma direcionada e assertiva. Idealmente poucos objetivos de aprendizado por cenário ou atividade de simulação promovem um maior aprofundamento no tema, sugerindo-se um número máximo de 5 objetivos de aprendizado mensuráveis, caso o educador durante o seu desenho instrucional da atividade note a necessidade de inclusão de mais objetivos de aprendizado, recomenda-se a divisão em duas ou mais atividades.

A taxonomia de Bloom[18] e o acrônimo SMART[19] facilitam o trabalho do educador para o desenho de uma atividade em simulação. Para a ferramenta SMART, é importante compreender o significado de cada tópico para melhor aplicação:

- **S** (*Specific*/Específico): definir o que será avaliado de forma clara e direcionada para a realização do cenário.

- **M** (*Measurable*/Mensurável): mensurar de alguma forma o que pretende avaliar, seja a profundidade de uma compressão torácica ou a carga aplicada em uma desfibrilação por exemplo.

- **A** (*Attainable*/Atingível): quais os objetivos possíveis a serem atingidos para cada grupo a ser treinado, por exemplo: esperar que um aluno do primeiro ano do curso de medicina realize uma drenagem de tórax não será um objetivo atingível.

- **R** (*Realistic*/Realístico): considerar temáticas que sejam aplicadas à vida real e facilitar a compreensão e até motivação dos participantes.

- **T** (*Timely*/Tempo): objetivos que possam ser contemplados em um espaço de tempo razoável e bem definido, evitando, assim, sessões de simulação muito curtas ou muito longas.

A taxonomia de BLOOM já bem conhecida pelos docentes para orientar os estudantes em direção ao nível desejado de demonstração de conhecimento e habilidades, sofreu uma revisão onde considera 2 dimensões principais a serem consideradas pelo docente: a primeira seria do processo cognitivo (verbos com ações específicas como compreender, aplicar, analisar, avaliar) que aumentam de complexidade e requisitos cognitivos; e a segunda seria do processo do conhecimento que considera a evolução dos treinandos do mais concreto ao mais abstrato, ou seja, uma dimensão conceitual, procedimental e também metacognitiva.[18] A ideia da associação dessas 2 dimensões consideram menos uma hierarquia e mais uma continuidade dos saberes segundo esta revisão.[18]

Definidos os objetivos, o educador deverá então escolher a melhor modalidade que se adeque ao que foi definido por ele e permita aos alunos atingirem os objetivos propostos. Normalmente, quando desejamos explorar trabalho em equipe, tomada de decisões, procedimentos invasivos como uma intubação orotraqueal ou drenagem torácica, a escolha será por um Simulador de Paciente Humano. Caso o educador tenha desenhado um cenário no qual os objetivos maiores serão a comunicação, empatia, exame físico, linguagem corporal e acolhimento a escolha será por um Paciente Padrão/Ator ou uma simulação híbrida que se utilize desta modalidade. Quando o objetivo for a realização pura e simples de um procedimento específico como passagem de um acesso venoso central, punção lombar ou compressão torácica a escolha poderá ser uma estação de habilidade. Notem que em determinadas situações podemos utilizar um ator para contemplarmos um objetivo de aprendizado, funcionando como uma estação de habilidade, como exemplo a realizar a palpação de um abdome normal ou demonstrar o exame físico neurológico.

A prática deliberada como estratégia de ensino em uma habilidade específica além do cenário clínico, também pode ser utilizada e apresenta bons resultados no ganho de *performance*.[13] Diferentemente da estratégia de *feedback*, a prática deliberada de ciclos rápidos exige que o cenário seja interrompido sempre que ocorrem erros em momentos crucias que foram previamente definidos pelos educadores.[13]

A realidade virtual pode ser uma aliada quando o educador deseja atingir um número maior de alunos e, possivelmente, diferentes localidades, existindo dessa maneira no mercado diferentes opções que englobam jogos sérios voltados ao uso na saúde, paciente virtual, avatares, ambientes virtuais para cooperação entre os participantes. A modalidade de realidade virtual pode ainda ser complementada com um momento presencial de discussão das experiências no mundo virtual por parte dos alunos, tornando o aprendizado por intermédio da experiência mais rico. Dentro da realidade virtual, podemos dividir em duas grandes áreas: imersiva e não imersiva. A realidade virtual imersiva se refere ao uso de óculos de realidade virtual na qual os alunos estão inseridos. Isso tem sido usado com grande sucesso para a aprendizagem de habilidades cirúrgicas.[20,21] A realidade virtual não imersiva se refere a plataformas virtuais geralmente por meio de computadores ou videogame. Isso tem demonstrado um grande sucesso na parte cognitiva, como aprendizagem de conteúdo, como anatomia,[22,23] e raciocínio clínico.[24,25]

Reforça-se ainda que a despeito das tecnologias mais avançadas disponíveis, de alta fidelidade e alto custo caberá sempre ao educador/facilitador levar ao aluno um aprendizado transformador, muitas vezes não sendo necessário tais equipamentos para uma boa experiência do aluno. Para tal, também é importante considerar que uma única sessão de treinamento pode não ser o suficiente para a aquisição de habilidades ou geração de competências. Estudos sugerem que mesmo treinando até a proficiência, alunos têm uma grande queda tanto na habilidade quanto no conhecimento.[26,27] Dessa forma, sugere-se também pensar treinamentos que são repetidos ao longo do tempo, principalmente quando pouco aplicado. A utilização da avaliação como ferramenta de ensino-aprendizagem e identificadora de lacunas, assim como a aplicação de *feedback* adequado ajudam a cumprir o objetivo de prolongar o efeito do aprendizado em cada estratégia.[28]

Referências bibliográficas

1. Jason FR, Danoff D. The CanMEDS initiative: implementing an outcomes-based framework of physician competencies. Medical teacher. 2007;29(7):642-647.
2. Cate OT. Nuts and bolts of entrustable professional activities. Journal of graduate medical education. 2013;5(1):157-158.
3. Bastos RA, Carvalho DRS, Brandão CFS, Bergamsco EC, Sandars J, Cecilio-Fernandes D. Medical Teacher. 10.1080/0142159X.2021.1973979.
4. Cecilio-Fernandes D, Parisi MCR, Santos TM, Sandars J. The Covid-19 pandemic and the challenge of using technology for medical education in low and middle income countries. MedEdPublish. 2020;9.
5. Brandão CFS, Carvalho-Filho MA, Cecilio-Fernandes D. Simulation centers and pedagogical planning: two sides of the same coin. Sci Medica. 2018;28(1).
6. Cook DA, Hatala R, Brydges R, Zendejas B, Szostek JH, Wang AT, et al. Technology-enhanced simulation for health professions education: a systematic review and meta-analysis. Jama, 2011;306(9):978-988.
7. Hamstra SJ, Brydges R, Hatala R, Zendejas B, Cook DA. Reconsidering fidelity in simulation-based training. Academic medicine. 2014;89(3):387-392.
8. Soares Brandão CF, Collares C, Cecilio-Fernandes, D. Simuladores, pacientes padronizados e híbridos. Simulação realística e habilidades na saúde. 2017;11-22.
9. Gough S, Hellaby M, Jones N, MacKinnon R. A review of undergraduate interprofessional simulation-based education (IPSE). Collegian. 2012;19(3):153-170.
10. Pottle, J. Virtual reality and the transformation of medical education. Future healthcare journal. 2019;6(3):181.
11. McCoy CE, Sayegh J, Alrabah R, Yarris LM. Telesimulation: an innovative tool for health professions education. AEM education and training. 2017;1(2):132-136.
12. Patterson MD, Blike GT, Nadkarni VM. In situ simulation: challenges and results. Advances in patient safety: new directions and alternative approaches. 2008;3.
13. Taras J, Everett T. Rapid cycle deliberate practice in medical education-a systematic review. Cureus. 2017;9(4).
14. Fanning RM, Gaba DM. The role of debriefing in simulation-based learning. Simulation in healthcare. 2007;2(2):115-125.
15. Stokes-Parish JB, Duvivier R, & Jolly B. Investigating the impact of moulage on simulation engagement – a systematic review. Nurse education today. 2018;64:49-55.
16. Lioce L, Lopreiato J, Downing D, Chang TP, Robertson JM, Anderson M, et al. Terminology and Concepts Working Group. Healthcare Simulation Dictionary – Second Edition. Rockville, MD: Agency for Healthcare Research and Quality; September 2020. AHRQ Publication No. 20-0019. DOI: https://doi.org/10.23970/simulationv2.
17. Bernardino E, Felli VEA, Peres AM. Competências gerais para o gerenciamento em enfermagem de hospitais. Cogitare Enfermagem – Curitiba. 2010;15(2):349-353.
18. Krathwohl DR. A revision of Bloom's taxonomy: An overview. Theory into practice. 2002;41(4):212-218.
19. Hui M, Mansoor M, Sibbald M. Are simulation learning objectives educationally sound? A single-center cross-sectional study, simulation in healthcare: The Journal of the Society for Simulation in Healthcare: April 2021;16(2):105-113. doi: 10.1097/SIH.0000000000000507.
20. Silverstein JC, Dech F, Edison M, Jurek P, Helton WS, Espat NJ. Virtual reality: Immersive hepatic surgery educational environment. Surgery. 2002;132(2): 274-277.
21. Friedl F, et al. Virtual reality and 3D visualizations in heart surgery education. In The Heart surgery forum. 2002;5(3):03054.
22. Codd AM, Choudhury B. Virtual reality anatomy: Is it comparable with traditional methods in the teaching of human forearm musculoskeletal anatomy? Anatomical sciences education. 2011;4(3):19-125.

23. Izard SG, Méndez JAJ, Palomera PR. Virtual reality educational tool for human anatomy. Journal of medical systems. 2017;41(5):76.
24. Chon SH, Timmermann F, Dratsch T, Schuelper N, Plum P, Berlth F, et al. Serious games in surgical medical education: a virtual emergency department as a tool for teaching clinical reasoning to medical students. JMIR Serious Games. 2019;7(1):e13028.
25. Koivisto JM, Multisilta J, Niemi H, Katajisto J, Eriksson E. Learning by playing: A cross-sectional descriptive study of nursing students' experiences of learning clinical reasoning. Nurse education today. 2016;45:22-28.
26. Cecilio-Fernandes D, Cnossen F, Jaarsma DA, Tio RA. Avoiding surgical skill decay: a systematic review on the spacing of training sessions. Journal of surgical education. 2018;75(2):471-480.
27. Custers EJ. Long-term retention of basic science knowledge: a review study. Advances in Health Sciences Education. 2010;15(1):109-128.
28. dos Santos Carvalho DR, Nery NDML, Martins TS, Cecilio-Fernandes D. Health simulation: history and applied cognitive concepts. International Journal of Health Education. 2021;5(1).

2 | *Debriefing* e *Feedback* na Simulação

Augusto Scalabrini Neto
Fernando Rabioglio Giugni

Introdução e conceitos

Debriefing e *feedback* são ferramentas de aprendizagem de extrema importância para o ensino baseado em simulação. Embora sejam frequentemente confundidas ou denominadas de forma intercambiável, existem grandes diferenças entre elas. *Feedback* é um termo mais genérico, que significa uma informação direcionada a uma pessoa ou a um grupo, resultante da observação de sua atuação, dada habitualmente por um instrutor.[1] Já o *debriefing* é uma ferramenta de reflexão estruturada sobre determinada ação de uma pessoa ou de um grupo, conduzida por um facilitador.[2] Ambos são instrumentos que objetivam aprendizado e modificação das ações futuras. Enquanto o *feedback* é uma estratégia geralmente unidirecional (do instrutor para o aluno), o *debriefing* é uma estratégia multidirecional (entre o facilitador e os alunos).[3]

Há diversas evidências de que os principais fatores de aprendizado no ensino baseado em simulação são *feedback* e *debriefing*.[4-6] No ensino de adultos, chamado andragogia, tem especial importância a participação ativa no aprendizado, bem como a possibilidade de aplicação dos conhecimentos obtidos.[2] O conhecimento da estrutura e das técnicas de *feedback* e *debriefing* é essencial para uma adequada formação docente e implantação da simulação no ensino médico.

Feedback

Fundamentos e aplicações

O *feedback* é uma ferramenta formativa em que são fornecidas informações ou críticas construtivas após determinada ação.[7] Está presente nos mais diversos processos educacionais, desde oficinas do mundo corporativo até treinamentos militares. Tem papel fundamental a figura do instrutor, que é o docente ou pessoa habilitada a avaliar determinada ação e conduzir o *feedback*, uma vez que a ferramenta não deve ser utilizada de forma intuitiva ou desestruturada. Embora haja *feedbacks* dados por pares, a maioria dos dados em simulação avalia o *feedback* dado por instrutores.[4,8]

Dentro do ensino médico baseado em simulação, o *feedback* é especialmente utilizado no treinamento de habilidades. Nesse tipo de ensino simulado, um instrutor auxilia um estudante ou um grupo a aprender a executar determinada técnica ou procedimento, que geralmente segue uma sequência de passos previamente estabelecida. Um exemplo muito comum é o treinamento das diversas técnicas cirúrgicas, situação em que o *feedback* costuma ser mais útil do que o *debriefing*.[6]

Outro método de ensino baseado em simulação em que o *feedback* é utilizado é a *prática deliberada em ciclos rápidos* (PDCR). Nesse tipo de técnica de simulação, grupos fazem repetidamente atendimentos breves, com um *feedback* entre cada ciclo de atendimento. A intenção é que a *performance* do grupo melhore a cada ciclo. Quando o nível esperado de execução é atingido, pode-se aumentar o grau de dificuldade do cenário. É recomendado utilizar a PDCR quando os objetivos do cenário são técnicos e existe um protocolo bem estabelecido para o atendimento, como em situações de parada cardiorrespiratória, suporte básico e suporte avançado de vida. Para cenários com objetivos comportamentais ou com múltiplas possibilidades de conduta, a simulação clínica seguida de *debriefing* costuma ser uma melhor opção por possibilitar maior reflexão por parte dos participantes. Na PDCR, os múltiplos *feedbacks* devem ser breves, objetivos e coerentes com o protocolo de atendimento determinado.[9]

Em simulação clínica, o *feedback* também pode ser útil, como uma das técnicas do *debriefing*. Quando o grupo participante tem conhecimento insuficiente ou é pouco experiente em simulação, ou em situações delicadas, como conflitos ou desinteresse dos participantes, o *feedback* ganha ainda mais importância.[10]

Estrutura e técnica

O *feedback* fundamenta-se na comparação entre a ação observada e a ação esperada, baseada em algum referencial.[11] O instrutor deve, portanto, previamente definir quais as ações esperadas em determinado contexto. Para isso, existe uma série de ferramentas disponíveis, a depender da habilidade ou técnica a ser ensinada. O instrutor também pode desenvolver a própria ferramenta, podendo fazer uso de recomendações existentes para tanto.[12,13]

Com relação ao *timing*, dada a sua natureza mais rápida e direta, o *feedback* pode ser utilizado tanto durante quanto após o treinamento simulado, a depender do contexto. Em treinamento de habilidades mais complexas, como cirurgias, costuma ser concomitante ao ato, enquanto em habilidades mais simples, como pequenos procedimentos, geralmente é posterior ao ato. Em PDCR, como já mencionado, é intercalado com novos treinamentos.

Durante a realização do treinamento, o instrutor deve observar atentamente as ações do aluno, de preferência registrando-as. Deve prover uma informação concisa e direta, na maioria das vezes de ordem técnica, explicitando aquilo que era esperado, o que foi atingido, e quais os potenciais pontos de melhora. Existem técnicas para melhor estruturar o *feedback*. Um exemplo é o chamado *feedback sanduíche*, em que o *feedback* negativo, ou crítica, deve ser dado de forma intercalada por dois *feedbacks* positivos ou elogios. Essa é uma técnica rápida e simples, de fácil aprendizado e aplicação.[14] Outra técnica é a do *perguntar-falar-perguntar*, em que o *feedback* propriamente é intercalado por duas perguntas. A primeira deve permitir uma breve autorreflexão por parte do aluno, enquanto a segunda deve verificar a compreensão da informação passada no *feedback*.[14,15] Como descrito, ainda que predominantemente unidirecional e baseado na transferência de conhecimento do instrutor para o aluno, o *feedback* não exclui uma reflexão e uma devolutiva por parte do aluno, bem como uma interação posterior que facilite a aquisição dos conhecimentos, habilidades e atitudes almejados.[1]

Debriefing em simulação

Fundamentos

O *debriefing* é uma ferramenta de reflexão estruturada de um aluno ou grupo, habitualmente coordenada por um facilitador, objetivando aprendizagem e mudança de ação futura. Teve origem no meio militar, como estratégia de psicologia, após missões de campo. No ensino baseado em simulação, o *debriefing* é principalmente utilizado na simulação clínica de alta fidelidade, sendo a principal ferramenta de aprendizado nesse contexto. Pode ser utilizado tanto em cenários técnicos como comportamentais, podendo ser estruturado de múltiplas formas, ainda que com um cerne comum.[2]

Embora haja descrição de estratégias de *autodebriefing*, em que a reflexão é conduzida pelos próprios participantes da simulação, a ampla maioria das técnicas é coordenada pela figura do facilitador.[3] O facilitador, diferentemente da figura do professor em modelos mais tradicionais de ensino, não deve se colocar no papel de autoridade ou de detentor do conhecimento, mas sim numa postura fraternal, de troca com os alunos.[2] O papel do facilitador é de conduzir o *debriefing*, garantindo que ele ocorra de forma fluida e organizada e que os objetivos propostos sejam atingidos.

Um ponto fundamental para que o *debriefing* tenha sucesso é o estabelecimento de um ambiente seguro para o aprendizado em simulação. Isso envolve um estabelecimento prévio claro dos objetivos e dos papéis de cada participante, e a garantia da confidencialidade. Ademais, o facilitador deve manter uma postura não de juiz, mas de observador e moderador, garantindo o engajamento dos participantes.[16]

Estrutura

Via de regra, o processo de facilitação em simulação clínica é dividido em *briefing*, que ocorre antes do início do cenário, na condução e durante o cenário; e em *debriefing*, propriamente dito, após o fim do cenário. As fases anteriores ao *debriefing* são fundamentais para o seu sucesso e também exigem preparação do facilitador.[3]

O *briefing* é um conjunto de orientações dadas pelo facilitador antes do início do cenário. Costuma iniciar-se com uma apresentação das regras e objetivos da simulação. Deve-se frisar neste instante o funcionamento do método, os papéis dos participantes e do facilitador, e ressaltar que não se trata de método de avaliação ou julgamento, e sim de aprendizado ativo. Aqui também é importante, conforme mencionado, frisar a confidencialidade do processo, ajudando a criar um ambiente seguro. Em seguida, é estabelecido o "contrato de ficção", que é um acordo entre o facilitador e os participantes, em que todos comprometem-se a agir na simulação como se aquela fosse uma situação real. Esse passo é fundamental para a manutenção do realismo do cenário e, consequentemente, para uma futura transposição das ações entre o simulado e o real. A seguir, são apresentados aos participantes o simulador e os recursos disponíveis para o atendimento, garantindo-se que todos estejam familiarizados com o ambiente antes do início do cenário. Caso contrário, podem ocorrer dificuldades no desenrolar do atendimento, com necessidade de intervenções por parte do facilitador ou do técnico de simulação, quebrando o realismo do cenário. Por fim, são passadas as informações do cenário propriamente dito, que, enfim, será iniciado.[16]

A condução do cenário é relevante para o *debriefing*. Devem-se manter as regras estabelecidas no *briefing* e evitar ao máximo a interferência do facilitador no cenário. Caso seja extremamente necessário, por exemplo quando o cenário fica "travado", pode-se proceder com alguma intervenção, dando-se preferência por recursos de simulação, como a introdução de *hot seats*. Enquanto o facilitador observa e registra as ações dos participantes, um técnico em simulação manipula o simulador, monitores e demais recursos necessários para o bom andamento do cenário. É importante que o facilitador fique em um ambiente separado do grupo, sempre que possível, geralmente em uma sala de controle, pela qual pode visualizar o atendimento através de um vidro ou câmeras.

Após o término do cenário, deve-se proceder, de preferência imediatamente, com o *debriefing*, em local adequado. Embora deva ser estruturado, a organização do *debriefing* varia conforme o método escolhido. Habitualmente, estão presentes as seguintes fases: descrição, discussão e conclusão. Logo no início do *debriefing*, o facilitador deve explicar como será a sua organização e quanto tempo estima que durará cada fase. Essa explicação inicial costuma auxiliar os participantes a respeitar as regras de cada etapa.[3]

A fase descritiva corresponde ao momento em que são relembradas as ações ocorridas no cenário. O facilitador deve solicitar aos participantes que descrevam o que viram no cenário, sem juízo de valor. A importância da fase descritiva é reunir as informações que serão discutidas na fase seguinte, para que todos os participantes fiquem em pé de igualdade para a discussão. É comum que, durante o cenário, alguns participantes fiquem mais concentrados em suas tarefas e não consigam uma visão global do atendimento. Nesse momento, é relevante tentar reconstruir o atendimento, e não julgá-lo, portanto o facilitador deve desencorajar qualquer tipo de avaliação das ações. A cronologia também é importante. Caso haja dúvidas ou divergências entre membros da equipe em relação ao ocorrido, pode-se recorrer ao vídeo da gravação do atendimento, se disponível. É possível encerrar a descrição questionando se algum participante notou algo que não foi descrito. Caso contrário, pode-se proceder à discussão.[10,17]

A discussão é a fase mais importante do *debriefing*. Ela estimulará a reflexão sobre as ações já descritas, e consequentemente permitirá alterações nos modelos mentais que levarão ao aprendizado e mudança de ações futuras. O facilitador deve auxiliar os próprios participantes a identificarem os processos que os levaram à tomada de decisões e, por fim, deve levá-los a refletir sobre esses processos. Há inúmeras formas de conduzir a discussão. Sugere-se que o facilitador inicie com ações que os participantes consideram positivas ou adequadas. Essa estratégia auxilia a levantar o moral do grupo e aumentar o engajamento. Em seguida, o facilitador pode questionar a respeito das ações que os membros da equipe fariam de modo diferente. É importante que o facilitador modere a discussão de forma a manter a harmonia do grupo, garantir a participação de todos e reforçar o ambiente de segurança. O facilitador deve se lembrar dos objetivos educacionais do cenário, e conduzir o *debriefing* de modo que sejam atingidos esses objetivos, evitando que a discussão recaia em aspectos secundários ou pouco relevantes.[3,10,11]

Por fim, vem a fase de conclusão. É importante que os participantes reconheçam a transição entre a discussão e a conclusão, pois é comum que tentem retornar à discussão quando essa passagem não é clara. Na conclusão, o facilitador deve auxiliar o grupo a recordar e resumir os pontos mais importantes daquele cenário, além de eventuais aplicações desses pontos na vida profissional. O facilitador pode fazer isso de forma individual ou coletiva; nesse momento, é fundamental que os participantes sejam sucintos e objetivos. As conclusões do grupo são uma forma útil para o facilitador reconhecer se os objetivos propostos foram atingidos.[3,17]

Algumas estratégias de *debriefing* incluem logo no início uma fase de acolhimento de reações e emoções. Nesse momento o facilitador pergunta ao grupo como se sentiu durante a simulação, de forma aberta, e permite ao grupo que exponha seus sentimentos. Essa fase pode auxiliar a "quebrar o gelo", e permitir ao grupo que inicie as próximas fases do *debriefing* de forma mais serena.[3]

Técnicas

Além de diferenças estruturais na composição do *debriefing*, há também diversas técnicas que podem ser utilizadas para auxiliar no processo de reflexão. A combinação dessas técnicas é interessante e parte do arsenal de um facilitador bem treinado. Uma técnica importante é a chamada *advocacy and inquiry*. Nela, o facilitador faz uma afirmação, geralmente apontando um fato que ocorreu na simulação, seguida de uma pergunta breve, com genuína curiosidade, em especial sobre os motivos que levaram os participantes a tomar tal atitude. Um exemplo seria: "Notei que vocês fizeram uma cardioversão elétrica. Por que a opção por essa terapia?". Tal técnica não tem por objetivo corrigir uma ação equivocada ou apontar o melhor caminho, mas sim explorar os modelos mentais que levaram à tomada de decisão. Dessa forma, leva o participante a uma tomada de decisão mais consciente, e potencialmente a uma ação mais apropriada.[18,19]

Outra técnica útil é a de autoavaliação pela equipe, com indagações bastante abertas. Nesse caso, o facilitador pergunta aos membros da equipe, na avaliação deles, o que foi bom e o que poderia ser feito de forma diferente. Esse tipo de questionamento leva o grupo a refletir sobre suas ações, reforçar qualidades e reconhecer pontos de melhoria. Existe um risco de imprecisão quando o grupo tem pouca consciência de suas ações ou daquilo que era esperado, portanto esse recurso exige cautela em grupos menos experientes com simulação. O facilitador pode auxiliar o grupo na autoavaliação direcionando a discussão, e, quando estritamente necessário, corrigindo erros de fixação. Também deve-se ter cuidado em grupos com autocrítica excessiva, em que tais perguntas podem desencadear frustração e desânimo, prejudicando a continuidade do debriefing. Outro cuidado é evitar um tipo de pergunta aberta em que o facilitador fica esperando que os participantes adivinhem aquilo em que ele está pensando, costumeiramente chamada de dirty question.[20]

Também pode ser utilizado o já descrito feedback: correção ou elogio diretos, sem passar por um processo de reflexão. Ele deve ser restrito a situações em que haja grande disparidade entre o conhecimento do grupo e o necessário para o atendimento, em situações de indisciplina ou em tarefas extremamente técnicas, nas quais não há margem para maior discussão.[1] Outra técnica que pode ser útil é a chamada 5 whys, que se utiliza repetidas vezes (classicamente cinco) a pergunta "Por quê?" para se tentar chegar à causa base do fato ou ação. No debriefing, o facilitador pode iniciar questionando o motivo de determinada conduta, e daí sucessivamente explorando as raízes de tal tomada de decisão. Essa técnica tem raízes no Sistema de Produção Toyota, e é utilizada em diversas áreas, dentro e fora das ciências da saúde, sendo recomendada por entidades como a Organização Mundial da Saúde.[21]

Instrumentos

Existem instrumentos que podem auxiliar o facilitador na condução do debriefing. Dentre eles, temos ferramentas que sistematizam a estrutura e técnicas do debriefing descritas anteriormente. Embora não sejam de utilização costumeira na maioria dos serviços no Brasil e não haja traduções validadas para o português, pode auxiliar especialmente os facilitadores menos experientes. Como exemplos, temos o PEARLS, o TeamGAINS, o 3D Model, o GAS.[10,17,22,23]

Outro grupo de instrumentos que pode auxiliar o facilitador são ferramentas de avaliação, que devem ser utilizadas durante ou logo após o cenário, antes do início do debriefing. Existem ferramentas que avaliam habilidade técnicas, geralmente customizadas para determinada condição clínica ou procedimento, como as confeccionadas pela American Heart Association para o treinamento de suporte avançado de vida cardiovascular.[24] Também existem ferramentas para avaliação de habilidades não técnicas, como liderança, trabalho em equipe e comunicação. Esse tipo de avaliação é mais difícil, já que possui maior grau de subjetividade. Por esse motivo, os instrumentos vêm em grande auxílio. Um exemplo é a ferramenta TEAM, que avalia onze habilidades específicas em uma escala de frequência, além da performance não técnica global. Essa ferramenta é de fácil utilização, tem boas propriedades psicométricas, como correlação inter-avaliador, já foi traduzida e validada para a língua francesa e está em processo de validação para a língua portuguesa.[25,26]

Situações especiais

Barreiras para um bom *debriefing*

Há situações que dificultam a execução de um bom *debriefing*. A inexperiência ou falta de treinamento do facilitador é um dos principais. Existe prevalente pensamento em instituições de ensino de que basta conhecer bem o tema do cenário para que a simulação atinja os objetivos. Isso faz com que muitos profissionais tecnicamente competentes nas suas áreas se proponham a ensinar com simulação, entretanto, com sucesso bastante limitado. Como em outras metodologias ativas de ensino, na simulação tem menor importância o domínio teórico do tema do que o domínio da técnica de ensino em si. Um bom facilitador pode conduzir cenários sobre temas diversos com boa qualidade, no entanto, um expert no assunto, que não conheça sobre simulação, encontrará dificuldades. Daí a importância do treinamento do corpo docente em simulação, que é algo negligenciado em muitas instituições, ainda mais se comparado a expressivos investimentos feitos na montagem e aquisição de tecnologia para o centro de simulação.[2]

Outra potencial dificuldade para o bom andamento do *debriefing* diz respeito ao grupo de participantes. Para que a simulação tenha sucesso, é preciso que os participantes estejam dispostos a participar e cumprir as regras estabelecidas. Em ensino de graduação, algumas vezes o problema é a falta de interesse ou indisciplina do grupo. Em educação continuada, com profissionais formados, é mais frequente um receio de falhas ou insucessos, e especialmente uma dificuldade em apontar falhas dos colegas, criando um ambiente de autopreservação. Nesses casos, é ainda mais importante a boa formação e experiência do facilitador, que deve tentar contornar essas dificuldades, bem como um pré-*briefing* que explique claramente os objetivos da atividade.[16]

Cenários comportamentais

Existem cenários desenhados com objetivos de treinamento exclusivamente de habilidades não técnicas, muitas vezes chamados cenários comportamentais. Nesse tipo de simulação é mais frequente a ocorrência de conflitos, a exacerbação de animosidades antigas e o despertar de emoções diversas nos participantes. Tais cenários também exigem um facilitador experiente e, muitas vezes, a participação de um cofacilitador que tenha formação na área de psicologia. Deve-se considerar o uso da fase de reações no *debriefing*, descrita anteriormente, para auxiliar a expor os sentimentos e iniciar o *debriefing* de forma mais serena.

Codebriefing

Um cenário de simulação pode ter dois facilitadores, fazendo assim um *codebriefing*. Esse tipo de situação é interessante quando os facilitadores têm formações ou expertises diferentes, podendo, assim, complementarem-se. Um exemplo são cenários com objetivos comportamentais, pelo qual um profissional da área de psicologia pode auxiliar a enriquecer a discussão. Outra situação em que a cofacilitação é útil é aos cenários multiprofissionais. Não existe uma estratégia única neste tipo de *debriefing*, porém o mais habitual é que um facilitador conduza a maior parte e que outro complemente a discussão na área em que é especialista. Entretanto, nada impede que ambos dividam da forma que lhes for mais conveniente as etapas do *debriefing*. Deve-se ter em mente que, embora possa ser útil, se mal utilizada, a presença de dois facilitadores pode prejudicar o *debriefing*, especialmente caso um deles tenha pouca experiência em simulação. Redundância, interrupções, falta de coordenação e até atritos podem atrapalhar. Para evitar essas intercorrências, é interessante combinar previamente qual será a contribuição de cada facilitador, bem como ter com clareza em mente quais os objetivos do cenário.[27]

Referências bibliográficas

1. Jug R, Jiang XS, Bean SM. Giving and receiving effective feedback: A review article and how-to guide. Arch Pathol Lab Med. 2019;143(2):244-50.
2. Fanning RM, Gaba DM. The Role of debriefing in simulation-based learning. Simulation in Healthcare: The Journal of the Society for Simulation in Healthcare. 2007;2:115-25. Disponível em: http://dx.doi.org/10.1097/sih.0b013e3180315539.
3. Sawyer T, Eppich W, Brett-Fleegler M, Grant V, Cheng A. More than one way to debrief: A critical review of healthcare simulation debriefing methods. Simul Healthc. 2016;11(3):209-17.
4. Issenberg SB, McGaghie WC, Petrusa ER, Lee Gordon D, Scalese RJ. Features and uses of high-fidelity medical simulations that lead to effective learning: a BEME systematic review. Med Teach. 2005;27(1):10-28.
5. Johnston S, Coyer FM, Nash R. Kirkpatrick's evaluation of simulation and debriefing in Health Care Education: A Systematic Review. J Nurs Educ. 2018;57(7):393-8.
6. Cheng A, Eppich W, Grant V, Sherbino J, Zendejas B, Cook DA. Debriefing for technology-enhanced simulation: a systematic review and meta-analysis. Med Educ. 2014;48(7):657-66.
7. Davis J, Roach C, Elliott C, Mardis M, Justice EM, Riesenberg LA. Feedback and assessment tools for handoffs: A systematic review. J Grad Med Educ. 2017;9(1):18-32.
8. McGaghie WC, Issenberg SB, Petrusa ER, Scalese RJ. A critical review of simulation-based medical education research: 2003-2009. Med Educ. 2010;44(1):50-63.
9. de Castro LT, Couto TB. Prática deliberada em ciclos rápidos: uma estratégia moderna de simulação. Sci Med . 2018;28(1):ID28849-ID28849.
10. Eppich W, Cheng A. Promoting excellence and reflective learning in simulation (PEARLS): development and rationale for a blended approach to health care simulation debriefing. Simul Healthc. 2015;10(2):106-15.
11. Bowe SN, Johnson K, Puscas L. Facilitation and debriefing in simulation education. Otolaryngol Clin North Am. 2017;50(5):989-1001.
12. Turner P, Wong MC, Yee KC. A standard operating protocol (SOP) and minimum data set (MDS) for nursing and medical handover: considerations for flexible standardization in developing electronic tools. Stud Health Technol Inform. 2009;143:501-6.
13. Boggan JC, Zhang T, DeRienzo C, Frush K, Andolsek K. Standardizing and evaluating transitions of care in the era of duty hour reform: One Institution's Resident-Led Effort. Journal of Graduate Medical Education. 2013;5:652-7. Disponível em: http://dx.doi.org/10.4300/jgme-d-12-00287.
14. LeBaron SW, Jernick J. Evaluation as a dynamic process. Fam Med. 2000;32(1):13-4.

15. French JC, Colbert CY, Pien LC, Dannefer EF, Taylor CA. Targeted feedback in the milestones era: Utilization of the ask-tell-ask feedback model to promote reflection and self-assessment. Journal of Surgical Education. 2015;72:e274-9. Disponível em: http://dx.doi.org/10.1016/j.jsurg.2015.05.016.

16. Rudolph JW, Raemer DB, Simon R. Establishing a safe container for learning in simulation: the role of the presimulation briefing. Simul Healthc. 2014;9(6):339-49.

17. Levine AI, DeMaria S Jr, Schwartz AD, Sim AJ. The comprehensive textbook of healthcare simulation. Springer. 2014;721.

18. Rudolph JW, Simon R, Dufresne RL, Raemer DB. There's no such thing as "Nonjudgmental" debriefing: A theory and method for debriefing with good judgment. Simulation in Healthcare: The Journal of the Society for Simulation in Healthcare. 2006;1: 49-55. Disponível em: http://dx.doi.org/10.1097/01266021-200600110-00006.

19. Szyld D, Rudolph JW. Debriefing with good judgment. The comprehensive textbook of healthcare simulation. 2013;85-93. Disponível em: http://dx.doi.org/10.1007/978-1-4614-5993-4_7.

20. Smith-Jentsch KA, Cannon-Bowers JA, Tannenbaum SI, Salas E. Guided Team Self-Correction. Small Group Research. 2008;39: 303-27. Disponível em: http://dx.doi.org/10.1177/1046496408317794.

21. Card AJ. The problem with "5 whys." BMJ Qual Saf. 2017;26(8):671-7.

22. Kolbe M, Weiss M, Grote G, Knauth A, Dambach M, Spahn DR, et al. Team GAINS: a tool for structured debriefings for simulation-based team trainings. BMJ Qual Saf. 2013;22(7):541-53.

23. Zigmont JJ, Kappus LJ, Sudikoff SN. The 3D model of debriefing: defusing, discovering, and deepening. Semin Perinatol. 2011;35(2):52-8.

24. American Heart Association. 2020 American Heart Association Guidelines for CPR and ECC. 2020.

25. Cooper S, Cant R, Porter J, Sellick K, Somers G, Kinsman L, et al. Rating medical emergency teamwork performance: Development of the Team Emergency Assessment Measure (TEAM). Resuscitation. 2010;81:446-52. Disponível em: http://dx.doi.org/10.1016/j.resuscitation.2009.11.027.

26. Maignan M, Koch F-X, Chaix J, Phellouzat P, Binauld G, Collomb Muret R, et al. Team Emergency Assessment Measure (TEAM) for the assessment of non-technical skills during resuscitation: Validation of the French version. Resuscitation. 2016;101:115-20.

27. Cheng A, Palaganas J, Eppich W, Rudolph J, Robinson T, Grant V. Co-debriefing for Simulation-based Education. Simulation in Healthcare: The Journal of the Society for Simulation in Healthcare. 2015;10:69-75. Disponível em: http://dx.doi.org/10.1097/sih.0000000000000077.

3 | Métodos de Avaliação em Ambientes Controlados

João Carlos da Silva Bizario
Marco Aurélio Marangoni
Regina Helena Petroni Mennin

As Diretrizes Curriculares Nacionais para os cursos da área da saúde e as atuais propostas curriculares dão grande ênfase para a avaliação. Afirmam que ela deve ser contínua, formativa, personalizada e a concebem como mais um elemento do processo de ensino-aprendizagem que nos permite conhecer o resultado das ações didáticas e fornece subsídios para melhorá-las.

A avaliação, dentro do processo educativo, é um elemento essencial na reordenação da prática pedagógica. Ela é importante para o professor à medida que possibilita o diagnóstico do nível de conhecimento dos alunos frente ao que foi planejado e indica formas de intervenção no processo educativo, visando a aquisição do saber, a aprendizagem e a reflexão sobre a própria prática docente. A avaliação dentro da prática escolar deve ser vista como um elemento que promove o conhecimento tanto de alunos quanto de professores. Ela só tem sentido quando se articula ao projeto pedagógico institucional, no qual se encontra definido o significado do ato avaliativo. Então, estabelecer relações entre princípios educativos da avaliação e as teorias de aprendizagem podem ajudar aos professores a superar desafios no desenvolvimento e implementação da avaliação em seus cursos.

Nos últimos anos, os métodos de avaliação tradicionais foram se modificando e novos métodos foram sendo desenvolvidos e fundamentados em extensivos estudos e pesquisas. Uma grande evolução ocorreu, por exemplo, na avaliação de competências clínicas e no reconhecimento da importância da avaliação de fatores não cognitivos como uma parte necessária da educação dos profissionais de saúde.

Para o estudante de medicina, a avaliação reveste-se de importância especial, visto que deve contemplar não só o conhecimento adquirido, mas também habilidades específicas e elementos de ordem afetiva, como as atitudes frente a inúmeros aspectos da prática profissional. O reconhecimento progressivo dessa importância tem propiciado um grande desenvolvimento da avaliação de competências médicas.

Para Perrenoud (2009), as competências utilizam, integram, mobilizam conhecimentos para enfrentar um conjunto de situações complexas em um contexto. Nesse conceito se inserem quatro aspectos: as competências não são por si só saberes, habilidades psicomotoras ou atitudes, mas os mobilizam, integram e orquestram; só podem ser relativas a uma situação, sendo cada situação singular; seu exercício compreende operações mentais complexas que para determinar e realizar uma ação adaptada à situação confrontada; e, que as "competências profissionais constroem-se, em formação, mas também ao sabor da *navegação* diária de um profissional, de uma situação de trabalho à outra".

Os conceitos e pressupostos importantes sobre a avaliação incluem: quando usar critérios de referência e avaliação normativa; como determinar a validade e a confiabilidade na avaliação; quando e como usar avaliação de *performance*; como fixar padrões de promoção (aproveitamento escolar) do estudante.

Além disso, é essencial ter em mente que a avaliação é parte de um processo e não um fim em si mesma e deve ser utilizada como um instrumento para a melhoria da aprendizagem dos educandos, reconhecendo que os meios e métodos de avaliação devem ser equivalentes aos de ensino-aprendizagem.

Segundo Gronlund (2004), existem algumas condições básicas a serem atendidas para uma efetiva avaliação de estudantes.

- Avaliações determinadas e como avaliar, preferencialmente com metodologias validadas.
- Critérios e meios claros e específicos para avaliar o desempenho.
- *Feedback* aos estudantes que enfatizem os pontos fortes e mostrem os pontos a serem desenvolvidos.
- Sistema integral que mostre o progresso dos estudantes na aprendizagem e no uso da avaliação programática, com o maior número de dados confiáveis possíveis que orientem o deslocamento em direção a expertise.
- Uso de múltiplos procedimentos de avaliação, oportunos e oportunísticos.

Avaliação por critério e por norma

A avaliação por critério tem por função verificar o alcance ou domínio do estudante a respeito de um critério específico ou de um padrão de desempenho. Já na avaliação referenciada por norma, a função é estabelecer a posição relativa do estudante em um grupo normativo. Na avaliação por critério, o referencial é o indivíduo, enquanto na avaliação por norma, o parâmetro é o desempenho do grupo.

É importante que os professores aprendam a utilizar o uso diagnóstico do ato de avaliar para melhorar o ensino-aprendizagem e subsidiar a tomada de decisões na perspectiva de construir as aprendizagens necessárias e o desenvolvimento das capacidades criativas dos estudantes.

Aspectos formativos e somativos na avaliação

A importância da avaliação formativa na aprendizagem, na qual se fornece *feedback* (retroalimentação) ao estudante, permite identificar as áreas positivas e as que necessitam melhorar, ao mesmo tempo que fornece aos professores e planejadores as informações necessárias para fazer ajustes no programa. Torna-se necessário o desenvolvimento de competências em elaborar, receber e oferecer críticas de maneira construtiva e motivadora, com propósito de crescimento e desenvolvimento dos atores, cenários, currículos e programas de aprendizagem.

Em um currículo da escola, a avaliação deveria estar acontecendo continuamente, entendendo no processo como os estudantes aprendem e não só ao final do curso ou disciplina quando é muito tarde para fazer ajustes significantes. Então, existe um papel para retroalimentação e avaliação formativa e um papel para a somativa na avaliação dos estudantes.

Validade e fidedignidade

- "A **validade** de um instrumento ou método de avaliação é a sua capacidade de avaliar, efetivamente, o 'que' deve realmente ser avaliado".
- "A **fidedignidade** do método de avaliação é uma característica que se relaciona à precisão, à acurácia, à objetividade, à reprodutibilidade do instrumento".

Dependendo das suas finalidades, do momento da sua aplicação e do contexto em que se desenvolve, a avaliação pode ser feita, empregando-se uma variedade de instrumentos. O instrumento variará com a lógica do conteúdo, exigindo níveis diferenciados de acompanhamento nos diferentes momentos curriculares, que necessitam ser mais diversificados e abrangentes, situacionais e contextuais, quando se quer acompanhar o desenvolvimento de competências.

A avaliação de habilidades e competências clínicas deve estar relacionado aos aspectos da prática profissional voltados aos cuidados do paciente, como a obtenção da história clínica até a orientação dos familiares e a educação do paciente com relação à sua própria saúde. Na avaliação de raciocino clínico, o uso de situações autênticas, usualmente na forma de simulações, pode ser realizado utilizando testes escritos, perguntas orais ou uma situação prática. Atualmente, o raciocínio clínico é visto como um processo interativo que ocorre em contextos dinâmicos e inclui também perspectivas narrativas qualitativas. Nesse sentido a avaliação mudou de uma perspectiva de medição linear, previsível e quantitativa, para uma perspectiva narrativa qualitativa e específica de situação dinâmica e complexa.

Avaliação em ambientes controlados e não controlados de aprendizagem

Define-se ambiente controlado aquele cenário em que as variáveis estão potencialmente sob controle dos atores do processo avaliativo, previamente planejado e validado, minimizando as possíveis interferências não planejadas ou intercorrências que interfiram principalmente na validade e confiabilidade do método. As avaliações que ocorrem neste cenário, tanto formativas quanto somativas, são "estandarizadas", com instrumentos propícios para se aferir ou gerar dados confiáveis sobre o desenvolvimento cognitivo, de habilidades ou atitudes dos estudantes, do curso e dos educadores. Como exemplo podemos citar os testes de múltipla escolha ou questões dissertativas, o teste de progresso, as avaliações formativas critério-referenciadas, diálogos de portfólio e o OSCE (*Objective, Structured Clinical Examination*), sendo esse último o foco deste capítulo.

Os ambientes não controlados são, por definição, relacionados aos cenários de vivência da prática profissional real, portanto sujeitos a interferências de baixo potencial de controle de quem planeja a avaliação, que são compostas por variáveis extremamente diversas do meio externo, sejam pessoas (que incluem pacientes e acompanhantes), ambientes, equipes etc., próprios da vivência real do mundo profissional. Se tornam válidas e confiáveis por incorporarem justamente esse universo não protegido e não "estandarizado". São mais utilizadas para gerar dados sobre o desempenho ou *performance* profissional no contexto de sua complexidade intrínseca ou extrínseca. Como exemplos podemos citar o Mini-CEx (*Mini-Clinical Examination*), *One minute preceptoring*, dentre outros.

Avaliação de Habilidades em Ambientes Controlados: OSCE

Antes de aprofundarmos especificamente no método de avaliação do desenvolvimento de Habilidades (e por que não conhecimento e atitudes?), mais aceito em educação em saúde, o Exame Clínico Objetivo e Estruturado por Estações (OSCE – *Objective Structured, Clinical Examination*), gostaríamos de citar alguns princípios básicos a serem considerados em todo processo avaliativo, em especial nesta modalidade:

- Um único método de avaliação é falho, são necessários vários métodos e vários focos (ou dados) avaliativos para se atribuir competência, considerando o impacto dos resultados no educando, educador e no próprio planejamento do curso.
- Avaliações "estandarizadas" precisam ter o instrumento validado.
- A validade das avaliações reside principalmente nos avaliadores e não só no instrumento.
- A sustentabilidade da avaliação deve ser vista como um processo contínuo relacionado ao número crescente de dados e formas de avaliar.
- A avaliação dirige e é parte do processo de aprendizagem.
- A avaliação dos avaliadores e o *feedback* são imprescindíveis.
- Além da confiabilidade e validade, deve-se levar em conta o impacto educacional, a aceitabilidade, o custo, a factibilidade e o todo levar a utilidade da avaliação.

O OSCE foi descrito incialmente por Harden nos anos 1970, cujos estudos propuseram a utilização de múltiplas estações clínicas previamente preparadas e controladas, com examinadores experientes avaliando por meio de *checklists* predefinidos, que abrangem a observação da execução de tarefas que requerem múltiplas habilidades (comunicação, anamnese, exame físico, exames específicos, procedimentos etc.). Utilizam-se manequins, pacientes atores ou recursos diversos, em ambientes simulados da prática profissional, que garantam a padronização das estações, as quais possuem tema, contexto, direcionamento para o que se quer avaliar e principalmente intencionalidade.

A elaboração de um OSCE requer uma grande mobilização e envolvimento do grupo de avaliador tanto para o planejamento quanto para a operacionalização, aplicação (incluindo o preenchimento do *checklist* por estação, por estudante) e devolutiva. A literatura aponta que um número em torno de 10 a 12 estações garante maior confiabilidade na avaliação, porém a validade é extremamente dependente do avaliador. Pode-se utilizar-se de casos elaborados que necessitem de um maior tempo de observação e desempenho do estudante (estações longas, com aproximadamente 30 minutos para cada estudante) ou casos curtos, focados nas habilidades objetivamente planejadas (estações curtas, com aproximadamente 8 minutos para cada estudante), a depender sempre "daquilo que se quer avaliar", por exemplo um ou mais processos ou procedimentos. Todos estes itens trazem preocupações na factibilidade deste tipo de avaliação. Um dos pontos mais sensíveis de todo o processo é sem dúvidas a validade, tendo em vista o prolongado tempo de aplicação e a interferência pessoal do avaliador, da subjetividade mesmo com o *checklist*, cansaço, disposição, fatores emocionais, empatia, etc. Vários autores têm destacado também o custo, a operacionalização e a "artificialização" do comportamento dos estudantes determinados pelo *checklist*, como fatores que dificultam a aplicação de um bom OSCE.

O OSCE continua sendo o método mais utilizado para avaliar a competência clínica em ambientes controlados, em especial os de simulação clínica de diversos níveis de fidelidade e complexidade, mas muitas adaptações têm causado interferências em sua utilidade. Sugere-se a realização de OSCE periodicamente (semestralmente), ao longo do currículo e do desenvolvimento de competências, durante a graduação, com a intencionalidade de aumentar a geração de dados da Avaliação Programática, para que possam ser utilizados na certificação da competência dos educandos a profissionais. Apesar de ter essa grande ênfase na graduação, é um método que tem sido cada vez mais utilizado nos exames de residência médica.

Bibliografia

Cushing A. Assessment of non-cognitive factors. In: International handbook of research in medical education. Springer, Dordrecht. 2002;711-755.

Gronlund NE, Waugh CK. Achievement assessment and instruction. Assessment of student achievement. 2006;01-13

Harden RM, Stevenson M, Downie WW, Wilson GM. Assessment of clinical competence using objective structured examination. Br Med J. 1975;1:447-51.

Heitzman N, Seidel T, Opitz A, Hetmanek A, Wecker C, Fischer M, et al. Facilitating diagnostic competences in simulations: A conceptual framework and a research agenda for medical and teacher education. Frontline Learning Research. 2019;7(4):1-24.

Luckesi CC. Avaliação da aprendizagem escolar. 17 ed. São Paulo: Cortez; 2005.

Ministério da Educação (BR). Conselho Nacional de Educação. Câmara de Educação Superior. Resolução N°. 3 de 20 de junho de 2014. "Institui diretrizes curriculares nacionais do curso de graduação em Medicina e dá outras providências." ("Resolução CNE/CES n° 3, de 20 de junho de 2014 — Português ...") Diário Oficial da União, Brasília, 23 jun. 2014;1:8-11.

Perrenoud P, Thurler MG. As competências para ensinar no século XXI: a formação dos professores e o desafio da avaliação. Artmed Editora; 2009.

Royal KD, Guskey TR. On the appropriateness of norm- and criterion-referenced assessments in Medical Education'. Ear, Nose & Throat journal. 2015;94(7):252-254. doi: 10.1177/014556131509400701.

Schuwirth L, Durning S, King S. Assessment of clinical reasoning: three evolutions of thought. ("Assessment of clinical reasoning: three evolutions of thought") Diagnosis. 2020;7(3):191-196. https://doi.org/10.1515/dx-2019-0096.

Silva RHA da, Scapin LT. Utilização da avaliação formativa para a implementação da problematização como método ativo de ensino-aprendizagem. Estud. Aval. Educ.Acesso em: 25 de novembro de 2021. 2011;22(50):537-22. Disponível em: http://publicacoes.fcc.org.br/index.php/eae/article/view/1969.

Torre DM, Schuwirth LW, Van der Vleuten CP. Theoretical considerations on programmatic assessment. Medical teacher. 2020;42(2):213-20.

Troncon LEA. Clinical skills assessment: limitations to the introduction of an "OSCE" (Objective Structured Clinical Examination) in a traditional Brazilian medical school. São Paulo Med J. 2004;122(1):12-17. Disponível em: http://www.scielo.br/scielo.php?script=sci_arttext&pid=S1516-31802004000100004&lng=en.

Van Der Vleuten, et al. A model for programmatic assessment fit for pourpose. Med Teacher. 2012;34:205-214.

Van Melle E, Frank JR, Holmboe ES, Dagnone D, Stockley D, Sherbino J, et al. On behalf of the International Competency-based Medical Education Collaborators. A Core Components Framework for Evaluating Implementation of Competency-Based Medical Education Programs, Academic Medicine: July 2019;94(7):1002-1009. doi: 10.1097/ACM.0000000000002743.

Yudkowsky R, Park YS, Downing SM, editors. Assessment in health professions education. Routledge; 2019 Jul 26.

4 | Utilização de Manequins de Baixo Custo para Capacitação em Emergências

Luis Carlos Uta Nakano

Marcello Erich Reicher

Ronald Luiz Gomes Flumignan

Carolina Dutra Queiroz Flumignan

Rebeca Mangabeira Correia

Resumo

O uso de simuladores no ensino de saúde não é recente. Em diversos países a prática é comum e incentivada para aprimoramento de habilidades e para diminuir as complicações quando realizadas em pacientes reais. Inúmeros estudos demonstram a eficácia desses simuladores no treinamento de alunos e profissionais já formados, não só na área de saúde, tais como na aviação e treinamentos militares. Apesar da sua importância, em nosso meio, os simuladores ainda são realidade distante da maioria das universidades brasileiras, pois o custo de aquisição e manutenção dos equipamentos torna-se proibitivos para o uso de rotina e em larga escala. Entretanto, conseguiu-se desenvolver simuladores realísticos com a ferramenta Seis Sigma para gerenciamento de processos a fim de atender à necessidade das universidades e serviços de capacitação. As premissas utilizadas levaram a utilizar simuladores de baixo custo de criação e manutenção além de fácil reprodução, o que possibilita a utilização em qualquer serviço, por mais remoto que seja.

Introdução

O uso de simuladores para treinamento e desenvolvimento de habilidades é difundido há vários anos em diversos ramos do conhecimento humano. Uma das áreas que mais se beneficiam com seu uso está na aviação – civil e militar – onde o profissional para conseguir sua licença de piloto deve passar por mais de mil horas em simuladores para só depois ser autorizado a pilotar um avião real. Inúmeros outros exemplos podem ser listados como operadores de grandes máquinas, práticos de navios, policiais e bombeiros.

Na área da saúde, erros médicos evitáveis resultam em mais de 400 mil mortes a cada ano nos Estados Unidos e são a terceira causa de morte nesse país, seguida por doenças cardiovasculares e câncer.[1] O erro não fatal resulta em incapacidade em 3,5 milhões de pacientes americanos por ano.[1] Um dos principais motivos de estatísticas tão alarmantes pode estar relacionado à própria metodologia do ensino na saúde que é utilizada há várias décadas. Flexner (1910)[2] mostrou um panorama da educação médica nos Estados Unidos e no Canadá, e, desde então, muitos avanços foram feitos em tecnologia e estratégias de ensino, no entanto, ainda não é incomum que os estudantes de medicina sejam ensinados quase da mesma maneira nas últimas décadas.

Na saúde, o uso de simuladores é relatado desde a antiguidade e vem se difundindo cada dia mais e com o surgimento de novas tecnologias não só os simuladores realísticos, mas também os simuladores virtuais de situações e ambientes controlados.[3] O desenvolvimento de habilidades nos profissionais de saúde é peça chave para melhor assistência com menor risco ao paciente. Nesse sentido, inúmeras universidades e centros de treinamento foram criados com o intuito de modernizar o ensino através do uso de simuladores.

Um dos exemplos é o centro de simulação e habilidades criado na Universidade Federal de São Paulo (UNIFESP) em meados de 2010, hoje denominado Centro de Habilidades e Simulação Professora Helena Nader que é uma das grandes incentivadoras do treinamento por simulação no país.

Esse centro hoje conta com um espaço físico dotado de salas de aulas interativas e diversos simuladores para o ensino multiprofissional de alunos, residentes e profissionais que atuam na área de saúde e necessitam do desenvolvimento de habilidades específicas.

Simulação em saúde

Podemos definir simulação como uma técnica que amplifica experiências reais, podendo replicar aspectos substanciais do mundo real de maneira totalmente interativa.[4] Na saúde, pode-se encontrar sua origem na Antiguidade, modelos de pacientes em argila e pedra foram criados para demonstrar características clínicas de doenças e seus efeitos. Esses simuladores rudimentares foram difundidos em diversas culturas auxiliando na formação profissional desses indivíduos.[5,6] Na Idade Média, já existiam relatos do uso de animais no desenvolvimento de cirurgiões, prática essa mantida até os dias atuais.[7]

Um dos marcos da simulação em saúde ocorreu no século XVIII em Paris, pelo qual Grégoire desenvolveu junto ao seu filho um manequim obstétrico feito de pelve humana e um bebê morto, denominado "Phantom". Esse simulador permitiu aos obstetras ensinar técnicas de parto que resultaram na redução das taxas de mortalidade materna e infantil.[6]

No início dos anos 1960, surge o precursor de todos os simuladores modernos o manequim "Resusci Anne®". Após os trabalhos de Safar, que descreveu a eficácia da ressuscitação cardiopulmonar boca a boca, Ausmund Laerdal, um fabricante de brinquedos de plástico, projetou um simulador realista para ensinar a ventilação boca a boca.[7] Resusci Anne® permitiu aos médicos praticar a hiperextensão do levantamento do pescoço e do queixo, duas técnicas de controle da obstrução das vias aéreas que todo profissional de saúde deve conhecer hoje em dia. Mais tarde, Laerdal foi aconselhado por Safar a incluir uma mola interna presa à parede torácica do manequim, o que permitiu a simulação da compressão cardíaca. Esse foi o nascimento do manequim de RCP mais utilizado no século XX.[7,6]

Em 1968, Michael Gordon cria o simulador "Harvey" para uso na cardiologia com utilização pela primeira vez da tecnologia moderna à prática médica por meio do uso de registros fonocardiográficos para ilustrar os achados auscultatórios das doenças cardíacas.[10] O manequim conseguia reproduzir grande parte das doenças cardíacas com variação da pressão arterial, sons cardíacos, sopros cardíacos, pulsos e respiração. Sua eficácia como ferramenta educacional tem sido comprovada ao longo do tempo, a partir de agora aplicada ao treinamento e avaliação de estagiários em várias faculdades de medicina, programas de residência e pronto-socorro.[6,7]

Resusci Anne e Harvey representam os pilares do início da simulação médica da era moderna. Após seu desenvolvimento, muitos outros tipos de simuladores foram desenvolvidos para educação e treinamento.[6,7] Todos eles compartilham uma característica comum: o uso da tecnologia para obter uma experiência de aprendizado mais eficaz.

Em 1964, Howard Barrows descreve um novo cenário de simulação com a utilização de atores vivos representando pacientes com as mais diversas doenças.[8] Portanto, a simulação moderna não se baseia apenas em manequins realistas. O uso de atores para retratar encontros com pacientes foi relatado pela primeira vez por Howard Barrows, em 1964.[8,9]

Nas décadas de 1980 e 1990, com a evolução tecnológica na área da informática, foram produzidos sistemas computadorizados que podem imitar respostas fisiológicas e fornecer *feedback* real. Um dos projetos mais conhecidos é o da Universidade Stanford, liderado por David Gaba, que desenvolveu o ambiente abrangente de simulação de anestesia conhecido como "CASE".[10] A lógica do simulador CASE era incorporar o modelo da aviação de gerenciamento de recursos da tripulação em prol do treinamento do trabalho em equipe em um ambiente realista.

Recentemente, ambientes ainda mais realistas foram introduzidos pelo desenvolvimento de simulação de realidade virtual. Em 2007, as escolas de medicina criaram fóruns em um mundo baseado na internet chamado "Second Life".

Essa ferramenta de vida virtual proporcionou um ambiente em que os alunos podiam praticar a obtenção de história e as habilidades de exame clínico.[11,12,13] Portanto, o uso da simulação mostrou muitas vantagens: o ambiente simulado permite a prática repetida de habilidades clínicas e a exposição a cenários raros, mas de alto risco; e reduz a inconveniência de usar pacientes reais para fins de ensino e também é uma ferramenta valiosa para avaliação de competências e desempenho médicos.[14-16]

Ferramenta Seis Sigma

A ferramenta Seis Sigma foi criada na Motorola na década de 1970, e tinha como premissa o erro tendendo a zero, ou seja, eficiência nos processos. Foi difundida mundialmente pela Toyota e General Eletric tornando-se sinônimo de qualidade e eficiência. Apesar do início na indústria, teve grande difusão na área de serviços. Atualmente, existem alguns serviços de saúde que fazem uso da metodologia para melhorar em qualidade e eficiência de processos. A utilização na área acadêmica ainda é pouco descrita.[17] A metodologia baseia-se no DMAIC, que é um acrônimo de DEFINE, MEASURE, ANALYSE, IMPROVE e CONTROL. Cada uma dessas fases assume papel importante na condução do projeto. A fase DEFINE, em que a equipe decide qual a questão a ser abordada, em geral é representada por um problema que não se conhece a causa. Estipulado o problema, passamos para a fase MEASURE pela qual é feita uma análise da extensão desse problema e quais impactos ele causa na instituição. Aqui é pode ser analisado ou até mesmo criado indicadores de desempenho que serão utilizados na última fase do DMAIC. Na ANALYSE, é feito o estudo aprofundado do problema e as possíveis soluções que podemos realizar. Nessa fase, estuda-se as melhores soluções com o menor custo possível para viabilizar a implantação. O IMPROVE é a fase de implantação da solução com aplicabilidade na prática do dia a dia. E a última fase, CONTROL, é a qual se estabelecem protocolos e indicadores de resultados para acompanhar os benefícios trazidos pelo projeto. [17,18]

Motivação para simuladores de baixo custo

Podemos agrupar em 3 grandes grupos as motivações desse projeto: ética, prevenção de erros e realidade do país.

Questões éticas

Um dos documentos mais impactantes sobre a questão do erro na saúde foi publicado em 2000, pela Academia Nacional de Ciência nos Estados Unidos, "Errar é Humano: construindo um sistema de saúde mais seguro" pelo menos 44 mil pessoas, e talvez até 98 mil pessoas, morrem em hospitais a cada ano como resultado de erros médicos que poderiam ser evitados. Mesmo usando estimativa mais baixa, os erros médicos evitáveis nos hospitais excedem os de mortes por doenças conhecidas, como acidentes automobilísticos e neoplasias.[19]

A partir desses relatos, ocorreram diversos movimentos internacionais exigindo mais segurança e qualidade na assistência à saúde.[14,20] O aumento da demanda por segurança do paciente levou as instituições de ensino a repensar o sistema de educação em saúde. O atual modelo de ensino permaneceu inalterado por décadas. O modelo vigente clássico de professor e aluno, no qual muitas vezes o estudante é exposto de maneira precoce aos pacientes, já não atende as necessidades éticas atuais. Nesse sistema hierárquico as decisões clínicas são compartilhadas entre médicos assistentes, residentes seniores e estudantes. Embora a decisão final dependa do médico, os trainees são ensinados "de forma prática". Isso pode ser problemático, considerando a execução de procedimentos de risco e o treinamento de problemas complexos e críticos.[14]

Um dos importante princípios bioéticos ensinados a todos os profissionais de saúde é o *primum non nocere* ou seja, "primeiro não prejudicar".[21] No entanto, é inevitável que os alunos em formação possam ocasionalmente causar lesões nos pacientes. Do ponto de vista ético, essas lesões são justificadas apenas quando são feitos todos os esforços para minimizar os danos ao paciente.[20]

Nesse diapasão, a simulação fornece uma abordagem inovadora à educação médica, na qual os alunos e os profissionais em formação possam praticar habilidades para se prepararem melhor para o contato direto com o paciente, reduzindo potencialmente esses riscos.

Não podemos esquecer que atualmente os padrões de consentimento informado abrem precedentes para que o paciente opine muito mais sobre os seus cuidados, inclusive aceitando ou não ser tratado por um indivíduo em formação.[22] Para contornar essa situação, muitos treinamentos de procedimentos médicos por estudantes são realizados em indivíduos *post mortem*, tais como procedimentos cirúrgicos extremamente invasivos como drenagem de tórax, cricotireoidostomia, pericardiocentese e outros. O pretexto médico clássico para o uso de pacientes como campo de treinamento é a necessidade de ter profissionais bem treinados em técnicas complexas.[23] Por outro lado, a simulação oferece opções para a prática de procedimentos invasivos raramente vistos de outra forma, ajudando a mitigar esses dilemas éticos.

Gerenciamento e prevenção de erros

A prática médica é caracterizada por uma busca constante da perfeição. Durante a faculdade de medicina e a residência, os estagiários lutam por uma prática sem erros em um ambiente onde os erros não são bem-aceitos.[24] Como resultado, os médicos têm dificuldades em lidar com os erros e em admiti-los.[24] Além de suas vantagens como ferramenta de ensino e aprendizado para habilidades médicas convencionais, a simulação também é uma abordagem útil para fornecer competência em novas áreas. Entre as alterações propostas para alcançar um sistema de saúde mais seguro, o relatório "Errar é Humano" recomenda a simulação como uma técnica educacional sobre gerenciamento e prevenção de erros.[14] O gerenciamento de erros envolve a compreensão da natureza e da causa dos erros, a fim de evitar mais erros.[25] O conceito vem do treinamento de Gerenciamento de Recursos de Tripulação no campo da aviação. Os pilotos são treinados em como alterar condições que induzem erros e também em habilidades não técnicas que podem impedi-los, como comunicação ideal e comportamento no trabalho em equipe.[26]

Embora a medicina tenha ficado para trás no desenvolvimento de práticas de controle de erros, a simulação é uma abordagem inovadora de aprendizado baseada em erros. Tem o potencial de melhorar o desempenho em competências essenciais, tais como: conhecimento, habilidades de comunicação, trabalho em equipe, atendimento ao paciente, habilidades clínicas e profissionalismo.[27] Portanto, a educação médica baseada em simulação tem o potencial de fornecer aos profissionais a atitude e as habilidades corretas para prevenir e lidar com erros na prática médica.[28]

Mudar os métodos de avaliações padrões para um método de aprendizado analítico não é uma tarefa fácil. Harden publicou seu objetivo de exame clínico estruturado (OSCE).[29] Ele não estava apenas tornando público um método notável para avaliar diferentes domínios de habilidades, mas o OSCE é o complemento perfeito para simulação, pois fornece uma maneira objetiva de analisar o desempenho e substanciar o *feedback* – um passo fundamental para a melhoria contínua.[30,31]

Desde seu primeiro lançamento, o OSCE cresceu em todo o mundo para se tornar uma parte indispensável das avaliações de estudantes e profissionais de saúde.

De fato, vários países exigem algum teste de habilidades clínicas, a maioria no formato OSCE, para fornecer licença médica ou diploma de especialidade.

Um aspecto particularmente importante do OSCE é a possibilidade de analisar separadamente diferentes domínios de habilidade. Desde o histórico até as habilidades de comunicação, a interpretação de imagens e os procedimentos técnicos, em diferentes cenários, o OSCE permite que cada domínio seja explorado e avaliado individualmente.

A simulação aparece como parte fundamental da avaliação nas escolas de medicina através do OSCE. Para obter melhores resultados, deve ser cuidadosamente planejado e combinado com outros métodos de avaliação.

Quando lidamos com processos que não podemos errar, temos que nos lembrar da ferramenta que surgiu na Motorola e difundida pela Toyota e GE que é a **ferramenta Seis Sigma**, onde o objetivo desta metodologia é o erro zero. Na área da saúde seria o mundo ideal onde um erro pode significar mutilar ou mesmo tirar a vida de alguém. Na indústria esse conceito de erro tendendo a zero é perseguido nas indústrias de alta precisão onde uma pequena falha pode se transformar em grandes problemas.

Existem poucas iniciativas da utilização do Seis Sigma na saúde e não encontramos na literatura a utilização da metodologia para a área da simulação em saúde. Realizar o projeto seguindo os princípios da metodologia ajudará na entrega de resultados e melhor controle dos processos.

Falta de recursos financeiros para a utilização de simuladores em larga escala

A principal motivação partiu da observação da realidade de funcionamento diário do nosso centro de simulação em que o uso contínuo dos simuladores apresentava o desgaste natural dos materiais e muitas vezes a dificuldade na manipulação de alguns simuladores acarretavam a quebra do equipamento. A falta de manutenção periódica por falta de orçamento para tal inviabilizava o conserto e manutenção dos mesmos. Outro fato observado foi o alto custo para aquisição de novos simuladores e materiais de reposição. Muitos desses simuladores apresentam vida média curta, ou seja, partes descartáveis, que devem ser substituídas após um determinado número de manipulação. Essa substituição periódica também inviabilizava o uso de rotina de certos simuladores, pois novamente a falta de recurso para substituição era entrave constante.

A partir dessas observações, criou-se um grupo de estudo dentro da UNIFESP para trabalhar alternativas para o treinamento por simulação em qualquer área da saúde, que se beneficiaria com simuladores de baixo custo de produção e manutenção. Para sistematizar os trabalhos do grupo foi estabelecida uma ferramenta de gerenciamento de processos, a ferramenta Seis Sigma para se obter o máximo em resultados e qualidade com o mínimo de desperdício.

Desenvolvimento de simuladores de baixo custo

O grupo de trabalho foi composto por professores, alunos de graduação e pós-graduação de diferentes áreas da saúde a fim de apontar demandas na área da simulação, incluindo a emergência. O grupo de trabalho contou com um especialista em gerenciamento Seis Sigma para condução do projeto de cada demanda apresentada.

A estrutura básica do gerenciamento de todos os projetos seguiu o ciclo **DMAIC**:

- *Define:* definir o problema
- *Measure:* medir com dados confiáveis
- *Analyse:* analisar as possíveis soluções (planejar o simulador)
- *Improve:* construir o simulador
- *Control:* controlar, protocolos de utilização e resultados

Juntamente com a manufatura dos simuladores criou-se manuais ilustrados de todo processo de fabricação e utilização dos simuladores além de protocolos de controle de resultados para criação de indicadores de desempenho não só nos simuladores, mas também nos procedimentos da vida real.

Como exemplo da aplicabilidade da ferramenta Seis Sigma tem-se a aplicação do simulador para punção de gasometria arterial (Figura 4.1). Essa demanda surgiu com uma observação clínica de um alto índice de lesão vascular após coleta de gasometria arterial em artéria radial em um hospital universitário de grande centro metropolitano brasileiro. Assim, o grande número de lesões de artéria radial após procedimento de coleta de gasometria arterial cumpre a etapa DEFINE.

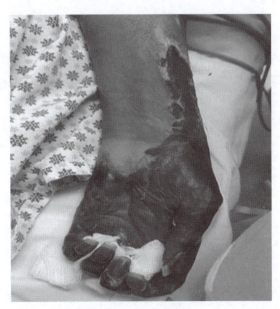

Figura 4.1 – Necrose de mão após coleta de gasometria arterial.
Fonte: Acervo da autoria.

Foi realizado levantamento dos últimos 6 meses no Hospital, onde identificou-se cinco casos de lesão de artéria radial que levaram a amputação de mão (MEASURE). Ao se avaliar o processo de coleta de gasometria em uma amostra de 10 alunos no Pronto-Socorro do Hospital, constatou-se que a média para realizar uma coleta de gasometria de artéria radial foi de seis tentativas por procedimento. Assim, identificou-se a necessidade da criação de um simulador para melhorar habilidades dos alunos.

Após estabelecer a necessidade do simulador, realizamos uma pesquisa de mercado da existência de simuladores para essa finalidade (ANALYSE). Encontramos três modelos comercializados no mercado nacional com preço variando de R$ 4.000,00 a R$ 5.000,00 por unidade, sem preço de manutenção disponível. Devido ao contingenciamento orçamentário sofrido pela Universidade em questão seria impossível a aquisição de simuladores de mercado. O grupo de trabalho da UNIFESP conseguiu idealizar e especificar um simulador que englobou todas as premissas estabelecidas: baixo custo de produção e manutenção, fácil reprodução e fácil manuseio.

A partir desses resultados criou-se um simulador de baixo custo e fácil manuseio que pode ser fabricado em quantidade suficiente para atender a demanda de treinamento dos alunos e residentes da UNIFESP (IMPROVE). A partir de materiais comuns como alginato, silicone e látex foi possível criar um simulador de membro superior adulto para treinamento de habilidade em coleta de gasometria arterial ao custo total de cerca de 20% do valor de mercado, o que possibilitou a confecção de mais de 20 simuladores para a Universidade. Em termos de manutenção, o custo foi irrisório, de cerca de 10% do custo da peça a cada 100 punções. Assim, o simulador de coleta de gasometria tornou-se economicamente viável para o ensino em grande escala (Figuras 4.2 e 4.3).

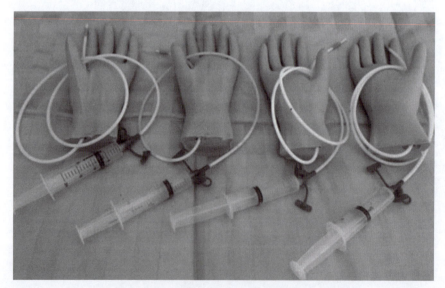

Figura 4.2 – Primeiro modelo de simulador para coleta de gasometria arterial.
Fonte: Acervo da autoria.

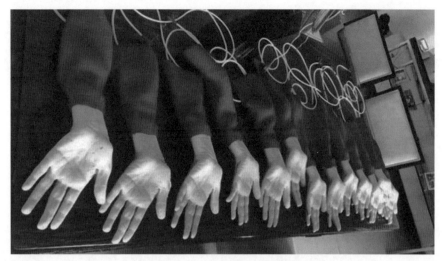

Figura 4.3 – Modelo aperfeiçoado para uso em grande escala.
Fonte: Acervo da autora.

Após a instauração do treinamento regular dos alunos a partir do 4° ano do curso de medicina da UNIFESP, foi observado que o índice de complicações graves após coleta de gasometria arterial caiu para zero dentro do hospital em 36 meses de seguimento. Em amostra de 20 alunos, a média de tentativas de punção que antes do treinamento do simulador era de 6 caiu para 2 tentativas até o sucesso por procedimento. Foram desenvolvidos manuais de instrução para confecção do simulador e protocolos de treinamento relacionados.

Após o primeiro projeto desenvolvido com sucesso dentro da aplicabilidade do Seis Sigma em demandas de ensino dentro da saúde, novas necessidades foram apresentadas ao grupo de trabalho e este conseguiu replicar o sucesso do projeto inicial.

Muitas vezes o pesquisador espera o término total do seu projeto para começar a difundir os conhecimentos e resultados obtidos. Com o uso do Seis Sigma percebeu-se que a ferramenta propiciou oportunidades de difusão e publicação de conhecimento científico no decorrer das fases do projeto. Como exemplo, é possível citar o projeto de simulador para acesso venoso central guiado por ultrassom (Figuras 4.4 a 4.6) que na sua fase de MEASURE propiciou o desenvolvimento de uma revisão da literatura sobre a importância dos procedimentos vasculares guiados por ultrassom. [32]

A produção de conhecimento científico continuou nas fases de IMPROVE e CONTROL pelas quais se fez a divulgação do produto final e seus resultados aplicados à prática diária, que foi publicada em revista internacional de alto impacto.[33] Esse simulador de acesso central guiado por ultrassom na sua fase de CONTROL mostrou-se tão efetivo que foi utilizado pela comissão de residência médica da UNIFESP para avaliação prática no concurso de residência médica da universidade e em cursos de educação continuada em sociedades de classe como a Sociedade Brasileira de Angiologia e Cirurgia Vascular (SBACV).

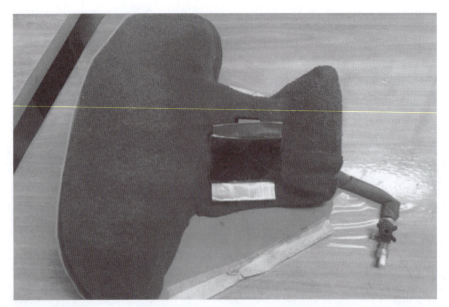

Figura 4.4 – Simulador para punção venosa central com ultrassom.
Fonte: Acervo da autoria.

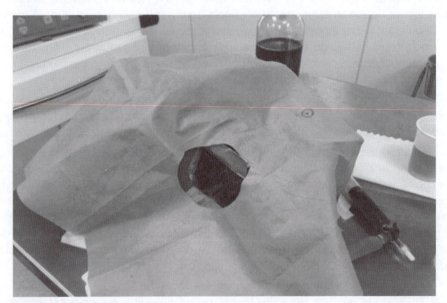

Figura 4.5 – Utilização do simulador em Curso da Sociedade Brasileira de Angiologia e Cirurgia Vascular.
Fonte: Acervo da autoria.

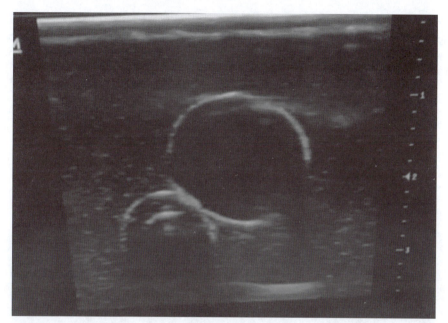

Figura 4.6 – Imagem obtida no ultrassom do simulador para acesso venoso central.
Fonte: Acervo da autoria.

Essa produção de conhecimento se dá praticamente em todos os projetos, como em outro exemplo na criação do Simulador para treinamento de escleroterapia de vasos (Figuras 4.7 a 4.9) e de ressecção de varizes (Figura 4.10) que se realizou uma revisão sistemática sobre o tema tratamento de telangiectasias e veias reticulares para demonstrar a importância do tema e assim justificar a criação de um simulador com essa finalidade.[34] Também na sua fase de IMPROVE e CONTROL houve a

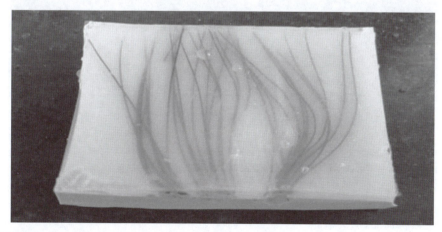

Figura 4.7 – Simulador para escleroterapia de telangiectasias.
Fonte: Acervo da autoria.

apresentação dos resultados em congressos nacionais e internacionais com publicação também em revista de impacto.[35] Esse simulador gerou interesse da própria SBACV que disponibilizou uma reunião para realização de um treinamento teórico prático para as Ligas Acadêmicas do Estado de São Paulo em Cirurgia Vascular.

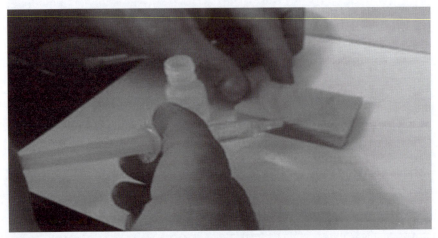

Figura 4.8 – Demonstração prática da utilização do simulador.
Fonte: Acervo da autoria.

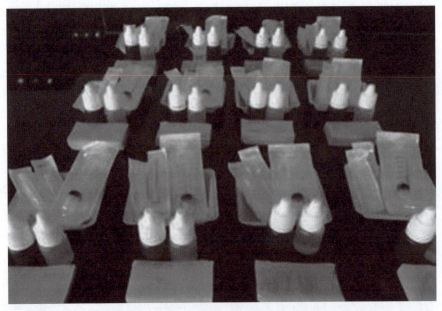

Figura 4.9 – *Kits* de simuladores utilizados na Reunião das Ligas de Vascular.
Fonte: Acervo da autoria.

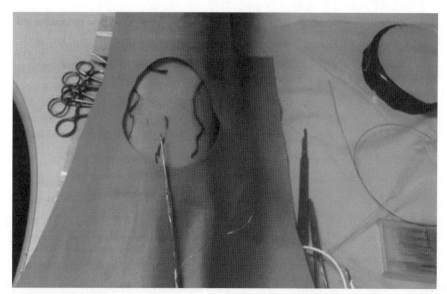

Figura 4.10 – Simulador para tratamento de veias reticulares e varizes tronculares.
Fonte: Acervo da autoria.

Na mesma linha o simulador de cateterismo de artéria radial guiado por ultrassom (Figuras 4.11 e 4.12) gerou a produção de uma Revisão Sistemática Cochrane sobre a utilização do ultrassom para guiar acessos vasculares.[36]

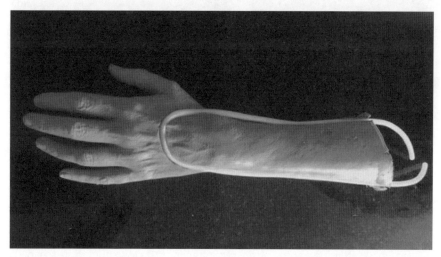

Figura 4.11 – Detalhe do simulador para cateterismo de artéria radial guiado por ultrassom.
Fonte: Acervo da autoria.

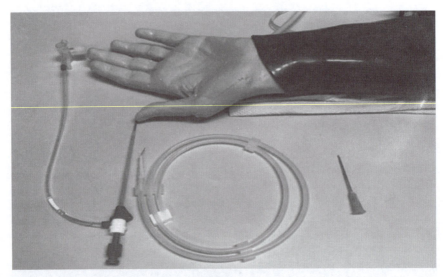

Figura 4.12 – *Kit* de cateterismo e simulador de cateterismo de artéria radial.
Fonte: Acervo da autoria.

O simulador para acesso venoso periférico (Figuras 4.13 e 4.14) proporcionou a confecção de levantamento sobre o tema gerando publicação em revista de impacto.[37]

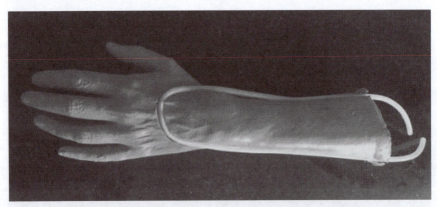

Figura 4.13 – Detalhe da confecção do simulador de punção de veia periférica.
Fonte: Acervo da autoria.

Outro impacto importante foi no reconhecimento dos simuladores não só no meio interno da Universidade, mas por outras instituições. O simulador para escleroterapia foi premiado em 2018 pelo *American College of Phebology* no 32º *Annual Congress* e pela Sociedade Brasileira de Angiologia e Cirurgia Vascular no III Congresso das Ligas de Cirurgia Vascular. O simulador de acesso venoso central guiado por ultrassom também foi contemplado com o 1º lugar pela Sociedade Brasileira de

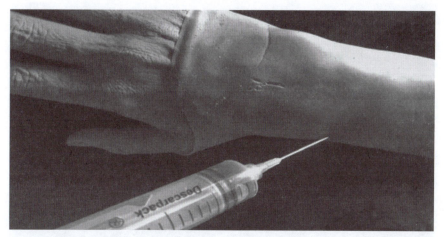

Figura 4.14 – Simulador em uso com aspiração de líquido após a punção no local correto.
Fonte: Acervo da autoria.

Angiologia e Cirurgia Vascular no Prêmio Emil Burihan em 2018. Outro simulador premiado foi o simulador de confecção de fístula para hemodiálise (Figuras 4.15 e 4.16) que recebeu o prêmio de melhor trabalho em apresentação oral no 43º Congresso Brasileiro de Angiologia e Cirurgia Vascular.

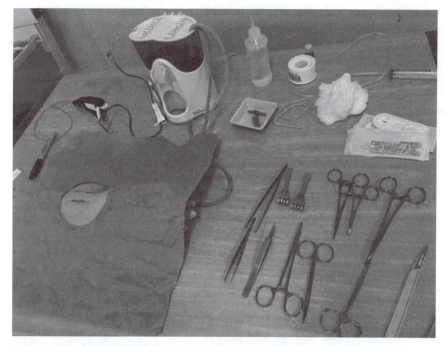

Figura 4.15 – Simulador de confecção de fístula com instrumentais.
Fonte: Acervo da autoria.

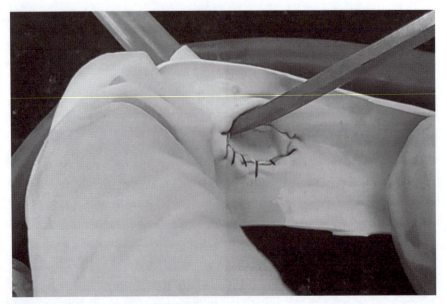

Figura 4.16 – Análise interna da sutura realizada no simulador.
Fonte: Acervo da autoria.

Com a pandemia de COVID-19 houve uma diminuição drástica das cirurgias eletivas e de emergência em diversas especialidades e na cirurgia vascular não foi diferente. Com a restrição para internação de pacientes houve uma queda importante de cirurgias de aorta abdominal. A principal cirurgia realizada nesse seguimento é o enxerto com prótese de Dacron aortobi-ilíaco ou aortobifemoral para correção das lesões crônicas oriundas de aterosclerose. Encontrar formas de minimizar a perda no aprendizado e treinamento dos novos cirurgiões é imperativo para a manutenção da qualidade no atendimento dos pacientes. O uso de simuladores realísticos pôde minimizar as perdas causadas pela pandemia.

Pela SBACV é importante para uma boa formação do cirurgião vascular a realização de pelo menos 10 cirurgias de aorta na fase de treinamento. Com a pandemia muitos serviços não conseguiram manter o número mínimo de cirurgias necessárias para uma formação de qualidade dos seus novos cirurgiões. Na pesquisa de mercado encontramos um modelo realístico de cirurgia de aorta que não está disponível no Brasil. O Preço do modelo foi de 5 mil euros, com reposição de material na faixa de 500 euros por utilização. A nossa equipe desenvolveu um simulador realístico para abordagem da aorta abdominal e com possibilidade de simular a realização de enxerto com Dacron ou qualquer outra prótese com anastomose nas ilíacas comuns. Realizado o treinamento dos médicos residentes no simulador, conseguiram reproduzir de forma satisfatória todos os passos de uma cirurgia para correção de lesões da aorta com realização de enxerto aorto bilíaco com prótese de dacron. Para manter mais realístico o procedimento foi acoplado ao simulador bomba-d´água que mantinha contínuo o fluxo dentro dos vasos manipulados (Figuras 4.17 a 4.19).

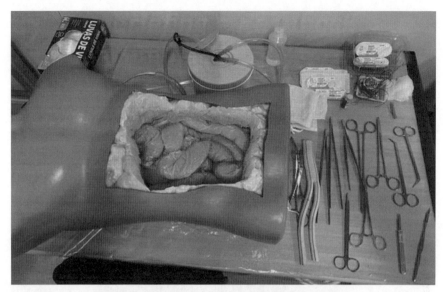

Figura 4.17 – Simulador de cirurgia de aorta e mesa cirúrgica simulada.
Fonte: Acervo da autoria.

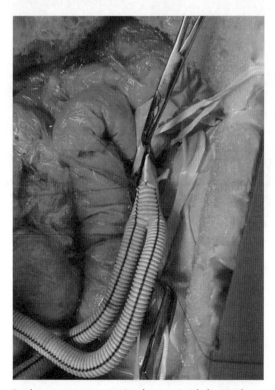

Figura 4.18 – Realização da anastomose proximal na aorta abdominal.
Fonte: Acervo da autoria.

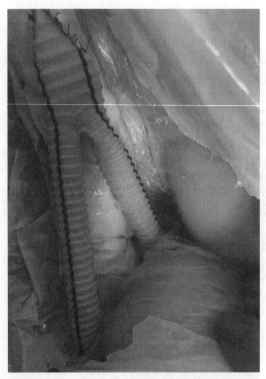

Figura 4.19 – Enxerto terminado sem vazamento nas anastomoses.
Fonte: Acervo da autoria.

Já existe uma série de simuladores para treinamento da punção venosa central por parâmetros anatômicos ou guiados por ultrassom. A limitação desses simuladores está na continuidade do procedimento, ou seja, a passagem do fio guia, dilatador e passagem do cateter até o final do procedimento.

Com esse intuito, o desenvolvimento de simuladores que possibilitem o treinamento do procedimento do começo ao fim poderá trazer maior eficiência ao treinamento e ajudar o desenvolvimento integral das habilidades necessárias para realizar o procedimento.

Não encontramos no mercado nacional nenhum simulador que suporte de forma repetitiva a realização do começo ao fim de um procedimento de passagem de cateter tanto arterial quanto venoso.

Foi desenvolvido um simulador simples que possibilitou o treinamento da passagem de cateter no vaso de forma repetitiva e de baixo custo. Realizados todos os passos do procedimento desde a localização do vaso, punção com agulha de punção, passagem do fio guia, retirada da agulha, passagem do dilatador, retirada do dilatador, colocação do cateter e retirada do fio guia, manobra de fluxo e refluxo para ver se o cateter se encontra dentro do vaso.

Realizado treinamento dos alunos do 6° ano de medicina que demonstraram domínio total da técnica, o que contribuiu na formação acadêmica dos alunos e no desenvolvimento de habilidades antes da realização do procedimento em pacientes (Figura 4.20).

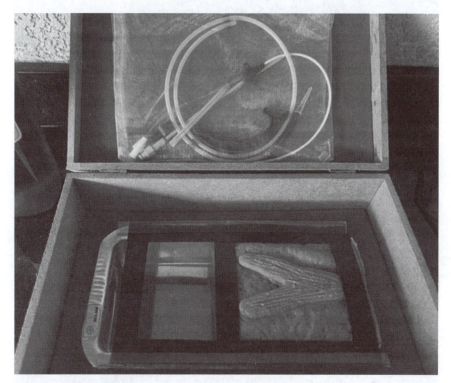

Figura 4.20 – Simulador de acesso central (Seldinger completo).
Fonte: Acervo da autoria.

Com o surgimento da pandemia de COVID-19, os profissionais de saúde se depararam com uma situação inusitada, pela qual se verificou que a posição de pronação melhorava a capacidade ventilatória dos indivíduos que evoluíam para insuficiência respiratória aguda na COVID-19. Essa posição impede o acesso venoso central nos sítios comumente utilizados como femoral e subclávias. Um dos acessos possíveis é o acesso posterior no pescoço em veia jugular interna. O treinamento de como realizar esse acesso, pouco usual em simuladores, é de fundamental importância para melhorar o atendimento dos pacientes graves COVID-19. O uso de simuladores garante o desenvolvimento de habilidades necessárias para a realização no paciente real. Não encontramos simuladores de mercado com a finalidade de treinamento do acesso posterior de veia jugular interna em paciente pronado.

Desenvolvimento de um simulador para treinamento do acesso posterior de veia jugular com o paciente em posição pronada.

Realizado o treinamento dos residentes da cirurgia vascular para passagem de acesso central por via posterior em pacientes pronados (Figuras 4.21 a 4.22).

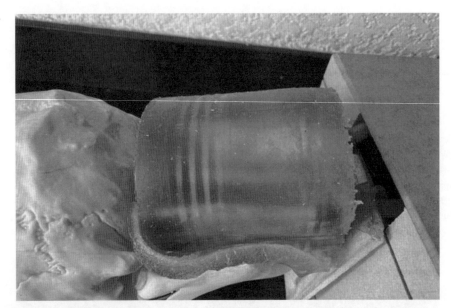

Figura 4.21 – Visão interna do sistema de bomba para simular fluxo em veias jugulares.
Fonte: Acervo da autoria.

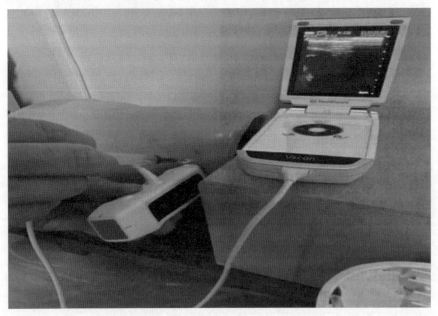

Figura 4.22 – Auxílio do ultrassom na passagem do acesso em paciente pronado.
Fonte: Acervo da autoria.

Discussão

O uso de simuladores realísticos na área de saúde, inclusive da emergência, já é uma realidade que não podemos deixar de reconhecer.[38,39] A utilização desses simuladores estimula o desenvolvimento de habilidades necessárias para a formação do profissional de saúde diminuindo as eventuais complicações muitas vezes inerentes ao próprio procedimento imposto ao paciente. Quanto mais horas de treinamento em simuladores, melhor é o desenvolvimento do indivíduo, isto não só na área de saúde, mas em áreas vitais como aviação e segurança.[40] Um dos principais limitantes para a difusão em massa do uso de simuladores na saúde ainda se encontra no preço da aquisição e de manutenção de tais simuladores.[41] Muitos simuladores são fabricados com partes descartáveis que só possibilitam sua utilização uma única vez o que encarece ainda mais a sua aplicação em larga escala. Alguns até possibilitam o uso por mais de uma vez, mas ainda assim com capacidade de uso limitada e com módulos de reposição com preços muito acima do que as universidades públicas brasileiras possam pagar.

O papel da universidade está em apontar soluções para melhoria do ensino e consequentemente melhorar a qualidade do atendimento à população. Nesse diapasão pode-se apontar iniciativas como esse projeto de pesquisa que teve como objetivo principal a pesquisa de soluções de baixo custo para o desenvolvimento de simuladores realísticos para o treinamento na área de saúde. Mantendo o foco em custo e fácil reprodução.

O uso de ferramentas bem conhecidas nas áreas de produção, como a utilizada neste projeto podem melhorar sobremaneira os resultados almejados num projeto.[42] O uso da ferramenta Seis Sigma possibilitou uma melhor visão pelo pesquisador do problema a ser resolvido e qual o caminho mais acessível para se atingir o objetivo.[43,44] A adaptação da ferramenta para um projeto científico foi extremamente eficiente e didática fornecendo ao pesquisador dados concretos e confiáveis para a tomada de decisão, desde a análise da demanda sugerida, até a confecção final do simulador. Em muitas demandas, seguindo-se a metodologia, o pesquisador foi capaz de enxergar se existiam soluções prontas no mercado e, caso existissem, qual o custo de tais soluções e se seria possível a criação de uma nova solução que se enquadrasse nas premissas básicas do projeto de baixo custo de aquisição e manutenção, fácil reprodução e manutenção pelo usuário.

A ferramenta Seis Sigma adaptada para o desenvolvimento de simuladores trouxe para o grupo de pesquisa maior eficiência desde a definição do problema a ser resolvido como descritos em alguns cases na literatura.[43] Isto destrinchado em pormenores na fase de IMPROVE e MEASURE, pela qual os pesquisadores detalhavam o problema que queriam resolver e se este problema apresentava relevância suficiente para a grupo. Na fase de MEASURE, constatamos a maior falha na área de educação em saúde, pois é a fase do desenvolvimento do projeto que apresentamos dados concretos a respeito do problema a ser estudado e muitas vezes nos deparamos com a falta desses dados para estudo mais apurado do problema. Mas de acordo com a ferramenta Seis Sigma na falta de dados o pesquisador deve fazer seus próprios levantamentos para que possas tomar decisões baseadas em dados concretos. Como exemplo concreto, é possível citar a falta de dados concretos sobre cirurgias de carótidas no serviço. Com o desenvolvimento do projeto sobre simulador para endarterectomia de carótidas, para justificar a necessidade do simulador, realiza-se o levantamento anual de cirurgias de carótidas no serviço e constatamos que foi o Hospital que mais havia operado este tipo de cirurgia no Estado de São Paulo. Frente a esses dados ficou clara a necessidade de se desenvolver um simulador para o treinamento de cirurgiões nesse tipo de cirurgia. A próxima fase da metodologia é o ANALYSE onde se verificam todas as possibilidades existentes no mercado, como a existência ou não de simuladores e qual o custo de aquisição e manutenção, o que norteia a criação do simulador pelo grupo que deve ser mais barato para sua aquisição e manutenção. Em muitas situações, verificamos a não existência de simuladores no mercado, o que facilitou a tomada de decisão para partirmos para o desenvolvimento do simulador. Na fase de IMPROVE da metodologia, englobamos a fase de criação propriamente dita do simulador com pesquisa de materiais, design, confecção, desenho e prototipagem. Nesta fase são realizados todos os testes de uso. Os testes foram realizados sempre com profissionais já experientes sendo apontado ainda nesta fase eventuais melhorias sugeridas pelo usuário experiente. Após a liberação do protótipo pelos profissionais, foi produzido o produto final que foi liberado para o treinamento de estudantes e profissionais já formados. Na última fase da metodologia, a chamada CONTROL, colocamos os protocolos de treinamento em uso, o que possibilitou a verificação da aceitação dos simuladores pelos usuários finais e consequentemente a liberação dos indivíduos para a realização dos procedimentos nos pacientes. No caso do simulador de endarterectomia de carótidas, antes do simulador o médico-residente realizava sua primeira intervenção apenas com conhecimentos teóricos e visuais adquiridos durante o estágio. Após a implementação do simulador na grade curricular do residente de cirurgia vascular, o residente só pode realizar cirurgia de carótida após treinamento de suas habilidades no simulador. Isso trouxe, segundo relato dos próprios residentes e preceptores, maior segurança no ato cirúrgico. Deve-se ainda ressaltar que com o advento da pandemia pelo SARS-C0v2 o movimento de cirurgias eletivas para as especialidades cirúrgicas caíram absurdamente, chegando a quedas acima de 70% em muitos serviços. Isso com certeza trará grande perda no desenvolvimento de habilidades nos cirurgiões em treinamento. Portanto, faz-se premente cada vez mais o uso de simuladores específicos para cada especialidade cirúrgica com o intuito de diminuir as perdas ocasionadas pela pandemia. Na cirurgia vascular não é diferente, as cirurgias de aorta em nosso serviço diminuíram mais de 50%, o que nos levou a desenvolver um projeto semelhante ao de cirurgia de carótidas para que o residente pudesse continuar seu treinamento mesmo no período da pandemia. Então desenvolvemos um simulador realístico para enxertos em aorta que reproduz de forma fiel todos os passos a serem realizados pelo residente numa cirurgia de aorta com colocação de uma prótese bifurcada. A pandemia ainda trouxe novas necessidades de treinamento intensivo de médicos generalistas na passagem de acesso venoso central, uma vez que parcela considerável dos pacientes hospitalares portadores de COVID-19 evoluem para formas graves da doença e geralmente necessitando controle por acesso venoso central para manutenção da vida. Então o grupo desenvolveu um simulador de fácil reprodução e manuseio para o treinamento de alunos e médicos generalistas para acesso venoso central pela técnica de Seldinger. Neste mesmo diapasão, com a difusão da posição em pronação dos pacientes portadores de COVID-19, foi necessária uma nova abordagem para acesso venoso nesta posição uma vez que os acessos convencionais ficam inacessíveis nesta nova posição. Foi desenvolvido um simulador para possibilitar o acesso venoso central em veia jugular por via posterior nos pacientes em posição pronada com COVID-19. Esse simulador possibilitou o desenvolvimento de habilidade para o acesso sem a necessidade de retirar o paciente da posição pronada o que poderia piorar sua evolução clínica.

A pandemia, apesar de grave e limitante, possibilitou oportunidades de desenvolvimento de novos simuladores e consequentemente o desenvolvimento de novas habilidades que possibilitam um melhor manejo de todos pacientes.

Conclusão

O uso da ferramenta Seis Sigma de gerenciamento de processos mostrou-se plenamente aplicável ao desenvolvimento de projetos na área da saúde apresentando excelente resultados para a confecção de simuladores realísticos para o ensino em saúde.

Referências bibliográficas

1. James JT. A new, evidence-based estimate of patient harms associated with hospital care. J Patient Saf. 2013;9(3):122-8.
2. Flexner A. Medical Education in the United States and Canada. New York: Carnegie Foundation for The Advancement of Teaching; 1910. p. 364. (Bulletin, 4).
3. Aebersold M. The History of simulation and its impact on the future. AACN Adv Crit Care. 2016;27(1):56-61.
4. Gaba DM, DeAnda A. The response of anesthesia trainees to simulated critical incidents. Anesth Analg. 1989;68(4):444-51.
5. Meller G. A typology of simulators for medical education. J Digit Imaging. 1997;10(1)3:194-6.
6. Rosen KR. The history of medical simulation. J Crit Care. 2008;23(2):157-66.
7. Cooper JB, Taqueti VR. A brief history of the development of mannequin simulators for clinical education and training. Postgrad Med J. 2008;84(997):563-70.
8. Barrows HS, Abrahamson S. The programmed patient: a Technique for appraising student performance in clinical neurology. J Med Educ. 1964 Aug;39:802-5.
9. Barrows HS. An overview of the uses of standardized patients for teaching and evaluating clinical skills. AAMC. Acad Med. 1993;68(6):443-51; discussion 451-3.
10. Gaba DM, DeAnda A. A comprehensive anesthesia simulation environment: re- creating the operating room for research and training. Anesthesiology. 1988;69(3):387-94.
11. Singh H, Kalani M, Acosta-Torres S, El Ahmadieh TY, Loya J, Ganju A. History of simulation in medicine: from Resusci Annie to the Ann Myers Medical Center. Neurosurgery. 2013;73(1):9-14.
12. Chu LF, Young C, Zamora A, Kurup V, Macario A. Anesthesia 2.0: internet-based information resources and Web 2.0 applications in anesthesia education. Curr Opin Anaesthesiol. 2010;23(2):218-27.
13. Beard L, Wilson K, Morra D, Keelan J. A survey of health-related activities on second life. J Med Internet Res. 2009;11(2):e17.
14. Ziv Stephen D Small Paul Root Wolpe A. Patient safety and simulation-based medical education. Med Teach. 2000;22(5):489-95.

15. Reznick RK, Blackmore D, Dauphinée WD, Rothman AI, Smee S. Large-scale high-stakes testing with an OSCE: report from the Medical Council of Canada. Acad Med. 1996;71(1):S19-21.

16. Sutnick AI, Stillman PL, Norcini JJ, Friedman M, Regan MB, Williams RG, et al. ECFMG assessment of clinical competence of graduates of foreign medical schools. Educational Commission for Foreign Medical Graduates. JAMA. 1993;270(9):1041-5.

17. Mason SE, Nicolay CR, Darzi A. The use of Lean and Six Sigma methodologies in surgery: a systematic review. Surgeon. 2015;13(2):91-100.

18. Inal TC, Goruroglu Ozturk O, Kibar F, Cetiner S, Matyar S, Daglioglu G, et al. Lean six sigma methodologies improve clinical laboratory efficiency and reduce turnaround times. J Clin Lab Anal. 2018;32(1):e22180.

19. Institute of Medicine (US) Committee on Quality of Health Care in America. To Err is Human: Building a Safer Health System. Kohn LT, Corrigan JM, Donaldson MS, editors. Washington (DC): National Academies Press (US); 2000.

20. Patient Safety Movement. Disponível em: http://patientsafetymovement.org/.

21. Smith CM. Origin and uses of primum non nocere-above all, do no harm! J Clin Pharmacol. 2005;45(4):371-7.

22. Ziv A, Wolpe PR, Small SD, Glick S. Simulation-based medical education: an ethical imperative. Acad Med. 2003;78(8):783-8.

23. Iserson KV. Postmortem procedures in the emergency department: using the recently dead to practise and teach. J Med Ethics. 1993;19(2):92-8.

24. Leape LL. Error in medicine. JAMA. 1994;272(23):1851-7.

25. Fernandez E, Williams DG. Training and the European Working Time Directive: a 7 year review of paediatric anaesthetic trainee caseload data. Br J Anaesth. 2009;103(4):566-9.

26. Helmreich RL. On error management: lessons from aviation. BMJ. 2000;320(7237):781-5.

27. Sukalich S, Elliott JO, Ruffner G. Teaching medical error disclosure to residents using patient-centered simulation training. Acad Med. 2014;89(1):136-43.

28. Ziv A, Ben-David S, Ziv M. Simulation based medical education: an opportunity to learn from errors. Med Teach. 2005;27(3):193-9.

29. Harden RM, Gleeson FA. Assessment of clinical competence using an objective structured clinical examination (OSCE). Med Educ. 1979;13(1):41-54.

30. Hawkins SC, Osborne A, Schofield SJ, Pournaras DJ, Chester JF. Improving the accuracy of self-assessment of practical clinical skills using video feedback--the importance of including benchmarks. Med Teach. 2012;34(4):279-84.

31. Wang EE. Simulation and adult learning. Dis Mon. 2011;57(11):664-78.

32. Attie GA, Flumignan CDQ, Silva MAM, Barros EM, Daolio RM, Guedes Neto HJ, et al. What do Cochrane systematic reviews say about ultrasound-guided vascular access? Sao Paulo Med J. 2019;137(3):284-291.

33. Daolio RM, Estrutti C, De Moura AC, Vasconcelos V, Amorim J, Guedes H, et al. IP173. Development of simulators for realistic training: simulator for ultrasound-guided venous access. J Vascr Sur. 2019;69:157- 8.

34. Nakano LCU, Cacione DG, Baptista-Silva JCC, Flumignan RLG. Treatment for telangiectasias and reticular veins. Cochrane Database Syst Rev. 2017;2017(7):CD012723.

35. Nakano LCU, Amorim JE, Pessutti BU, Marcondes GB, Guedes Neto HJ, Attie G A, et al. Simulator for sclerotherapy training. Phebology. 2018;33:3- 65.

36. Flumignan RLG, Trevisani VFM, Lopes RD, Baptista-Silva JCC, Flumignan CDQ, Nakano LCU. Ultrasound guidance for arterial (other than femoral) catheterisation in adults. Cochrane Database Syst Rev. 2020;2020(4):CD013585.

37. Santos FKY, Flumignan RLG, Areias LL, Sarpe AKP, Amaral FCF, Ávila RB, et al. Peripherally inserted central catheter versus central venous catheter for intravenous access: A protocol for systematic review and meta-analysis. Medicine (Baltimore). 2020;99(30):e20352.

38. Lehmann ED, Tarín C, Bondia J, Teufel E, Deutsch T. Incorporating a generic model of subcutaneous insulin absorption into the AIDA v4 diabetes simulator: 1. a prospective collaborative development plan. J Diabetes Sci Technol. 2007;1(3):423-35.

39. Byrne T, Yong SA, Steinfort DP. Development and assessment of a low-cost 3D- printed airway model for bronchoscopy simulation training. J Bronchology Interv Pulmonol. 2016;23(3):251-4.

40. Ock J, Gwon E, Kim DH, Kim SH, Kim N. Patient-specific and hyper-realistic phantom for an intubation simulator with a replaceable difficult airway of a toddler using 3D printing. Sci Rep. 2020;10(1):10631.

41. Alvarez-Lopez F, Maina MF, Saigí-Rubió F. Use of a low-cost portable 3D virtual reality gesture-mediated simulator for training and learning basic psychomotor skills in minimally invasive surgery: Development and content validity study. J Med Internet Res. 2020;22(7):e17491.

42. Al-Qatawneh L, Abdallah AAA, Zalloum SSZ. Six sigma application in healthcare logistics: A framework and a case study. J Healthc Eng. 2019:9691568 .

43. Improta G, Guizzi G, Ricciardi C, Giordano V, Ponsiglione AM, Converso G, et al. Agile six sigma in healthcare: Case study at Santobono Pediatric Hospital. Int J Environ Res Public Health. 2020;17(3):1052.

44. Zhou B, Wu Y, He H, Li C, Tan L, Cao Y. Practical application of Six Sigma management in analytical biochemistry processes in clinical settings. J Clin Lab Anal. 2020;34(1):e23126.

Seção 2

Emergências Cardiovasculares

5 | Propedêutica Torácica em Cenários de Simulação

Francisco Carillo Neto
Aécio Flávio Teixeira de Gois

Ao abordarmos a propedêutica torácica na simulação, devemos destacar rapidamente as limitações que fazem parte do arsenal de manequins simuladores e dispositivos para a aplicação dessa avaliação no ambiente simulado até o momento. Dados a serem obtidos na propedêutica bem aplicada que interferem na seleção de hipóteses e orientam o raciocínio diagnóstico podem ser absolutamente impossíveis de obter no cenário, entre os quais o enfisema subcutâneo, o abaulamento ou retração de intercosto, a assimetria de distensão na inspiração e expiração, os diversos aspectos da broncofonia e frêmito, do atrito pleural e da percussão. A ausculta também pode ficar comprometida se o movimento mecânico do tórax sobrepuser seus ruídos aos sons programados pelo instrutor para serem percebidos pelo estudante, mas geralmente existe o recurso de interromper momentaneamente o movimento mecânico, mantendo os sons durante a ausculta direta do manequim. Também é importante que o instrutor conheça os locais onde se pode ouvir melhor o som no simulador além da possibilidade ou não em cada modelo de simulador de se segmentar auscultas de terços do tórax e dividir faces anterior e posterior. Conhecendo esses itens, faremos os ajustes necessários com as informações que podem ser obtidas adequadamente no simulador ou as que necessitem de informações complementares fornecidas no momento adequado. Não recomendamos a subtração das informações que não podem ser observadas, mas sim a sua descrição pelo instrutor no momento adequado, mantendo a valorização da busca desses dados nos cenários sistematicamente, gerando o hábito de aplicar a propedêutica completa, que será muito útil no futuro do profissional.

A sensação da pulsação nos simuladores de modo geral acompanha coerentemente a pressão arterial e a pressão de pulso (sensação palpatória relacionada a diferença entre as pressões sistólica e diastólica), inclusive omitindo a sensação do pulso periférico em pressões sistólicas baixas tendo como referência níveis de 80 a 90 mmHg de pressão sistólica.

A arte de aproveitar o cenário para valorizar a propedêutica está em grande parte em exigir pacientemente o passo a passo do exame na forma detalhada como seria feito no paciente real (inspecção estática, dinâmica, palpação percussão e ausculta) e à medida que o aluno demonstrar a atitude que teria para obter o achado propedêutico, o instrutor verifica e corrige a manobra (se for esse um dos focos do cenário) e na sequência fornece os dados obtidos naquela manobra. Um segundo dispositivo pode ser acrescentado ao cenário para complementar o que o manequim não dispõe, como, por exemplo, um torso com as auscultas adequadas pré-programadas, um colete simulador em um ator (usa um estetoscópio eletrônico que emite o som que estiver programado para o local em que o estetoscópio foi colocado), um som reproduzido em uma caixa acústica no ambiente ou num estetoscópio eletrônico com acesso sem fio são opções viáveis. Um enfisema subcutâneo pode ser simulado com ar aprisionado entre 3 e 4 camadas frouxas de filme de PVC. Aqui o mais importante é saber o momento adequado de entregar cada informação para que o estudante possa elaborar a hipótese diagnóstica com a maior riqueza de informações possível. A ansiedade do instrutor em entregar a informação antes do momento adequado pode tornar o desenrolar do cenário muito desinteressante, consequentemente improdutivo, ou até permitir a falsa ideia de que a propedêutica bem aplicada não seja algo importante.

Em grande parte das aplicações os cenários de simulação se propõem a ajudar no entendimento da prática e seus desafios, a revisão do que ficou bom ou poderia melhorar na técnica e as eventuais limitações e dificuldades que poderiam ocorrer no caso verídico. Nesse contexto, a imersão de todos os atores do processo, com todas as interações com o ambiente, a aplicação das habilidades da forma mais aproximada possível ao formato em que se desenvolvem no campo real, os tempos de resposta às intervenções e demora ou prontidão na obtenção de exames são elementos muito potentes no desenrolar do ensino-aprendizado. Fica nas mãos da criatividade, algum toque artístico e na atenção aos detalhes o resultado que se pode ampliar nessa atividade. Por outro lado, pode-se passar pelo absoluto desperdício tecnológico, com a obtenção de resultados insatisfatórios quando ignoramos essas oportunidades.

Dito isso, vamos passar a detalhar para cada um dos itens propedêuticos na avaliação do tórax as possíveis limitações e algumas propostas de solução.

Sistema respiratório

Inspecção

Estática: formato do tórax (longilíneo brevilíneo, obeso, magro, musculatura atrofiada ou desenvolvida, *pectus escavatum*, *pectus carinatum*, em tonel), número de mamas e aspecto, pilificação, cicatrizes, manchas, lesões de pele, intercosto visível ou não, escoliose, cifose e assimetrias. Aqui algumas informações podem ser aplicadas por meio de maquiagem ou serem descritas à medida que são questionadas (sempre aguardando a atitude de busca adequada por parte do estudante). Se a busca não é realizada nem verbalizada, a informação não deve ser dada. Eventualmente ao final do cenário pode haver a constatação de que havia um dado importante que foi esquecido pelo aluno em sua busca, valorizando ainda mais a atenção aos passos propedêuticos no desenrolar de novos cenários.

Dinâmica: uso de musculatura acessória, elevação dos ombros durante as inspirações, movimentação abdominal, retrações de fúrcula, subcostal e intercostal, simetria da expansibilidade, abaulamentos. Todos os dados aqui devem ser informados à medida que forem questionados. A retração de intercosto unilateral pode ser valorizada como um aspecto observado na inspiração para demonstrar um achado propedêutico característico das atelectasias, enquanto o achado bilateral deve levar a suspeitar de obstrução alta total ou parcial (nesse último caso será acompanhado do som de estridor laríngeo), lembrando ainda que o abaulamento de intercosto em coerência com a gravidade pode destacar a suspeita de conteúdo líquido intratorácico quando simulamos um paciente magro. Em outras situações a ausência de simetria entre as retrações intercostais em lados opostos pode significar um pneumotórax simples no lado em que a retração é notadamente menos evidente ou uma atelectasia no lado em que a retração intercostal é mais evidente na assimetria.

Palpação

Elevação simétrica dos ombros durante as inspirações, expansão simétrica de ambos os hemitórax, percepção de dor localizada em intercosto específico (osteocondrite, neurite, herpes), lembrando que a herpes-zoster tem manifestação dolorosa precoce em relação ao achado cutâneo. Nódulos intercostais podem ser notados em neoplasias que acometem a pleura parietal. O enfisema subcutâneo pode ter se assemelhado a um inchaço na inspecção, mas agora na palpação apresenta uma característica típica flutuante com sensação palpatória de ar e bolhas na sua extensão, sem resistência à compressão (uma simulação palpatória poderia ser feita com três ou quatro camadas de filme de PVC doméstico fixos em borda com fita adesiva impermeável ao ar, capturando um pouco de ar sob o dispositivo antes de fixar o quadro vedado no manequim, e poderia ser coberto com tecido cor de pele ou outro recurso que impeça a visão do artefato). Sensações de frêmito toracovocal ou atrito pleural deverão ser descritos ao examinador, assim como dor e crepitações características de fraturas que couberem ao caso.

Percussão

A percussão tem o objetivo de identificar a condutibilidade e resposta sonora à percussão do intercosto. Os sons obtidos correspondem ao som hipertimpânico, timpânico, claro pulmonar, submaciço e maciço. O som esperado nas áreas em que o pulmão está normal é o claro pulmonar. O submaciço ocorre onde houve aumento da densidade pulmonar, como na localização específica da pneumonia por exemplo, o maciço ocorre em áreas onde não encontramos ar, como nos derrames e atelectasias, timpânico ocorre no pneumotórax, abrangendo portanto todo o hemitórax acometido e o hipertimpânico caracteriza um timbre alterado, mais intenso, que acompanha o pneumotórax hipertensivo, precedendo o colapso circulatório nesses pacientes que apresentariam dor torácica, dificuldade respiratória e depressão hemodinâmica. O hipertimpanismo pode acontecer acompanhando situações de parada cardiorrespiratória já estabelecida na qual deve ter chamado a atenção previamente a assimetria de distensão passiva dos hemitórax durante a exposição do tórax no início do atendimento para a ressuscitação cardiopulmonar (RCP). Nesse último caso ainda podemos destacar que ao ignorar o achado na inspecção ocorrerá uma dificuldade incomum em obter a compressão torácica, com sensação de enrijecimento do tórax, provavelmente a última oportunidade de identificar essa situação de tratamento diferenciado em RCP, já que exigirá a toracocentese de alívio e a drenagem na sequência para algum resultado positivo no procedimento de reanimação. Por esse motivo o pneumotórax, especialmente o hipertensivo, tem sido foco de cenários e questões de avaliação: a ausência de diagnóstico levará inevitavelmente à morte. Considere também que o pneumotórax simples não diagnosticado, deteriorando em insuficiência respiratória grave em situações específicas, ao ser submetido à ventilação com pressão positiva desenvolverá o pneumotórax hipertensivo naturalmente.

No desenrolar desses cenários, os estudantes em níveis iniciais de aprendizagem devem demonstrar, entre outras técnicas propedêuticas adequadas, o posicionamento dos dedos para a percussão e realizar a alternância de lados recomendada na propedêutica. O dedo que apoia sobre o tórax deve estar firmemente comprimido para transmitir adequadamente a percussão à cavidade torácica. Nesse aspecto vale destacar didaticamente que a percussão de colchões revestidos com plásticos, comumente usados nos cenários e nos ambientes de saúde, são excelentes meios para demonstrar a diferença entre uma boa compressão do dedo ou sua aposição frouxa sobre o tórax evidenciando a propagação do som da percussão no ambiente, causando um impacto construtivo muito significativo na aprendizagem. Como a percussão não encontra projeções possíveis nos simuladores, o processo adequado de busca propedêutica deve ser contemplado com a descrição dos achados que seriam encontrados no exame.

Auscultação

Na ausculta pulmonar a passagem do ar livremente pelo parênquima deve gerar o som reconhecido como murmúrio vesicular, indicando a provável saúde da via aérea na passagem do ar até os alvéolos. Os sons adventícios como estertores finos, estertores grossos, sibilos e roncos são ruídos que indicam presença de secreções em vias mais grossas, formação de bolhas em partes mais distais ou proximais das vias respiratórias ou constrição da via final dos bronquíolos. O som acompanha o movimento inspiratório e expiratório nos manequins que apresentam movimentos, entretanto o movimento pode gerar sons que confundem a ausculta e nesse caso é interessante acionar a interrupção do movimento mecânico para permitir uma melhor identificação do som. O estridor laríngeo, por exemplo pode ficar com intensidade de som baixo ao ponto de ser ouvido apenas na ausculta dos pulmões (incomum na realidade médica), mas pode ser aumentado a ponto de ser ouvido a certa distância, e deve ser um ruído principalmente inspiratório e rude.

Atritos pleurais e broncofonias até este momento não estão disponíveis nos robôs mecânicos ou no colete, portanto sempre devem ser descritos quando fizerem parte dos achados no momento do exame. O agravamento de um broncoespasmo num cenário pode ser a ausência de sibilos acompanhada com deterioração da saturação, nível de consciência, desconforto inspiratório e expiratório extremo ou até movimentos respiratórios curtos e acelerados que podem ser ajustados nos simuladores com a seleção de curvas de movimentos e uma progressão graduada num tempo programado. É interessante que o instrutor se familiarize com a programação automática de progressões no tempo com agravamentos ou melhorias na situação do paciente simulado, o que cria uma situação bastante envolvente quando os participantes do cenário estão mais confortáveis com a semiologia básica.

Sistema cardiocirculatório

A propedêutica cardíaca em simuladores tem aspectos bem específicos, que devem ser levados em consideração pelo instrutor: os simuladores podem apresentar sons idênticos em todos os focos de ausculta cardíaca, o que não é compatível com a realidade propedêutica e nesse caso deve ser informado ao participante do cenário. A coincidência do sopro com o pulso costuma permitir a identificação da fase do ciclo cardíaco, como é recomendável na boa propedêutica, e a irregularidade do pulso e a discordância entre a ausculta e a sensação da pulsação característica da fibrilação atrial é bastante fiel à realidade em alguns simuladores mais avançados, assim como a representação do oxímetro e sua contagem discordante da cardioscopia, fatos interessantes para serem percebidos e valorizados pois são gerados na forma como acontecem na avaliação propedêutica real. Fato semelhante se observa nas extrassístoles ventriculares e sua relação com o pulso palpável e também na ausência de oximetria perceptível no paciente hipotenso (quando se baixa o nível pressórico no simulador a níveis críticos o oxímetro do monitor deixa de registrar o pulso). Todos estes são dados muito ricos para o aprendizado no uso do simulador avançado.

Outros achados que acompanham o exame cardíaco como o íctus, sopro carotídeo, atrito pericárdio, mudanças propedêuticas com a posição e com o movimento respiratório não ocorrem no simulador e, portanto, devem ser informados aos alunos caso sejam importantes no cenário proposto.

A mobilização excessiva do simulador pode levar a desconexão de cabos em alguns modelos, devendo ser utilizada com limitações ou opcionalmente utilizando um ator num cenário híbrido, onde algumas manobras são demonstradas no ator. Os aspectos circulatórios e suas manifestações devem ser considerados em conjunto com os achados propedêuticos como a cianose central e periférica simultâneas (deficiência de oxigenação) ou simplesmente cianose periférica (má perfusão periférica), devendo ser acrescidos aos cenários na proporção da compatibilidade com os outros dados fornecidos e a evolução dos cenários, assim como a frequência cardíaca e os aspectos da cardioscopia e do eletrocardiograma. Um fenômeno que temos observado em alguns simuladores avançados é o desaparecimento da sensação de pulso quando se palpam pulsos em locais diferentes simultaneamente. Quando for esse o caso, o instrutor deve conhecer esse detalhe e esclarecer aos participantes.

As extrassístoles ventriculares também costumam não apresentar pulso duplo no simulador, aproximando-se adequadamente da realidade, decorrente da ejeção com baixo volume causada pelo preenchimento incompleto do ventrículo esquerdo.

Os coletes simuladores podem ser considerados quando se pretende um cenário mais rico com a interação de um ator informante e manifestando sintomas, acrescendo-se os achados propedêuticos de pulso e auscultação cardíaca e pulmonar adequados ao caso além da maquiagem adequada à proposta.

Os aspectos de perfusão periférica, temperatura, cianose e suas variações no decorrer do cenário devem ser buscados pelo participante e descritas criteriosamente pelo instrutor, acompanhando os eventos e intervenções.

Inspecção

A inspecção torácica com o objetivo no cardíaco tenta observar íctus visível, distensão e pulsação jugular, deformidades torácicas que possam interferir no bom funcionamento cardíaco ou indicar alterações cardíacas congênitas ou de longa data. Se for o caso de usá-las, deve-se descrever no momento em que surgir o questionamento.

Palpação

A palpação não tem correspondências possíveis nos simuladores atuais com exceção de alguns exclusivos para a propedêutica cardíaca, que compreendem simultaneamente os sons adequados nos 4 focos cardíacos para ausculta direta e combinam sons com desempenhos sensíveis a palpação.

Percussão

Tem pouca utilidade na propedêutica cardíaca, limitando-se à identificação de eventual aumento de volume pericárdico ou cardíaco em intimidade com a parede torácica.

Auscultação

Como ocorre na propedêutica pulmonar os sons mecânicos do simulador atrapalham a identificação dos sons cardíacos, mas há uma forma de eliminar esse problema, interrompendo a atividade mecânica durante a ausculta. Os simuladores específicos para a propedêutica apresentam os sons mais puros e a associação correta para cada foco auscultatório, mas alguns simuladores robotizados não apresentam essa precisão em todos os aspectos.

O ideal, nem sempre encontrado nos simuladores, é que os focos cardíacos sejam um a um relacionados à ausculta de sua valva específica, representando o som mais atenuado das outras valvas, no entanto há uma possibilidade de confundir a propedêutica colocando inadvertidamente os sons em focos inadequados. (Alguns softwares desses simuladores permitem que você coloque inadequadamente a ausculta de um sopro mitral no foco aórtico e de um sopro aórtico no foco tricúspide por exemplo). A associação básica entre a sensação palpatória do pulso e a ausculta da primeira bulha é regra nos simuladores que conhecemos.

Alguns simuladores não permitem a distinção de focos cardíacos diferentes, e nesses você define apenas a patologia a ser representada na ausculta e todos os focos cardíacos reproduzem o mesmo som. É importante lembrar-se também de que os parâmetros pressóricos devem ser adequados ao quadro que se quer apresentar, assim numa insuficiência aórtica deve-se verificar se a pressão de pulso é adequada ao quadro (diferencial alta com a diastólica baixa). É imprescindível conhecer as aptidões e limitações do dispositivo que se dispõe para construirmos o cenário mais verossímil. Em simuladores avançados alguns quadros pré programados são surpreendentemente bem projetados, como a fibrilação atrial onde se pode sentir o pulso irregular e não coincidente com alguns batimentos auscultados além de observar as manifestações no oxímetro de pulso idênticas aos achados reais (contagem do pulso do oxímetro diferente da do cardioscópio, fato que deve ser destacado na discussão com os estudantes, pois remete à revisão dos conceitos da mecânica funcional cardíaca e geração do pulso periférico).

Comumente propomos aos alunos o treinamento da audição na ausculta cardíaca com a percepção do desdobramento de segunda bulha em si mesmos ou em outras pessoas jovens durante a inspiração lenta e profunda e comparando com o momento expiratório, onde o desdobramento desaparece. Um aspecto interessante aqui seria um cenário com a manifestação de um desdobramento de segunda bulha constante na inspiração e expiração que está associado a persistência de comunicação interatrial, o que pode ser utilizado, por exemplo, no raciocínio clinico da embolia paradoxal, onde um trombo proveniente de uma veia sistêmica poderia atingir artérias sistêmicas, tendo, portanto atravessado o forame interatrial em direção ao átrio esquerdo. Aqui vale lembrar que situações epidemiologicamente menos frequentes, desde que devidamente explicadas como exceção, podem ser de grande valia no desenvolvimento do raciocínio clínico e valorização da propedêutica.

A introdução de conhecimentos de atendimento extra-hospitalar em urgência também costuma atrair bastante interesse, e neste aspecto que envolve o sistema cardiocirculatório as abordagens de posicionamento do paciente com edema agudo pulmonar em decúbito elevado, membros inferiores pendentes, associação com pressão expiratória positiva soprando entre os lábios ou com canudo em água (CPAP improvisado), garroteamento rotativo em três membros, revezados a cada 15 minutos com o cuidado de manter o pulso arterial periférico (sangria branca), ajudam a desenvolver a autonomia do aluno para ambientes desprovidos em que algo possa ser feito pelo médico antes do acesso à farmacologia e tecnologia do sistema de saúde distante. Ainda em outro cenário o posicionamento em Trendelenburg com a associação da elevação dos membros inferiores em situações de retorno venoso insuficiente, entre outras, podem ser manobras lembradas em momentos específicos onde se crie uma demora na resolução e uma instabilidade crescente do paciente, gerando um entusiasmo valioso e conhecimento construtivo. Aqui deve-se destacar que raramente algumas atitudes serão necessárias em ambientes urbanos, mas podem ser de grande valia em ambientes isolados da tecnologia ou quando houver demora comprometedora na aplicação de recursos tradicionais mesmo em centros médicos avançados.

Bibliografia

Brandão CFS, Carvalho-Filho MA, Cecilio-Fernandes D. Simulation centers and pedagogical planning: Two sides of the same coin. Sci Med. 2018;28(1):ID28709. http://doi.org/10.15448/1980-6108.2018.1.28709.

Epstein O, et al. Exame clínico. Rio de Janeiro: Elsevier; 2004. ISBN 85-352-1474-7.

Porto CC. Semiologia médica. 8. ed. – Rio de Janeiro: Guanabara Koogan; 2019. ISBN 978-85-277-3471-4.

Scalabrini Neto A, et al. Simulação clínica e habilidades na saúde. 2. Ed. São Paulo: Atheneu; 2020. ISBN 978-65-558-6026-9.

Swartz MH. Tratado de semiologia médica. Rio de Janeiro: Elsevier; 2006. ISBN 85-352-1950-1.

Tibério IFC, et al. Avaliação prática de habilidades clínicas em medicina. São Paulo: ed. Atheneu; 2012. ISBN 978-85-388-0321-8.

Seção 3

Trauma

6 Atendimento ao Politraumatizado

Marcelo Augusto Fontenelle Ribeiro Junior
Décio Portella
Gabriela Tebar
Marianne Marchini Reitz

Entende-se por politraumatizado aquele paciente que possui lesão em dois ou mais sistemas de órgão, sendo que pelo menos um deles apresenta risco de vida ao doente. De acordo com o Ministério da Saúde (MS), consiste na principal causa de morte em jovens. Há 5,8 milhões de mortes ao ano, além de 50 milhões de lesões graves e incapacitantes, estando 80% desses pacientes nos países subdesenvolvidos.[1]

O tratamento de um doente, vítima de trauma grave, requer rápida avaliação das lesões e instituição de medidas terapêuticas de forma sistematizada. O atendimento desses pacientes se inicia com a equipe pré-hospitalar, que tem como objetivo inicial a preparação, o planejamento e a segurança da cena para bem atender o doente, além de realizar um transporte seguro até o hospital de referência e se comunicar com a equipe que receberá o paciente para que possa efetuar as preparações necessárias.[2]

Nessa fase deve-se dar ênfase à manutenção da via aérea, ao controle de hemorragia externa e choque, à imobilização do doente e ao transporte imediato ao hospital. Deve-se tentar colher todo o tipo de informação relevante da história do trauma, como por exemplo, hora do trauma, eventos relacionados, mecanismo do trauma e energia cinética e história prévia do doente.

Planejar as funções de cada um dos membros da equipe, checar materiais e garantir um ambiente adequado para ressuscitação são obrigações da equipe médica e determinantes para o sucesso do atendimento. A segurança da equipe não é menos importante que a do paciente, portanto, equipamento de proteção individual e precauções universais (máscara, óculos, luvas, aventais, perneiras) devem estar disponíveis para todos os membros da equipe.[3,4]

Triagem hospitalar

Envolve a classificação dos doentes de acordo com o tipo de tratamento necessário e os recursos disponíveis. Há dois tipos especiais de situação na triagem:

- Múltiplas vítimas, na qual o número de vítimas e a gravidade das lesões não excedem a capacidade de atendimento do hospital. Nessa situação, os pacientes com risco de vida iminente e os com traumatismos multissistêmicos devem ser atendidos primeiro.

- Vítimas em massa, na qual o número de doentes e a gravidade das lesões ultrapassam a capacidade de atendimento do hospital. Nesse caso, os pacientes com maior chance de sobrevida, cujo atendimento implica menor gasto de tempo, de equipamentos, recursos e de pessoal, serão atendidos primeiro.[2]

Avaliação primária

As prioridades no atendimento do paciente com lesões graves seguem uma sequência lógica com controle imediato das funções vitais e, posteriormente, uma avaliação secundária minuciosa para tratamento definitivo. Sendo esse realizado por uma equipe multidisciplinar que se encontra apta a medidas de ação rápida. O líder de equipe é um profissional que recebe e trata esses pacientes, influindo diretamente no desfecho do atendimento. A sistematização do tratamento é hoje conhecida e difundida conforme o ATLS como ABCDE dos cuidados ao paciente politraumatizado, identificando as lesões que implicam em maior probabilidade de morte e estabelecimento simultâneo do tratamento destas condições:[1]

A) via aérea com proteção da coluna cervical;

B) ventilação e respiração;

C) circulação com controle de hemorragia;

D) disfunção neurológica, estado neurológico;

E) exposição e controle do ambiente.

A) Manutenção de via aérea e controle de coluna cervical

Durante o atendimento pré-hospitalar, o paciente deve ser adequadamente imobilizado com, por exemplo, colar cervical rígido, *head-blocks* e prancha rígida, a qual deve ser utilizada somente para transporte do doente e retirada logo após a admissão, para evitar lesões por pressão. Todo doente deve ser tratado como portador de lesão de coluna cervical, principalmente na impossibilidade de comunicação com o paciente, até que consiga a exclusão de lesões, seja por exame físico, seja por exames de imagem.

O passo inicial da avaliação das vias aéreas deve ser a rápida identificação de algum sinal de obstrução, por exemplo, devido a fraturas, presença de corpo estranho (dentes, próteses, alimentos) ou secreções (sangue, saliva). A queda da base da língua pode causar, em pacientes inconscientes, dificuldade da passagem de ar ou obstrução das vias aéreas, sendo recomendadas as manobras de elevação do mento (*chin lift*) ou de tração da mandíbula (*jaw thrust*) a fim de tornar pérvia a passagem do ar. Todos os pacientes deverão receber incialmente oxigenoterapia por máscara não reinalante com concentração de 100% a 15 L/min.

Toda manobra de desobstrução e avaliação das vias aéreas deve ser realizada com a imobilização da coluna cervical, mantendo a cabeça e o pescoço alinhados, não realizando movimentação ou hiperextensão para que minimizar o risco de lesões secundárias provenientes de instabilidade provocada por lesões primárias da coluna cervical. O colar cervical poderá ser retirado em caso de necessidade, desde que algum membro da equipe mantenha imobilização manual da coluna.[1]

O primeiro sinal que excluirá a obstrução das vias aéreas será a comunicação verbal do doente, em contrapartida, os principais indicativos de obstrução serão a cianose, cornagem, esforço respiratório e o rebaixamento do nível de consciência associado à queda da base da língua. Atentar para possíveis lesões que poderão evoluir com obstrução de via aérea mais tardiamente, como: trauma penetrante cervical com hematoma em expansão, lesão química ou térmica em boca, laringe, ou faringe, enfisema subcutâneo em expansão no pescoço, trauma maxilofacial complexo, sangramento ativo da via aérea.

Em caso de comprometimento das vias aéreas, rebaixamento do nível de consciência com risco de broncoaspiração, apneia ou incapacidade de manter a oxigenação, há necessidade de estabelecimento de uma via aérea definitiva. Essa é definida como a presença de uma cânula inserida na luz da traqueia, com balonete insuflado, com tubo adequadamente fixo e conectado a uma fonte de oxigênio.

A intubação orotraqueal deve ser assistida por drogas e é a primeira escolha para garantia da via aérea. Deve-se pré-oxigenar o paciente com dispositivo balão-valva-máscara e identificar características que possam sugerir via aérea difícil (prognatismo, retrognatismo, comprimento do pescoço, visualização adequada da orofaringe), devendo os adjuntos necessários para esse caso extra prontamente acessíveis (fio guia, *bougie* elástico, videolaringoscópico ou dispositivos extra e supraglóticos de ventilação assistida). A sequência rápida para intubação deve incluir um sedativo seguido por um relaxante muscular, por exemplo, em adultos:

- **etomidato 0,3 mg/kg:** não deprime a pressão arterial ou a pressão intracraniana, podendo ser utilizado em pacientes em vigência de instabilidade hemodinâmica;
- **succinilcolina 1-2 mg/kg:** tem seu início de ação de aproximadamente 60 segundos e meia-vida curta de até 5 minutos – contraindicada em caso de queimaduras elétricas, grandes queimados e em lesões osteomusculares extensas (como esmagamentos) devido ao potencial de levar à hipercalemia e a arritmias.

Recomenda-se não realizar mais de três tentativas de intubação, preferencialmente por profissionais diferentes. Após a terceira tentativa sem sucesso, a via aérea cirúrgica está indicada, sendo, em adultos, indicada a cricotireoidostomia, por ser mais rápida e mais segura do que a traqueostomia.

Cricotireoidostomia por punção: realizada punção da traqueia através da membrana cricotireoide com cateter agulhado n° 12 ou 14, sendo acoplada a uma fonte de oxigênio. Utilizada com duração máxima de 40 minutos devido à alta retenção de CO_2 (hipercapnia), como uma ponte para oxigenar paciente enquanto os materiais são preparados para a cricotireoidostomia cirúrgica.

Cricotireoidostomia cirúrgica: realiza-se incisão sobre a membrana cricotireoide e posterior dilatação para introdução de cânula com balonete. Ela é contraindicada para pacientes menores do que 12 anos, devido a risco de estenose subglótica, dando-se preferência, nesses casos, para a traqueostomia.

B) Ventilação e respiração

A permeabilidade da via aérea por si só não garante a ventilação adequada. Uma troca adequada de gases é necessária para que seja possível a oxigenação e a eliminação de dióxido de carbono em grau máximo. Uma boa ventilação exige um funcionamento adequado dos pulmões, da parede torácica e do diafragma. Cada componente deve ser rapidamente avaliado, devendo-se expor completamente o tórax. A inspeção visual e palpação podem identificar lesões que comprometam a expansibilidade torácica adequada. A ausculta deve ser realizada a fim de identificar presença de fluxo aéreo em ambos os pulmões. A percussão pode identificar hemotórax, em caso de macicez, ou pneumotórax, em caso de hipertimpanismo, porém não é fidedigna em ambiente de reanimação ruidosos, atrapalhando a identificação desses sinais.

Alguns exames de imagens podem ser realizados no pronto-socorro e ajudar no diagnóstico destes pacientes. O raio X de tórax pode ajudar na detecção de afecções que possam estar prejudicando as trocas gasosas desses pacientes, como o pneumotórax e o hemotórax, além de outros achados mais simples, como fraturas ósseas.

A ultrassonografia expandida focada para avaliação do trauma (eFAST) demonstrou ser uma arma diagnóstica importante na identificação das lesões torácicas, com boa acurácia, baixo custo e rápida realização à beira leito. A identificação da linha que representa a pleura com o deslizamento presente (lung sliding) na altura entre o 4° e o 5° espaço intercostal praticamente exclui a presença de pneumotórax. O ponto de parada abrupta (lung point) desse deslizamento é patognomônico de pneumotórax. A presença de ar no espaço pleural formando o "sinal da estratosfera" ou "código de barras" também é indicativo de pneumotórax.

Algumas lesões podem comprometer de imediato a ventilação e devem ser tratadas assim que forem reconhecidas, dentre elas o pneumotórax hipertensivo, o tórax instável, o hemotórax maciço e o pneumotórax aberto.[1,2]

Pneumotórax hipertensivo: o ar entra na cavidade pleural com uma única direção, sem retorno ao ambiente, como em uma válvula unidirecional. Essa condição leva ao colapso pulmonar no lado da lesão por compressão do parênquima. Associado a isso, a pressão intratorácica leva ao deslocamento do mediastino contralateral ao pneumotórax, levando à redução do retorno venoso por deslocamento dos vasos da base. Esse desvio ocorre também com a árvore respiratória levando ao desvio da traqueia.

Sinais no exame físico: turgência jugular unilateral, desvio da traqueia, hipertimpanismo torácico, instabilidade hemodinâmica e diminuição/ausência de murmúrios vesiculares no hemitórax afetado.

O tratamento intermediário é feito com punção torácica com cateter agulhado n° 14 no 5° espaço intercostal, na linha axilar média do lado afetado. O tratamento definitivo é a drenagem torácica em selo d'água 5° espaço intercostal, linha axilar média.

Tórax instável: presença de duas ou mais fraturas de arcos costais, em pontos diferentes em uma mesma costela, em pelo menos duas costelas consecutivas formando um retalho sem continuidade com os arcos costais. Por tratar-se de um trauma de alto impacto, gera dor de forte intensidade, levado o paciente a apresentar dificuldade na inspiração e, consequentemente, insuficiência respiratória, evoluindo posteriormente para atelectasias e infecção pulmonar. Além do diagnóstico radiológico para identificação das fraturas, a presença de respiração paradoxal pode ajudar no diagnóstico.

O tratamento é por meio de analgesia para melhora da movimentação torácica e, portanto, da oxigenação e da ventilação. A depender da gravidade do trauma, pode-se fazer necessária a sedação e a instituição de uma via aérea definitiva a fim de ofertar adequadas concentrações de oxigênio, considerando-se o alto risco de contusão pulmonar nesses casos. Pode-se considerar a fixação dos arcos costais em casos selecionados a fim de acelerar a recuperação, assim como o controle da dor.

Hemotórax maciço: ocorre quando um volume maior ou igual a 1500 mL acumula-se na cavidade pleural após um trauma torácico. Apresenta-se clinicamente com choque hipovolêmico, dispneia por compressão do parênquima pulmonar devido ao volume sanguíneo ocupando a cavidade pleural.

Sinais no exame físico incluem macicez à percussão torácica, diminuição ou ausência de murmúrios vesiculares e estase jugular.

O tratamento é a drenagem de tórax e, se necessário, posterior toracotomia de urgência para identificação e controle do foco de sangramento.

Pneumotórax aberto: ocorre quando há a presença de uma lesão na parede torácica com diâmetro maior do que 2/3 do diâmetro da traqueia. Essa condição faz com que o trajeto de menos resistência para entrada do ar na cavidade torácica ocorra pela lesão, levando a um colapso pulmonar.

O tratamento imediato é a colocação de um curativo de três pontas. Colocando um curativo quadrado com a fixação de três dos seus quatro lados, esse funciona como válvula unidirecional, eliminando o ar da cavidade pleural por aumento da pressão torácica durante a expiração e impedindo a entrada de ar durante a inspiração por colabamento do curativo devido. O tratamento definitivo é o fechamento cirúrgico da lesão e drenagem adequada do hemitórax comprometido. Tal drenagem nunca deve ser realizada através do orifício da lesão.

C) Circulação e controle da hemorragia

Entende-se como choque hipovolêmico uma anormalidade circulatória que leva a hipoperfusão tecidual e orgânica. Toda vítima de trauma grave com sinais de instabilidade hemodinâmica deve ser considerada de etiologia hipovolêmica até que se prove que não há perdas sanguíneas. A realização de exame físico rápido e preciso vai auxiliar na identificação de sinais indiretos de perda sanguínea, para pronto diagnóstico e tratamento.

A diminuição do volume sanguíneo intravascular resulta em hipoperfusão tecidual, entre eles, o cérebro, além disso, para manter o débito cardíaco adequado, ocorre vasoconstrição periférica. A avaliação do um pulso central (femoral ou carotídeo) deve ser realizada bilateralmente para identificação de regularidade, simetria, amplitude e frequência.

Sinais clínicos de choque hipovolêmico incluem aumento da frequência cardíaca, aumento da frequência respiratória, diminuição da pressão arterial, aumento de tempo de enchimento capilar, diminuição do débito urinário, diminuição do nível de consciência, palidez cutânea e hemorragia.

A hemorragia externa é identificada e controlada na avaliação primária. O controle da hemorragia tem como objetivo evitar as alterações fisiológicas e metabólicas graves que são comumente observadas em pacientes politraumatizados graves e culminam com o diamante letal do trauma: coagulopatia, acidose metabólica, hipocalcemia e hipotermia.

Perda sanguínea externa deve ser controlada exercendo pressão manual direta sobre o ferimento. Tala inflável e torniquete hemostático também podem ajudar no controle da hemorragia de extremidades. É fundamental interrogar a equipe de atendimento pré-hospitalar sobre a perda sanguínea estimada na cena. O uso de pinças hemostáticas pode lesar nervos e veias, e deve, portanto, ser evitado. Zonas de hemorragia oculta graves incluem o tórax, abdome, retroperitônio, pelve e ossos longos.

A reposição volêmica do paciente politraumatizado deve ser realizada de acordo com a estimativa do grau de choque (Tabela 6.1). No atendimento pré-hospitalar, ou como medida inicial, preconiza-se a infusão máxima de 1.000 mL de Ringer Lactato aquecido (39 °C) e, caso necessário, a complementação com a transfusão de hemocomponentes ou sangue total.

Atualmente, entende-se como melhor estratégia temporária para esses pacientes a hipotensão permissiva, ou seja, manter uma pressão arterial abaixo da normalidade para evitar a piora do sangramento enquanto ele não é resolvido de forma definitiva, buscando-se como parâmetros para a boa perfusão e oxigenação dos órgãos os níveis normais de diurese. Essa estratégia está contraindicada na suspeita de trauma crânio encefálico importante.

Outra medida importante a ser realizada na suspeita de sangramentos será a administração do ácido tranexâmico, que tem ação antifibrinolítica, devendo ser administrado de forma endovenosa na dose de 1 g dentro das primeiras 3 horas do trauma e uma segunda dose após 8 horas. A dose do ácido tranexâmico nos primeiros 10 minutos é interessante e pode ser realizada pela equipe pré hospitalar na dose de 1 g EV em bolus ou na sala de trauma antes de 3 horas do incidente. Importante se atentar para a possibilidade de hipocalcemia, principalmente em pacientes que recebam hemotransfusão devido ao consumo de cálcio pela presença do citrato utilizado na preservação dos elementos transfusionais.

Tabela 6.1 – Estimativa dos graus de choque.

Parâmetro	Grau I	Grau II	Grau III	Grau IV
Perda sanguínea aproximada	< 15%	15%-30%	31%-40%	> 40%
Pressão arterial	Normal	Normal	Normal/ diminuída	Diminuída
Frequência cardíaca	Normal	Normal/ aumentada	Aumentada	Muito aumentada
Pressão de pulso	Normal	Diminuída	Diminuída	Diminuída
Frequência respiratória	Normal	Normal	Normal/ aumentada	Aumentada
Débito urinário	Normal	Normal	Diminuído	Diminuído/ ausente
Escala de coma de Glasgow	Normal	Normal	Diminuído	Diminuído
Déficit de bases	0 a -2 mEq/L	-2 a -6 mEq/L	-6 a -10 mEq/L	-10 mEq/L ou menos
Necessidade de hemocomponentes	Monitorar	Possível	Sim	Protocolo de transfusão maciça

Fonte: Adaptada de ATLS, 2018.[1]

A transfusão de hemocomponentes deve ser realizada preferencialmente conforme a tipagem sanguínea ou até mesmo com autotransfusão. As transfusões devem ser realizadas preferencialmente com a transfusão balanceada, em concentrações iguais de 1:1:1 de concentrado de hemácias, plasma fresco e plaquetas, ou com sangue total que representa uma alternativa viável, que reduz o volume total de transfusão necessário assim como as complicações decorrentes de transfusão de múltiplos hemoderivados.[9-15]

A transfusão sanguínea maciça é definida por transfusão de mais de 10 unidades de concentrado de hemácias em 24 horas ou mais de quatro concentrados em uma hora.

O ABC Score e o Shock Index[2] podem auxiliar na identificação de pacientes que vão necessitar hemotransfusão maciça e estão descritos na Tabela 6.2.

Tabela 6.2 – Escores para acionamento de transfusão maciça.

ABC Score			Shock index	
Pressão arterial sistólica (PAS)	≤ 90 mmHg	1 ponto	FC/PAS = 0,5 a 0,6	normal
Frequência cardíaca (FC)	≥ 120 bpm	1 ponto	FC/PAS = 0,8	10%-20% têm necessidade de transfusão maciça

(*Continua*)

Tabela 6.2 – Escores para acionamento de transfusão maciça. (*Continuação*)

ABC Score			Shock index	
FAST	Positivo	1 ponto	FC/PAS = 1	20%-30% têm necessidade de transfusão maciça
Trauma	Penetrante	1 ponto	FC/PAS = 1,1	30%-40% têm necessidade de transfusão maciça
TOTAL	2 ou mais pontos: indicação de transfusão maciça		FC/PAS = 1,5 a 2,0	40%-50% têm necessidade de transfusão maciça

Fonte: Adaptada de ATLS, 2018.[1]

A resposta ao tratamento com reposição volêmica desses pacientes também será avaliada por meio de parâmetros, podendo ser definida de três maneiras resumidas a seguir, na Tabela 6.3.

Choque hemorrágico pode ocorrer por lesões compressíveis ou não compressíveis. As hemorragias não compressíveis do tronco são classificadas de acordo com um critério clínico fisiológico (PAS< 90 mmHg) associado a um critério anatômico:[16-18]

1) acometimento pulmonar (hemotórax maciço e/ou lesão vascular pulmonar);

2) trauma de órgão sólido (grau ≥ 4 de acordo com a classificação da AAST);

3) vasos axiais do tronco e

4) fratura de bacia com distorção anatômica do anel pélvico.

Tabela 6.3 – Respostas esperadas após reposição volêmica.

	Resposta rápida	Resposta transitória	Resposta mínima ou ausente
Sinais vitais	Retorno ao normal	Melhora transitória	Anormais
Perda sanguínea estimada	Mínima (10%-20%)	Moderada e persistente (20%-40%)	Grave (> 40%)
Necessidade de mais cristaloides	Baixa	Alta	Alta
Necessidade de hemoderivados	Baixa	Moderada ou alta	Imediata
Preparo do sangue	Tipado e com prova cruzada	Tipo específico	Liberado em caráter de emergência
Necessidade cirúrgica	Possível	Provável	Muito provável
Presença precoce do cirurgião	Sim	Sim	Sim

Fonte: Adaptada de ATLS, 2018.[1]

Em sangramentos não compressíveis do tronco em regiões abdominais e/ou perineais, o balão intra-aórtico (REBOA) pode ser um adjunto importante para controle da hemorragia. Sua inserção deve ser por cateterização da artéria femoral pela técnica de Seldinger, alocando-se e insuflando-se o balão no lúmen da aorta (recomenda-se insuflar com material radiopaco para checagem do posicionamento por escopia). Seu uso pode ser uma alternativa à toracotomia de emergência para reanimação em pacientes. Está indicado em pacientes com choque hemorrágico com PAS < 90 mmHg que apresentam resposta transitória ou não apresentam resposta à reposição de fluidos e hemocomponentes. Seu uso auxilia na manutenção do fluxo sanguíneo e perfusão coronarianos e cerebrais. Contudo, deve-se atentar para o seu tempo de uso, a fim de minimizar os efeitos da lesão de isquemia-reperfusão, não devendo ultrapassar 40 minutos.[5]

A posição onde será escolhido inflar o balão depende do local da hemorragia. A aorta é dividida em três zonas:

- **Zona 1:** aorta torácica (da artéria subclávia esquerda até o tronco celíaco).
- **Zona 2:** entre o tronco celíaco e as artérias renais e
- **Zona 3:** abaixo das artérias renais.

A zona 1 normalmente é escolhida para hemorragias intra-abdominais e a zona 3 para hemorragias de fraturas pélvicas. O uso da zona 1 pode agravar lesões intratorácicas pelo aumento da pressão arterial e consequente pior do sangramento.

D) Disfunção e avaliação neurológica

A avaliação neurológica é realizada de forma rápida com avaliação da resposta verbal, motora e abertura ocular do paciente de acordo com a escala de coma de Glasgow. Esse é um método simples e rápido para determinar o nível de consciência e pode auxiliar no prognóstico da evolução do paciente.[1,2,19]

O rebaixamento do nível de consciência pode representar diminuição na oxigenação e/ou na perfusão cerebral ou ser resultado de um trauma direto no cérebro. A alteração do nível de consciência implica em necessidade imediata de reavaliação da ventilação, oxigenação e perfusão. Hipoglicemia, álcool, narcóticos ou outras drogas podem também alterar o nível de consciência do doente. No entanto, se forem excluídas essas causas, toda alteração do nível de consciência é de origem de um trauma do sistema nervoso central, até que se prove o contrário.

A somatória da pontuação encontra-se como máximo o valor de 15 pontos e o mínimo 3 pontos. Pode-se interpretar aqueles pacientes com pontuação entre 15 e 13 com trauma crânio encefálico (TCE) leve, 12 e 9 como TCE moderado e abaixo de 8, no TCE grave, indica-se a intubação orotraqueal devido à perda da habilidade de proteção da via aérea e risco de broncoaspiração.

Juntamente à escala de coma de Glasgow, o tamanho das pupilas e sua reação à exposição à luz, aos sinais de lateralização e às possíveis lesões da coluna vertebral devem ser rapidamente avaliados. Pacientes com resposta pupilar à exposição de luz bilateralmente não perdem nenhum ponto na escala de coma de Glasgow, já aqueles com resposta parcial, ou seja, apenas uma pupila, perderão um ponto; ausência de resposta completa (bilateral) acarreta perda de dois pontos.[6]

E) Exposição e controle do ambiente

Nesta etapa deve-se despir totalmente o paciente para avaliação de toda a superfície corporal e para que nenhuma lesão passe despercebida. Em pacientes com suspeitas de traumas em qualquer segmento da coluna ou sem a adequada exclusão de possíveis lesões da coluna, a rotação deve ocorrer em bloco, de forma cuidadosa, a fim de evitar lesões iatrogênicas ou agravamentos intra-hospitalares de lesões raquimedulares. A rotação em bloco ocorre com o auxílio de pelo menos três pessoas, sendo uma responsável por estabilizar a coluna cervical e outras duas realizando a rotação do corpo, mantendo simultaneamente toda a coluna alinhada. Após avaliação, o paciente deve ser mantido aquecido com cobertores ou mantas térmicas.

Medidas auxiliares

A monitorização e exames adjuntos mais importantes incluem:

- **Monitoramento eletrocardiográfico:** todos os pacientes, vítimas de trauma, devem ser monitorizados para que se identifique possíveis arritmias e suas causas. A atividade elétrica sem pulso tem causas definidas, e no trauma pode ocorrer por hipovolemia, tamponamento cardíaco, pneumotórax hipertensivo. Vítimas de queimadura por corrente elétrica podem ter alterações do ritmo cardíaco.

- **Sondas urinária e gástrica:** a passagem de sonda urinária auxilia na determinação do débito urinário. Está contraindicado nas suspeitas de lesão uretral (sangue no meato uretral, equimose perineal, deslocamento da próstata, sangue em escroto, fratura pélvica). A sonda gástrica pode ser útil na descompressão gástrica, diminuindo, assim, o risco de aspiração. Em pacientes que sofreram TCE, a passagem da sonda deve ser via oral.

- **Outros:** frequência respiratória e gasometria arterial devem ser utilizadas para avaliação da respiração e perfusão tecidual; oximetria de pulso pode auxiliar ao avaliar a saturação de oxigênio da hemoglobina por método colorimétrico.

Adjuntos diagnósticos

As radiografias em incidência anteroposterior do tórax e da pelve são mandatórias, pois podem identificar lesões torácicas que ameacem a vida, bem como fraturas de pelve que indiquem a necessidade de cirurgia.

O eFAST deve ser realizado de rotina à beira leito em pacientes hemodinamicamente instáveis para tentar identificar foco de sangramentos (torácicos e intra-abdominais). Na indisponibilidade do eFAST ou no caso de dificuldade técnica levando a um exame inconclusivo, em vigência de instabilidade hemodinâmica, pode-se realizar o lavado peritoneal diagnóstico (LPD).

Atualmente adota-se a abordagem da tomografia computadorizada selecionada (TCS) do Advanced Trauma Life Support (ATLS) para o tratamento de pacientes politraumatizados. Na abordagem SCT, o exame físico inicial é seguido por radiografia convencional (raio X de tórax, raio X pélvico e ultrassonografia abdominal focada no trauma [FAST]), e a tomografia computadorizada (TC) específica de regiões do corpo, se indicado. Uma alternativa a essa abordagem tradicional é o protocolo de Tomografia Computadorizada de Corpo Inteiro (TCCI), que se tornou difundido em todo o mundo nas últimas duas décadas para minimizar a taxa de lesões perdidas e diminuir a taxa de mortalidade.[7,8]

De acordo com a literatura, a abordagem TCCI é superior à abordagem tradicional TCS no tempo de imagem, acurácia diagnóstica e taxas de mortalidade. Contudo, o TCCI aumenta o risco de câncer devido à irradiação adicional. Portanto, é recomendado que o protocolo TCCI seja reservado apenas para pacientes politraumatizados graves.

Avaliação secundária

Esta etapa só deve ser iniciada depois de completada a avaliação primária e corrigidas todas as alterações que ameaçavam a vida do paciente. Consiste em um exame completo do paciente com história clínica e exame físico minucioso.

História prévia

Deve se realizar a identificação de comorbidades e fatores relacionados ao trauma. Para isso, a palavra AMPLA como sequência na avaliação se torna característica desta etapa:[1,20]

A) Alergias

M) Medicamentos de uso habitual

P) Passado médico/gravidez

L) Líquidos e alimentos ingeridos recentemente

A) Ambiente e eventos relacionados ao trauma

Exame físico

- **Cabeça:** identificar contusões, lacerações e evidências de fraturas. Identificar alterações de acuidade visual, tamanho das pupilas, hemorragias de fundo de olho e conjuntiva, lesões penetrantes, lentes de contato, deslocamento do cristalino e encarceramento ocular.
- **Estruturas bucomaxilofaciais:** fraturas do terço médio da face podem estar associada à fratura da placa crivosa, devendo evitar a sondagem nasogástrica e optar pela orogástrica pelo risco do trajeto ascendente da sonda. Ficar atento aos sinais clínicos de hematoma no processo mastoide (sinal de

Battle), hematoma periorbitário (olho de guaxinim), perda de sangue e/ou liquor pelo nariz ou ouvidos.

- **Coluna cervical e pescoço:** realizar inspeção, palpação e ausculta. Identificar dor, desvios de traqueia e enfisema de subcutâneo que podem ser sinais de fratura de traqueia ou laringe. Artérias carótidas devem ser palpadas e auscultadas para identificar lesões penetrantes.

- **Tórax:** inspeção visual pode identificar pneumotórax aberto, segmentos instáveis ou assimetria de expansão. A palpação deve incluir as clavículas, esterno e costelas para identificação de fraturas. Dispneia, dor e hipóxia podem ser manifestações de lesões torácicas. A ausculta deve ser realizada nas bases e na face posterior para identificação de hemotórax e na região anteroposterior para identificação de pneumotórax. A percussão pode diferenciar o pneumotórax do hemotórax. A ausculta cardíaca e o desvio de traqueia pode ser sinal de pneumotórax hipertensivo.

- **Abdome:** lesões abdominais devem ser tratadas de forma agressiva. O uso do eFAST e/ou LPD são imprescindíveis para o diagnóstico rápido de hemorragias intra-abdominais. Em pacientes hemodinamicamente estáveis, a tomografia de abdome é o método de maior acurácia na identificação de lesões.

- **Períneo, reto e vagina:** toque retal e vaginal deve ser realizado para identificação de lacerações, perdas de sangue ou outras alterações locais. O toque retal ainda auxilia na identificação de fratura de bacia e identificação de deslocamento da próstata. O períneo deve ser examinado para identificação de possíveis contusões e sinais sugestivos de lesões uretrais.

- **Sistema musculoesquelético:** inspeção cuidadosa das extremidades para identificação de deformidades ou contusões. Hematomas sobre a asa do ílio, púbis, grandes lábios e escroto podem ser sinais de fratura de pelve. A mobilidade da pelve ajuda na identificação dessas fraturas. Perda de sensibilidade ou contrações involuntárias podem significar lesões nervosas. Palpação de estruturas ósseas ajuda a identificar fraturas ocultas, bem como a palpação de pulsos em fraturas evidentes pode identificar compressão ou lesão de estruturas vasculares.

- **Sistema nervoso:** exame sensório motor das extremidades, reavaliação do nível de consciência por meio da escala de coma de Glasgow, tamanho e simetria das pupilas.

- **Reavaliação:** o doente politraumatizado deve ser constantemente reavaliado para assegurar-se de que não haja lesões despercebidas e descartar ou rapidamente identificar agravamento das demais lesões diagnosticadas.

Referências bibliográficas

1. Trauma CO. ATLS Advanced Trauma Life Support 10th Edition Student Course Manual. ACS American College of Surgeons. 2018.
2. Ribeiro MAF Jr. Fundamentos em cirurgia do trauma. Medicina e Saúde. Ed. Roca; 2016.
3. Hong ZJ, Chen CJ, Chan DC, Chen TW, Yu JC, Hsu SD. Experienced trauma team leaders save the lives of multiple-trauma patients with severe head injuries. Surgery today. 2019;49(3):261-267.

4. Ton L, Corrêa WP, Abreu BCB, dos Santos BB, Souza DB, Velho GCM, et al. Vantagens da cirurgia do controle de danos comparada aos métodos tradicionais de abordagem ao paciente politraumatizado. REAC. 2020;16:e5570. Acesso em: 26 ago 2021.

5. Ribeiro MAF Jr, Brenner M, Nguyen ATM, Feng CYD, de-Moura RR, Rodrigues VC, et al. Resuscitative endovascular balloon occlusion of the aorta (REBOA): an updated review. Rev Col Bras Cir. 2018;45(1). https://doi.org/10.1590/0100-6991e-20181709.

6. Çorbacıoğlu ŞK, Aksel G. Whole body computed tomography in multi trauma patients: Review of the current literature. Turk J Emerg Med. 2018;18(4):142-147.

7. Schoeneberg C , Schilling M, Burggraf M, Fochtmann U, Lendemans C. Reduction in mortality in severely injured patients following the introduction of the "Treatment of patients with severe and multiple injuries" guideline of the German society of trauma surgery-a retrospective analysis of a level 1 trauma center (2010-2012). Injury. 2014;45(3):635-638.

8. Mao Shanlin X, Xinfa XY, Hongfei W. The value of whole-body CT in severe traffic trauma patients during the early resuscitation phase. Chin J Traumatol. 2012;28(3):269-271.

9. Pivalizza, EG, Stephens CT, Sridhar S, Gumbert SD, Rossmann S, Bertholf M, et al. Whole blood for resuscitation in adult civilian trauma in 2017. Anesthesia & Analgesia, 2018;127(1):157-162. https://doi.org/10.1213/ane.0000000000003427.

10. Duchesne J, Smith A, Lawicki S, Hunt J, Houghton A, Taghavi S, et al. Single Institution Trial comparing whole blood vs Balanced component therapy: 50 years later. J Am Coll Surg, 2021,232(4):433-442. https://doi.org/10.1016/j.jamcollsurg.2020.12.006.

11. Cruciani M, Franchini M, Mengoli C, Marano G, Pati I, Masiello F, et al. The use of whole blood in traumatic bleeding: a systematic review. Intern Emerg Med. 2020;16(1):209-220. https://doi.org/10.1007/s11739-020-02491-0.

12. Ness PM, Gehrie EA. Blood products for resuscitation: moving forward by going backward. Transfusion. 2019;59(S2):1420-1422. https://doi.org/10.1111/trf.15281.

13. Holcomb JB, Jenkins DH. Get ready: whole blood is back and it's good for patients. Transfusion. 2018;58(8):1821-1823. https://doi.org/10.1111/trf.14818.

14. Black JA, Pierce VS, Kerby JD, Holcomb JB. The evolution of blood transfusion in the trauma patient: Whole blood has come full circle. Semin Thromb Hemost. 2019;46(02):215-220. https://doi.org/10.1055/s-0039-3402426.

15. Hanna K, Bible L, Chehab M, Asmar S, Douglas M, Ditillo M, et al. Nationwide analysis of whole blood hemostatic resuscitation in civilian trauma. J Trauma Acute Care Surg. 2020;89(2):329-335. https://doi.org/10.1097/ta.0000000000002753.

16. Shackelford SA, Colton K, Stansbury LG, Galvagno SM, Anazodo AN, Du Bose JJ, et al. Early identification of uncontrolled hemorrhage after trauma: current status and future direction. J Trauma Acute Care Surg. 2014;77:222-7.

17. Brotfain E, Klein Y, Toledano R, Shamir MY, Koyfman L, Barak U, et al. Minute-to-minute urine flow rate variability: a retrospective survey of its ability to provide early warning of acute hypotension in critically ill multiple trauma patients. Eur J Trauma Emerg Surg. 2020;46(5): 1175-1181.

18. Campos-Serra A, Montmany-Vioque S. Rebasa-Cladera P, Llaquet-Bayo H, Gràcia-Roman R, Colom-Gordillo A, et al. The use of the shock index as a predictor of active bleeding in trauma patients. Cirugía Española (English Edition). 2018;96(8):494-500.

19. Santos GA, Cesar ALM, Santos FJMM, Tunel FMS, Todt GD, et al. Clinical approaches associated with the initial care of multiple trauma patients: Literature review. RSD. 2021;10(1):e7210111530 [2021 jan. 3]. Disponível em: https://rsdjournal.org/index.php/rsd/article/view/11530.

20. Rodrigues MS, Galvão IM, Santana LF. Utilização do ABCDE no atendimento do traumatizado. Rev. Med. (São Paulo). 22 de dezembro de 2017;96(4):278-80 [2021 ago. 25]. Disponível em: https://www.revistas.usp.br/revistadc/article/view/123390.

7 | Trauma de Tórax – Toracocentese e Drenagem Torácica

Francisco Carillo Neto

Paulo de Araújo Prado

Aspectos Conceituais

Definição e finalidade

A drenagem de tórax é o procedimento médico que consiste na introdução com posicionamento adequado de um dreno no espaço pleural sob selo d'água para esvaziar eventual conteúdo anômalo naquele espaço normalmente virtual, com objetivo de normalizar a mecânica ventilatória que pode ser comprometida por condições restritivas em situações traumáticas e não traumáticas.

No atendimento a vítimas de trauma, o equacionamento de problemas relacionados a distúrbios de ventilação é uma importante preocupação e representa a segunda prioridade no atendimento ao traumatizado, na sequência da condição de obstrução de vias aéreas.

A toracocentese consiste na punção aspirativa do espaço pleural, que pode trazer informação diagnóstica, mas no âmbito específico do atendimento a traumatizados, ganha seu papel de maior destaque como procedimento emergencial para o atendimento imediato da condição de descompensação hemodinâmica secundária ao pneumotórax hipertensivo.

Indicações no trauma

Na avaliação e tratamento de doentes traumatizados, existe definida indicação para utilização da drenagem de tórax quando há comprometimento ventilatório (exceto em grave descompensação hemodinâmica que determine indicação imediata de toracotomia); a não utilização do procedimento nessas condições representa erro grave. Também configura outro erro grave insistir nessa conduta quando ela de alguma maneira se mostra ineficaz, deixando de levantar as hipóteses cabíveis e de propor a mudança de conduta pertinente.

Por que devem ser aprendidos

O atendimento a traumatizados é ocorrência com a qual o médico pode se defrontar não só como parte de sua atividade profissional regular, mas também como um evento imprevisto. Por exemplo, um médico que atua em atividade administrativa a princípio não terá o atendimento a traumatizados como parte de seu ofício, no entanto não poderá se esquivar de prestar esse atendimento onde estiver, quando não houver outro médico disponível. Dessa forma, assim como o aprendizado do procedimento de reanimação cardiopulmonar e da realização da manobra de Heimlich, dominar toracocentese e drenagem de tórax são competências do interesse de todo médico.

Indicações

A caracterização da indicação para esses procedimentos baseia-se nos dados do mecanismo do trauma e nos achados de exame físico vinculados à constatação de alteração na ventilação. A mecânica ventilatória normal manifesta-se com ausculta torácica bem característica e simétrica. Alterações desses parâmetros são indícios fundamentais, que podem ou não se fazer acompanhar de outros achados propedêuticos. Não realizar essa investigação, não saber qual é o achado normal dela ou não valorizar indícios de anormalidade são erros que precisam ser corrigidos na formação médica.

Verificação de eficácia

O objetivo desses procedimentos é a normalização da expansão torácica com normalização da ventilação, e o achado de parâmetros que atestem esse efeito é a verificação de que os procedimentos foram eficazes.

A verificação de eficácia deve ser aplicada na conclusão do procedimento e em caráter evolutivo, seja preventivamente ou quando surge um sinal de alerta que possa significar mudança no estado do paciente, possivelmente relacionada à perda de funcionalidade do dreno ou outra condição para uma descompensação que ainda não havia sido reconhecida.

Frente a essa constatação, o aluno tem de verificar, rápida e sistematicamente, as condições de todo o sistema de drenagem em busca de possíveis causas relacionadas ao sistema (p. ex., mau posicionamento ou deslocamento do dreno, obstrução ou pinçamento indevido do dreno, inadequações nas conexões, mau posicionamento ou inadequações do frasco e do nível líquido, alças em "U" com conteúdo liquido acrescentando resistência, entre outras), bem como a condições relacionadas ao trauma ou possíveis complicações.

Decisão de conduta

A identificação de perda de funcionalidade do dreno ou algum outro foco de descompensação deverá ser prontamente reconhecida e desencadear ação ou ações corretivas pertinentes. No caso de perda de funcionalidade (p. ex., um mau posicionamento ou obstrução do dreno) o indivíduo deverá não só suspeitar e proceder ao exame do paciente, podendo ou não solicitar exames para confirmar sua hipótese, mas também tomar uma conduta que se mostre resolutiva (p. ex., redrenar o paciente). No reconhecimento de hemorragia intrapleural contínua, hemotórax maciço ou na suspeita de um ferimento cardíaco, terá forçosamente de constatar como insuficiente o procedimento realizado e considerar a indicação de uma toracotomia; e assim por diante.

Competências envolvidas

Reconhecimento da situação e avaliação global

No âmbito do atendimento ao traumatizado não se pode perder o foco na avaliação global do paciente; assim, se o paciente for adequadamente atendido no que se refere ao procedimento de drenagem de tórax, mas tiver desconsiderada a avaliação de outros aspectos essenciais de seu quadro, isso deverá ser reconhecido e exposto.

Não constitui atendimento adequado a realização de um procedimento que visa restituir a expansão torácica e a mecânica ventilatória relacionada a essa condição, mesmo que tecnicamente bem indicado e realizado, se não ocorre o reconhecimento de uma obstrução de vias aéreas concomitante, por exemplo; ou uma descompensação hemodinâmica de causa não equacionada com o procedimento.

Reconhecimento da indicação para os procedimentos

No atendimento a traumatizados, a investigação e competência para reconhecer distúrbios de ventilação são mandatórios. Se o aluno falhar em investigar ou reconhecer essa condição, ele precisa ser reorientado e o instrutor tem de estar atento para isso.

A competência essencial aqui se refere a extrair dados de anamnese e exame físico geral e do tórax relacionados com avaliação da expansibilidade torácica e da funcionalidade da mecânica ventilatória. O aluno deve levantar dados acerca dos eventos relacionados ao trauma e ao paciente, quando esses dados forem disponíveis e correlacioná-los aos dados de exame físico; quando da indisponibilidade de maiores dados, deverá se basear no exame do paciente. Dados de inspeção estática, dinâmica e palpação podem ser úteis, mas a valorização da ausculta torácica é o aspecto de maior relevância nessa avaliação.

A toracocentese no trauma deve ser prontamente indicada quando existe suspeita de pneumotórax hipertensivo e não existem condições para a drenagem de tórax imediata; dessa forma o procedimento pode retirar o paciente da situação de emergência, possibilitando realizar na sequência, e em melhores condições, a drenagem de tórax de urgência, que constitui o tratamento definitivo do pneumotórax traumático.

Domínio da técnica

Apesar de procedimentos aparentemente simples, a execução da toracentese e da drenagem torácica exigem alguma familiaridade com a dinâmica de pequenos procedimentos cirúrgicos, mas está no escopo da atuação de um médico generalista, não se exigindo formação cirúrgica para a realização eficaz desses procedimentos. A competência fundamental aqui é não somente memorizar a sequência dos passos, mas conhecer a lógica de cada etapa do procedimento, bem como saber identificar a adequação do cumprimento eficaz de cada uma delas antes de passar para a próxima.

Toracocentese

Mais simples do que a drenagem de tórax, a toracocentese tem seus aspectos críticos relacionados primariamente ao reconhecimento da indicação, utilização de material adequado, localização do ponto para punção e verificação da eficácia do procedimento no momento de sua execução (Quadro 7.1).

Quadro 7.1 – Toracocentese de alívio no pneumotórax.
1. Avalie o estado respiratório e torácico do paciente
2. Administre oxigênio de alto fluxo e ventile como necessário
3. Prepare cirurgicamente o local escolhido para inserção. Para pacientes **pediátricos**, o **2º EIC**, na **linha hemiclavicular** é apropriado. Para **adultos,** especialmente com subcutâneo mais espesso, use o **4º ou 5º EIC anterior à linha axilar média**, **ipsilateral** ao lado acometido
4. Anestesie a área se o tempo e a fisiologia permitirem
5. Insira um cateter com agulha **superior a 5 cm** para **adultos menores e 8 cm** para **adultos grandes,** com uma seringa acoplada. Direcione a agulha logo acima da costela no EIC, aspirando a seringa enquanto avança. A adição de solução salina na seringa pode auxiliar na identificação do ar aspirado
6. Ao perfurar a pleura, o ar borbulhando na aspiração da seringa indica o posicionamento adequado e permite que você deslize o cateter e na sequência retire a agulha e a seringa
7. Estabilize o cateter e prepare-se para a inserção do tubo no tórax

Fonte: Desenvolvido pela autoria.

Drenagem de tórax

O Quadro 7.2 apresenta a sequência das etapas do procedimento de drenagem torácica.

O preparo do campo para a realização da drenagem de tórax envolve reunir o material necessário e rever as condições do paciente antes do início do procedimento e, a seguir, a criação de um campo estéril utilizando técnica asséptica. Após anestesia locorregional, realiza-se incisão na linha medioaxilar na altura do quinto espaço intercostal, divulsão digital e/ou instrumental nesse local, suficiente para permitir a locação adequada do dreno de tórax, em sentido ascendente.

Quadro 7.2 – Drenagem de tórax: etapas.
1. Preparo do campo
• Verificação do material necessário e revisão das condições do paciente
• Assepsia e antissepsia
• Preparo do frasco com nível líquido para drenagem com selo d'agua de 1 a 2 cm (profundidade mergulhada do orifício em relação ao nível da água)
2. Anestesia locorregional/sedação
3. Definição da extensão de dreno que será introduzido no tórax e verificação para que o primeiro orifício não fique na parede torácica nem possa ser exteriorizado. (aproximadamente do local da inserção até aproximadamente a borda inferior da clavícula no multiperfurado)
4. Via de acesso para introdução do dreno (sentido póstero-superior na introdução)
5. Introdução e fixação adequada do dreno, impedindo a mobilidade
6. Verificação da eficácia do sistema (borbulhante e oscilante)
7. Curativo oclusivo na incisão

Fonte: Desenvolvido pela autoria.

Armadilhas a serem evitadas na avaliação e conduta

Existe uma série de situações que podem trazer riscos para o paciente e devem ser identificados pelo aluno. O treinamento simulado oferece a possibilidade de desenvolver habilidade para seu reconhecimento e correção.

Perder de vista a avaliação global do paciente

Uma armadilha frequente no atendimento a traumatizados é fixar-se no que mais chama a atenção e perder o quadro mais amplo. Por exemplo, às vezes um indivíduo gritando no cenário do acidente ou uma lesão de extremidades de aspecto visual chocante causam esse efeito e perde-se o fato de que o paciente que estamos atendendo evoluiu de forma abrupta para um pneumotórax hipertensivo ou tamponamento cardíaco que transformam uma situação de urgência aparentemente controlada numa emergência que exige ação imediata.

Tais situações devem constar e ser bem exploradas nas simulações para consolidar a fundamentação conceitual e de diretrizes para tomada de decisão, assim como para proporcionar segurança e resiliência no enfrentamento dessas urgências.

Trauma de maior gravidade, porém com paciente aparentemente estável

O aluno deve suspeitar de um trauma de maior complexidade quando existem desde o início na investigação do mecanismo de trauma indícios de dissipação de alta energia cinética e/ou no exame físico ou exames subsidiários, sinais que devem ser interpretados como alerta para lesões de maior gravidade, nos traumatismos contusos de tórax (Quadro 7.3). Nos ferimentos de tórax a toracotomia imediata tem indicação definida nos casos de hemotórax de grande volume e na hemorragia intrapleural contínua (Cirurgia se hemotórax > 1.500 mL e/ou hemorragia intrapleural > 200 mL/h por 2-4 horas).

Em grande parte dos casos, entretanto, o que se observa é situação de hemopneumotórax limitado e sem maiores repercussões, no qual condutas mais simples permitem estabilizar o traumatizado. Mas algumas vezes lesões que apresentam maior morbimortalidade podem passar despercebidas. Quando não existe evidente sinal de alerta para a presença de situações de maior gravidade e enquanto não existe descompensação clínica o hábito criado pelo acúmulo de vivências dos casos mais simples pode gerar uma sensação de falsa segurança.

O monitoramento desses pacientes proporciona o reconhecimento precoce da instabilização no curso clínico, permitindo atuar a tempo de identificar a causa, implementar as medidas corretivas adequadas e reverter o quadro de instabilidade.

Quadro 7.3 – Lesões de maior gravidade na contusão torácica.			
Condição	**Evidências**	**Investigação**	**Conduta**
Pneumotórax	Dispneia Diminuição/ausência do murmúrio vesicular	RX de tórax	Drenagem pleural
Hemotórax	Dispneia Diminuição/ausência do murmúrio vesicular	RX de tórax	Drenagem pleural; Toracotomia s/n
Tórax flácido	Fraturas de 2 ou mais arcos costais vizinhos em dois pontos; dispneia	TC de tórax	Ventilação mecânica; analgesia
Contusão pulmonar	Hipoxemia; RX com infiltrado	TC de tórax	Ventilação mecânica; oxigenoterapia
Contusão cardíaca	Hipotensão; alterações ECG	Ecocardiograma	Medidas de suporte
Trauma vascular	Alargamento de mediastino; choque	TC de tórax	Cirurgia
Lesão de diafragma	Suspeita radiográfica	TC de tórax	Cirurgia
Lesão de via aérea torácica ou esôfago	Pneumomediastino, enfisema subcutâneo, aspecto suspeito na drenagem de tórax		Suporte; intubação distal à lesão, tratamento da contaminação mediastinal

Fonte: Adaptado de ATLS, 2018.

Perda na eficácia do procedimento

Existe um outro aspecto que deve ser explorado nas simulações e que também pode oferecer risco em virtude de sensação de falsa segurança. Quando realizamos um procedimento que se mostra eficaz é quase natural admitir que ele continuará eficaz de forma permanente, mas isso não é necessariamente o que acontece. Durante o treinamento em ambiente de simulação o aluno deve ser colocado em situações onde ocorre a perda de eficácia do procedimento e ele precisa reconhecer e corrigir essa situação até que esse comportamento seja habitual. Tombamento do frasco de selo d'água, nível líquido no tubo de conexão ao frasco formando "U" e criando resistência à drenagem aérea, desconexão, pinçamento do sistema, obstrução do respiro do frasco de drenagem etc.

Elementos da construção de cenários

Existem diversos elementos que podem ser levados em consideração, com o intuito de ensinar, treinar ou avaliar competências relacionadas à utilização de toracocentese e drenagem de tórax em simulações no âmbito do tratamento de vítimas de trauma, além daquelas situações mais usualmente encontradas na prática clínica (Quadro 7.3).

Diversas variáveis podem ser levadas em conta na preparação, tais como condições relacionadas ao mecanismo do trauma, ambiente de atendimento, aspectos relacionados ao paciente, questões técnicas, modificações que ocorrem no decorrer do atendimento e assim por diante.

Quadro 7.3 – Situações usuais.
Hemopneumotórax simples
Pneumotórax hipertensivo
Hemotórax
• Maciço
• Hemorragia intrapleural contínua
Funcionalidade do dreno
• Não funciona desde o início
• Começa funcionando e para de funcionar

Fonte: Desenvolvido pela autoria.

Aspectos didático-pedagógicos

Existem dois aspectos a ressaltar no ensino desses procedimentos, sempre tendo em mente tratarem-se de recursos do arsenal terapêutico médico utilizados para o enfrentamento de situações de trauma e que envolvem urgência ou emergência.

Um aspecto crucial é tornar o aluno competente em reconhecer a indicação, tomar a decisão e realizar o procedimento de forma organizada e focada, num ambiente que em si é altamente entrópico. No que tange a essa questão, o grande aliado é a repetição. Com a prática, o indivíduo torna-se competente de maneira estável, não mais se contaminando pela entropia que o cerca.

Outro aspecto é, paradoxalmente, não se tornar um robô, escravo do automatismo. O indivíduo deve ser estimulado a manter uma atitude crítica em relação a sua atuação e buscar um aprimoramento continuado.

Cenários muito simples podem parecer satisfatórios pelo bom desempenho do participante com diagnóstico e procedimentos corretos, entretanto deve-se ter em mente que nem sempre nos defrontaremos com essa configuração, portanto devemos aproveitar o ambiente de ensino com simulação e oferecer complexidade e diversidade de situações que possam propiciar diversos ganchos para decisão, como dicotomias de diagnóstico, tratamento e correção de conduta quando for o caso.

Encontrar o ponto de equilíbrio entre a complexidade gerada e a satisfação dos envolvidos com a consequente fixação do conhecimento e estímulo a novas leituras é uma arte a ser desenvolvida pelos instrutores na criação e aprimoramento dos cenários de simulação.

A observação prática de intercorrências no sistema de drenagem exige dispositivos adicionais, conhecimento do assunto e criatividade do instrutor no ambiente simulado.

Bibliografia

American College of Surgeons Committee on Trauma. ATLS Advanced Trauma Life Support Student Course Manual 10th ed. Chicago. American College of Surgeons, 2018.

Bertoglio P, et al. Chest drain and thoracotomy for chest trauma. Journal of thoracic disease. 2019;11(2):S186.

Botter M, et al. Drenagem pleural no trauma torácico. J Pneumol. 1996;59-64.

Feenstra TM, Dickhoff C, Deunk J. Systematic review and meta-analysis of tube thoracostomy following traumatic chest injury; suction versus water seal. European Journal of Trauma and Emergency Surgery. 2018;44(6):819-827.

Feliciano DV, Mattox KL, Moore EE. Trauma. NY. 2009 .

Maritz D, Wallis, L, Hardcastle T. Complications of tube thoracostomy for chest trauma. South African Medical Journal. 2009;99(2):114-117.

Milia DJ, PAUL, Jasmeet S. Overview of chest trauma. In: Clinical review of vascular trauma. Springer, Berlin: Heidelberg; 2014;131-144.

Molnar TF. Thoracic trauma: which chest tube when and where? Thoracic surgery clinics. 2017;27(1):13-23.

Moylan JA. Principles of trauma surgery. Lippincott. 1992.

Platnick C, et al. Beyond the tube: Can we reduce chest tube complications in trauma patients? The American Journal of Surgery. 2021.

Saad R Jr. Trauma de tórax e cirurgia torácica. São Paulo: Robe; p. 199-245, 1993.

Struck MF, et al. Clinical consequences of chest tube malposition in trauma resuscitation: single-center experience. European Journal of Trauma and Emergency Surgery. 2019;45(4):687-695.

Wiener SL, Barrett J. Trauma management for civilian and military physicians. WB Saunders Company. 1986.

WIENER, Stanley L.; BARRETT, John. Trauma management for civilian and military physicians. WB Saunders Company, 1986.

8 Atendimento ao Paciente Queimado

Marcelo Augusto Fontenelle Ribeiro Junior
Décio Portella
Gabriela Tebar
Marianne Marchini Reitz

Estima-se que mais de 1 milhão de acidentes por queimadura ocorram no Brasil; aproximadamente 150 mil pessoas são internadas anualmente e cerca de um terço dessas ocorrências são com crianças. A maior parte dos acidentes acontecem, comumente, em ambiente doméstico e tem como origem escaldos; seguido por fogo e eletricidade.[1,2,3]

Queimaduras são definidas como lesões que afetam os tecidos orgânicos, causadas por traumas externos de diferentes origens, a saber, térmica, química, radioativa, biológica e elétrica e que "comprometem a integridade da pele" em uma ou mais de suas camadas (epiderme, derme e hipoderme).[4,5]

A perda da proteção da pele nos pacientes com queimaduras extensas remete à perda de sua função protetora e retentora de fluidos e calor. Nessas queimaduras, o choque hipovolêmico está frequentemente associado. O aumento da permeabilidade capilar, com grande perda de elementos para o espaço extravascular, causa edema localizado ou generalizado nas queimaduras mais extensas, especialmente nos pacientes grandes queimados, com mais de 20% de superfície corporal queimada (SCQ).[6,23]

A necrose tecidual ocasionada pelo trauma acarreta uma perda de potássio pelas células, o que causa hipercalemia, aumentando sua excreção pela urina, principalmente nos primeiros dias após a queimadura. Além disso, há a entrada de sódio no espaço intracelular.[7,8]

A esperada reação inflamatória fica comprometida e se torna pior por fatores vasculares, tais como estase venosa,[9] microtromboses e alteração da migração dos leucócitos.

A queda do volume circulante diminui o débito cardíaco, assim como a diminuição da perfusão renal que ocasiona a ativação do sistema renina-angiotensina-aldosterona e a estimulação do hormônio antidiurético. Assim, ocorrerá diminuição do volume urinário, o que pode levar a insuficiência renal aguda.

Fatores associados como hemólise e necrose muscular liberam hemoglobina e mioglobina, os quais, depositados nos túbulos renais, agravarão a insuficiência renal aguda.[10-12]

A grande variação dos agentes causadores, da extensão e da profundidade das queimaduras leva a uma grande diversidade de tratamentos.[4,5,10-12]

Quanto à classificação da profundidade das queimaduras, na de primeiro grau ocorre destruição da epiderme e inflamação da derme, sendo que a cura se dá por regeneração, que é a aceleração do processo normal de migração e maturação celular a partir da camada basal da epiderme até a camada córnea. O resultado desse processo se dá com uma pele idêntica à pele sã.[12]

Na queimadura de segundo grau, ocorre destruição da epiderme e de parte da derme. Cura-se por restauração a partir da membrana basal nos anexos epidérmicos residuais. Deve-se salientar que a derme residual no tecido traumatizado pode variar de espessura, o que leva a uma subclassificação da queimadura de segundo grau em II grau superficial e de II grau profundo.[13,14] Nessas, a cura também ocorre por restauração a partir dos anexos epidérmicos e o resultado dessa restauração pode variar desde uma pele parecida com a pele sã nas queimaduras de II grau superficial, até uma pele com mais cicatrizes nas queimaduras de II grau profundo, as quais muitas vezes são tratadas como queimaduras de III grau. As sequelas funcionais são raras nas queimaduras de II grau superficial.[13,14]

Nas queimaduras de III grau, ocorre a destruição de toda a epiderme e derme. Por baixo da necrose, existe o crescimento de tecido de granulação neoformado. Cura-se espontaneamente por cicatrização a partir das bordas da lesão, o que implica em sequela estética e funcional, com aspecto muito diverso da pele sã.[12-14,15]

Atendimento

Nas queimaduras mais graves, o atendimento envolverá a prática de medidas urgentes que objetivam minimizar o sofrimento do paciente, sendo fundamental parar o processo de queimadura identificar se há lesão por inalação e assegurar que a via respiratória esteja livre, com oxigenação e ventilação, além da administração rápida de fluidos via endovenosa.[6]

Logo, as etapas do atendimento ao paciente queimado envolvem o primeiro contato, a analgesia, a avaliação da gravidade da queimadura e o planejamento terapêutico.[8,21]

Primeiro contato

- Pesquisar qual o agente causador da queimadura, o tempo decorrente e as circunstâncias do trauma.

- Realizar o atendimento inicial conforme as prioridades do ATLS.[21,22]
- Manter livre as vias respiratórias. Esse é o primeiro objetivo para os pacientes politraumatizados, principalmente no caso dos queimados, com acometimento do segmento cefálico, em especial aqueles ocorridos em ambiente fechado. Nesses casos, as lesões próximas dos orifícios da face são indicativos de lesão do trato respiratório. A presença de roncos, sibilos, tiragem ou outros sinais de hipóxia indicam a necessidade de intubação orotraqueal, devendo ser realizada o quanto antes, pois com o tempo a piora do edema vai dificultar sua realização. A cricotireoidostomia deve ser considerada em caso de insucesso na tentativa de intubação orotraqueal, porém como um procedimento de exceção, haja vista suas possíveis complicações.[6,15-16]

Analgesia (queimaduras extensas)

- Midazolam e fentanil em bomba de infusão podem ser inicialmente utilizados.[18] A administração de pequenas doses de morfina endovenosa, porém, poderá ser mais adequada após a avaliação completa do paciente. Pode ser reaplicada a cada 5 minutos, ressaltando que não existe uma dose máxima preestabelecida.[12]

Avaliação da gravidade da queimadura

- Avaliar a extensão, profundidade, localização e o agente da queimadura. Também deve-se fazer considerações acerca das condições prévias do paciente, como idade, possibilidade de gestação e existência de comorbidades. Deve-se verificar traumas associados: de crânio, tórax, abdome e fraturas.[6] Esses, por sua gravidade e risco de óbito, devem ser identificados e tratados antes do possível tratamento e condução da queimadura.

Planejamento terapêutico

- O planejamento terapêutico se inicia com a abordagem sistêmica antes do local (ferida), visto que a perda líquida decorrente da queimadura é intensa. É indicado:

Avaliação da extensão da queimadura com a possibilidade de uso de vários métodos:[12]

- Lund e Browder (1955) que proporciona uma exatidão maior das regiões queimadas de acordo com a idade do paciente (usado com maior frequência em unidades de queimados).

% Total body surface area burn
Be clear and accurate, and do not include erythema
(Lund and Browder)

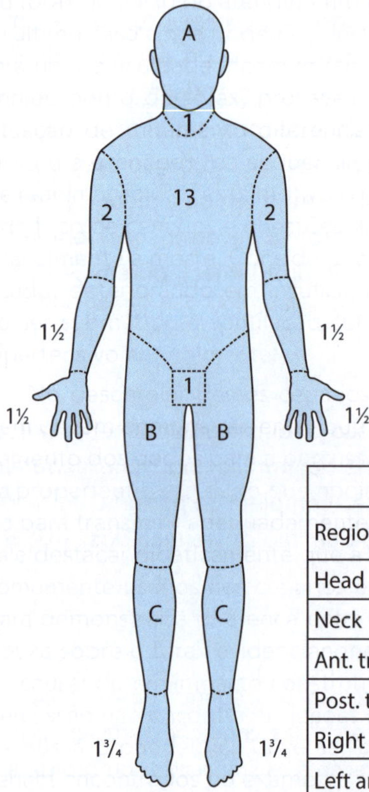

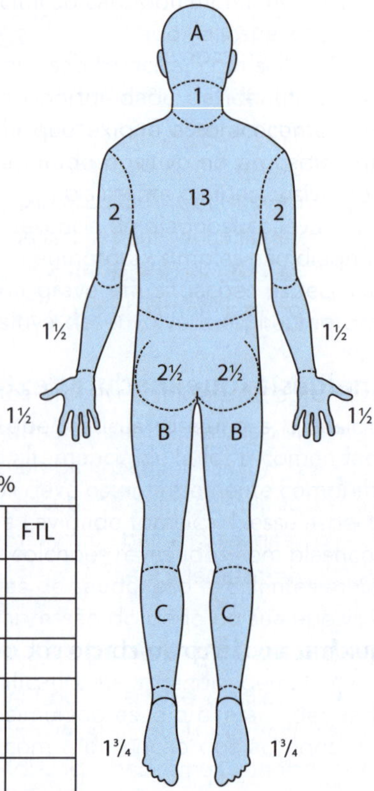

	%	
Region	PTL	FTL
Head		
Neck		
Ant. trunk		
Post. trunk		
Right arm		
Left arm		
Buttocks		
Genitália		
Right leg		
Left leg		
Total burn		

Area	Age 0	1	5	10	15	Adult
A = 1½ of head	9½	8½	6½	5½	4½	3½
B = 1½ of one thigh	2¼	3¼	4	4½	4½	4¾
C = 1½ of one lower leg	2½	2½	2¼	3	3¼	3½

Figura 8.1 – Estimativa de extensão da queimadura por Lund e Browder.
Fonte: Adaptada de <https://www.semanticscholar.org>.

- Regra dos nove, usado com maior frequência por sua praticidade e facilidade no cálculo:

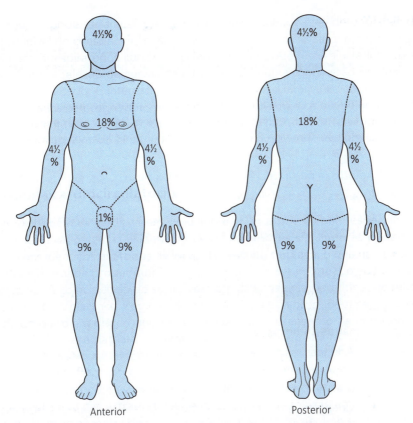

Figura 8.2 – Estimativa de extensão da queimadura utilizando a regra dos nove.
Fonte: Adaptada de <http://www.learningaboutelectronics.com>.

- Em áreas irregulares, a palma da mão (incluindo os dedos) do paciente pode ser utilizada como parâmetro de superfície, representando 1% da superfície corpórea.

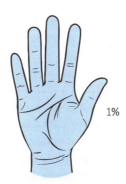

Figura 8.3 – Estimativa de extensão da queimadura.
Fonte: Adaptada de <http://www.google.com>.

Reposição volêmica

Não existe fórmula que determine com exatidão a quantidade de volume a ser administrado ao paciente, visto que são empíricas. As fórmulas apresentadas são apenas um parâmetro inicial para reposição.[12,24]

- A preferência é pela Fórmula de Parkland[7,17] para cálculo da dose total de ringer lactato (RL) recomendado nas primeiras 24 horas: metade do total calculado nas primeiras 8 horas e o restante nas 16 horas seguintes, conforme a seguir:
  - Adultos (a partir de 14 anos): RL 2 mL x peso corpóreo (kg) x %SCQ.
  - Crianças (menores de 14 anos): RL 3 mL x peso corpóreo (kg) x %SCQ.
  - Lactante e crianças com menos de 30 kg: RL 3 mL x peso corpóreo (kg) x %SCQ + solução glicosada de manutenção.
  - Queimaduras elétricas (em todas as idades): RL 4 mL x peso corpóreo (kg) x %SCQ.
- A fórmula do Brooke Army Hospital[10] (modificada), estipula a administração de menor volume:
  a) **Primeiras 24 horas:**
    - **Adultos:** nas primeiras 8 horas (primeiro período) administrar 1-2 mL ringer lactato x peso corpóreo (kg) x %SCQ, e repetir o volume do primeiro período nas próximas 16 horas.
    - **Crianças:** nas primeiras 8 horas (primeiro período) administrar 1,5-2 mL ringer lactato x peso corpóreo (kg) x %SCQ e nas próximas 16 horas repetir o volume do primeiro período.
  b) **No segundo dia:** 0,3-0,5 mL solução com coloides x peso corpóreo (kg) x %SCQ (albumina diluída em soro fisiológico 0,9%).

Caso necessário associar a: soro glicosado 5% (para manter diurese adequada) em adultos e solução salina 0,45% (para diurese adequada + soro de manutenção) em crianças.

Lembramos que pacientes queimados, devido ao aspecto geral, inicialmente sensibilizam toda a equipe médica; e traumas associados podem ser equivocadamente deixados de lado ou não identificados. Um grande queimado pode ter sido lançado devido à explosão, podendo ser vítima de queda de altura após choque elétrico ou qualquer outro grande trauma associado. O tratamento inicial com grandes volumes de cristaloides, visando a preservação das funções renais, acaba sendo um enorme fator de complicação caso algum choque hemorrágico esteja associado. Por tais motivos, sugerimos que o volume calculado não seja administrado no item C do ATLS (reservando este momento apenas para exclusão de choques hemorrágicos). O volume é administrado corretamente após o cálculo da superfície corpórea queimada, avaliada no item E do ATLS. Sugerimos para efeitos didáticos na sequência do atendimento, a letra F: de fluídos.

Controle da infecção [6-8,1]

Antibiótico sistêmico: não há indicação de utilizar antibiótico sistêmico profilático. A grande indicação da utilização de antibiótico sistêmico profilático se dá na ocasião de procedimentos cirúrgicos. Faz-se uma dose única no momento da indução anestésica, repetindo caso a cirurgia se prolongar.

Antibiótico local (tópico): usar nitrato de cério ou sulfadiazina de prata 1% precocemente, promovendo o debridamento químico ou escarectomia química até o momento de se realizar cirurgia, caso necessário.

Tétano: em paciente vacinado, deve se repetir a dose de toxoide tetânico (dT 0,5 mL). Em paciente não vacinado, inicia se a vacinação e gamaglobulina humana.

Necessidades metabólicas[10]

Devido ao intenso trauma, frequentemente os pacientes desenvolvem íleo paralítico, sendo tratado com jejum apenas. Assim que houver possibilidade, progredimos com dieta voluntária hiperproteica, hipercalórica e suplementação polivitamínica. A complementação alimentar com sonda nasoenteral de Doboff deve ser considerada.

Prevenção da doença erosiva gastroduodenal (úlcera de Curling) é fundamental

Indicando-se profilaxia medicamentosa com inibidores da bomba de prótons.

Avaliação da eficácia terapêutica

Consideramos a diurese adequada em adultos de 30-50 mL/h; e criança 1 mL/kg/h, quantificada preferencialmente por sonda vesical de demora. Se possível utilizar sonda de três vias para aferição periódica da pressão intra-abdominal, visto a alta incidência de hipertensão intra-abdominal nesses pacientes com a possibilidade de evolução para Síndrome Compartimental Abdominal.

Se a diurese estiver baixa, a prova de volume sem resposta adequada indica insuficiência renal aguda. Se a diurese estiver escura, avermelhada, principalmente com histórico de trauma elétrico e acometimento muscular, indica-se a dosagem de mioglobina urinária. Nesses casos, a administração de líquidos deve ser vigorosa, para manter diurese entre 75 e 100 mL/h. Caso necessário, pode-se administrar manitol 12,5 g/L de solução e alcalinização da urina.

Nos pacientes com diurese acima do recomendado, a sobrecarga volêmica promove: edema cutâneo, com consequente compressão capilar e menor oxigenação tecidual; edema pulmonar, com consequente piora da relação ventilação/perfusão; edema cerebral, com consequente piora do estado de consciência do paciente e edema intestinal (vilosidades), com consequente piora da absorção alimentar. A redução e ajuste do volume frequentemente é suficiente. Uma vez que as fórmulas são empíricas, há possibilidade de variação do débito urinário. A avaliação do volume administrado deve ser realizada de hora em hora e não somente colocada em bomba de infusão.

Queimaduras químicas e elétricas são consideradas especiais e seu atendimento inicial será distinto de acordo com sua gravidade.[12,9]

As queimaduras elétricas por alta voltagem ou raio apresenta variados graus de queimadura cutânea nos locais de entrada e saída da corrente. A sequência para avaliação inicial é a mesma: estabelecer via aérea, oxigenação e ventilação adequadas, acesso intravenoso em área não lesionada e, principalmente, monitoramento cardíaco.[6,9,12,19]

Para as queimaduras químicas originadas por ácidos ou álcalis recomenda-se a irrigação abundante com água em temperatura ambiente, removendo o excesso e evitando lesões maiores e mais intensas.[6,12,20]

Referências bibliográficas

1. Vana LPM. Zeitgeist – o espírito do tempo. Rev. Bras. de Queimaduras. 2016;15(4):233-4. Disponível em: http://www.rbqueimaduras.com.br. Acesso em: 24 ago 2021.
2. JARDON C. Junho laranja destaca a conscientização e prevenção a queimaduras. Disponível em: https://agenciabrasilia.df.gov.br. Acesso em: 22 jul 2021.
3. Amador AVC, Mazarakis LPG, Felzemburgh VA. Perfil dos pacientes em Unidade de Terapia Intensiva de queimados em hospital de referência. J. M. Health Research. 5 de fevereiro de 2021;2(1):e02.58-e02.71 [2021 ago 23]. Disponível em: https://journalmhr.com.
4. Gusso G, Lopes JMC. Tratado de Medicina de família e comunidade: Princípios, formação e prática. Artmed. 2. ed. 2018.
5. Hospital Israelita Albert Einsten. Queimaduras. Disponível em: https://www.einstein.br. Acesso em: 30 jul 2021.
6. American Burn Association. Advanced burn life support course provider's manual. Chicago: American Burn Association; 2018. Disponível em: http://ameriburn.org/wp-content/uploads/2019/08/2018-abls-providermanual.pdf.
7. Brito AS, Barreto CF, Araújo GR, Rodrigues JMR, Silva CCR. Alterações fisiopatológicas na pele do paciente queimado. Rev. Bras. de Queimaduras. 2016;15(3):194-5. Disponível em: http://www.rbqueimaduras.com.br. Acesso em: 25 jul 2021.
8. Sarmento SDG, ICT Carvalho, Soares MKP, Moulin LL, Aiquoc KM, Dantas RAN, et al. Complicações em pacientes vítimas de queimaduras: revisão da literatura. Rev. Bras. de Queimaduras. 2016;15(3):213. Disponível em: http://www.rbqueimaduras.com.br. Acesso em: 25 jul 2021.
9. Oliveira AFD, Ferreira LM. Procedures in the care of hand burns in the acute phase. Revista Brasileira de Cirurgia Plástica (RBCP) – Brazilian Journal of Plastic Sugery. 2017;32(2):245-251. https://doi.org/10.5935/2177-1235.2017rbcp0039.
10. Giordani AT, Sonobe HM, Guarini G, Stadler DV. Complicações em pacientes queimados. Revista Eletrônica Gestão e Saúde. 2016;07(2):535-548. Disponível em: https://dialnet.unirioja.es. Acesso em: 30 jul de 2021.
11. Silva AV, Tavares DS, Tavares PAM, Santos CO. Terapias aplicadas no tratamento das lesões por queimaduras de terceiro grau e extensão variável: revisão integrativa. Medicina (Ribeirão Preto). 2020 ;53(4):456-63. Disponível em: https://www.revistas.usp.br. Acesso em: 24 ago 2021.
12. Jr, CTM Jr MD . Sabiston textbook of surgery: The biological basis of modern surgical practice 21st ed. Elsevier. 2021.
13. Dalla-Corte LM, Fleury BAG, Huang M, Adorno J, Modelli MES. Perfil epidemiológico de vítimas de queimaduras internadas em uma unidade no Distrito Federal do Brasil. Rev. Bras.

Queimaduras. 2019;18(1):10-5. Disponível em: http://www.rbqueimaduras.com.br. Acesso em: 25 jul 2021.

14. Carbonieri F. Atendimento inicial ao queimado. Academia Médica. 2021. Disponível em: https://academiamedica.com.br.

15. Hagy LKC, Candido RG, Soler VM. BSHS-R – Aplicação em pessoas pós-queimaduras. Cuid. Enferm. 2020;14(1):61-68. Disponível em https://pesquisa.bvsalud.org. Acesso em: 28 jul 2021.

16. Marina MB, Guimaraes RB, Ribeiro SM, Sousa KMM. Emergency cricothyrotomy: temporary measure or definitive airway? A systematic review. Rev Col Bras Cir. 2016;43(6):493-499. Disponível em: https://www.scielo.br. Acesso em: 24 ago 2021.

17. Kupa LDVK. Modelagem PK/PD na terapia antimicrobiana com carbapenêmico em pacientes sépticos críticos grandes queimados. São Paulo. Rev. Bras. de Queimaduras. 2019;1-85. Disponível em: http://www.rbqueimaduras.com.br. Acesso em: 25 jul 2021.

18. Frazão IC, Massaro CS, Oliveira JJ. Queimadura em 60% do corpo em paciente do sexo masculino de 13 anos de idade: relato de caso. Rev. Bras. De Queimaduras. 2016;15(2):122-6. Disponível em: http://www.rbqueimaduras.com.br. Acesso em: 25 jul 2021.

19. Bisinotto FMB, Dezena RA, Martins LB, Galvão MC, Sobrinho JM, Calçado MS. Burns related to electrosurgery – Report of two cases. Rev Bras Anestes. 2017;67(5):527-534. Disponível em: https://www.scielo.br. Acesso em: 24 ago 2021.

20. Meschial WC, Hungaro, AA, Alves BD, Silva LFF, Santana CJ, Oliveira MLF. Queimadura química em ambiente de trabalho: relato de caso fatal. Rev de Enferm. 2017;11(6):2466-72. Disponível em: https://pesquisa.bvsalud.org. Acesso em: 24 ago 2021.

21. Piscioneri F. Principles of Burns Management. In: Piscioneri F, Kluger Y, Ansaloni L (eds). Emergency surgery for low resource regions. hot topics in acute care surgery and trauma. Springer, Cham. 2021. Disponível em: https://doi.org/10.1007/978-3-030-68099-2_26.

22. Elmasry M, Steinvall I, Olofsson P, Sjöberg F. Admission of burn patients to the burn center including burn wound evaluation. In: Jeschke M, Kamolz LP, Sjöberg F, Wolf S. (eds). Handbook of burns. Springer, Cham. 2020;1. Disponível em: https://doi.org/10.1007/978-3-030-18940-2_13.

23. Legrand M, Barraud D, Constant I, Devauchelle P, Donat N, Fontaine M, et al. Management of severe thermal burns in the acute phase in adults and children, anaesthesia critical care & pain medicine. 2020;39(2):253-267. ISSN 2352-5568, https://doi.org/10.1016/j.accpm.2020.03.006. Available in https://www.sciencedirect.com/science/article/pii/S2352556820300382.

24. Schaefer TJ, Nunez Lopez O. Burn resuscitation and management. [Updated 2021 Aug 11]. In: StatPearls. Treasure Island (FL): StatPearls Publishing. 2021 Jan. Disponível em: https://www.ncbi.nlm.nih.gov/books/NBK430795/.

9 | *Point of Care*

Haig Garabed Terzian
Francisco Carillo Neto

Point of Care na área médica é definida como a avaliação diagnóstica no local do atendimento. Ou seja, por meio de sistemas e equipamentos que apoiam a avaliação e ajudam no diagnóstico médico, antecipando possíveis condutas à beira do leito. A utilização do ultrassom em emergência, conhecido pela sigla "POCUS" (Point of Care Ultrasound) têm crescido de forma exponencial, impulsionado inclusive pela pandemia de COVID-19.

A avaliação com exame clínico rigoroso é primordial e soberana para desfechos favoráveis ao paciente, e nessa linha, para auxílio na tomada de decisões, foram incorporados ao arsenal do médico emergencista alguns materiais e protocolos de procedimentos que o auxiliarão na obtenção desses resultados.

Uma ferramenta diagnóstica utilizada inicialmente em 1996, e incorporada ao ATLS (Suporte Avançado de Vida em Trauma), foi o protocolo FAST (Focused Assessment with Sonography for Trauma), usada para a detecção por ultrassonografia de líquido livre em espaços virtuais (sensibilidade para volumes acima de 500 mL em adultos), com a vocação adicional do instrumento em auxiliar em procedimentos para coletar volumes líquidos, como por exemplo no pericárdio (pericardiocentese). Em 2004, superando a clássica limitação declarada de que ultrassom não se prestava a avaliar áreas com barreiras aéreas, foi incorporado ao protocolo FAST sua utilização para o diagnóstico de pneumotórax, passando-se a chamar Extended-FAST (E-FAST ou eFAST), acrescentando-se novas janelas de estudo padronizadas.

Esse exame ultrassonográfico, incorporado principalmente pelos médicos não radiologistas que atuam na urgência ou emergência, transforma-se hoje numa extensão do exame físico, sendo capaz de melhorar a acuidade e agilizar a assistência médica, devendo-se, entretanto, destacar a sua característica operador-dependente, natural dos estudos ultrassonográficos.

O POCUS (Point of Care Ultrasound) apresenta diversas aplicações, sendo seguro, rápido e podendo acrescentar precisão diagnóstica e redução de complicações, desde que utilizado por pessoas habilitadas, com esse benefício aliado ao baixo custo de manutenção.

Dentre a extensão de suas indicações, temos a pesquisa de líquido livre intra--abdominal, avaliação cardíaca em parada cardiorrespiratória, avaliação e direcionamento de procedimento em tamponamento cardíaco, realização de procedimentos invasivos como inserção de cateteres venosos centrais, punção intra-arterial, paracenteses, toracocentese, apoio à intubação orotraqueal, exame de trombose venosa profunda, como apoio em alterações pulmonares como pneumotórax, embolia pulmonar, avaliação de casos de insuficiência respiratória aguda ao identificar características do parênquima pulmonar, choque, apoio à avaliação hemodinâmica e de hipertensão intracraniana, gravidez ectópica, ruptura de aneurisma aórtico abdominal, sondagem vesical, entre outros. O POCUS é uma ferramenta que exige um treinamento e capacitação para o seu uso, mas não dispensa uma boa avaliação e exame clínico em que o avaliador deve estar capacitado para a identificação ou suspeição no trauma grave. A característica principal do POCUS bem aplicado é definir com melhor precisão inicial e até em análise progressiva, a condição de diversos cenários de emergência à beira do leito.

O POCUS teve a sua aplicação ampliada em protocolos específicos como o RUSH (Rapid Ultrasound for Shock and Hypotension), utilizado em pacientes com choque ou instabilidade hemodinâmica, o TRUE (Traqueal Rapid Ultrasound Exam), utilizado para confirmação da intubação orotraqueal, o protocolo CAUSE (Cardiac Arrest Sonographic Assessment), utilizado em Parada Cardiorrespiratória, avaliando-se Derrame Pericárdico, dimensão do Ventrículo Direito e Atividade Cardíaca, ou o FALLS (Fluid Administration Limited by Lung Sonography), auxiliar no diagnóstico diferencial de choque cardiogênico, hipovolêmico e acelera o diagnóstico de choque séptico.

Existem vários dispositivos portáteis disponíveis atualmente. Dentre esses, temos o POCUS acoplado em carrinho e outros menores semelhantes a um smartphone, em que podemos notar vantagens e desvantagens entre os modelos e sua portabilidade. Os modelos que utilizam carrinho são maiores, devem estar acoplados a uma tomada, enquanto os dispositivos portáteis funcionam com uma bateria interna. A vantagem dos acoplados em carrinhos fornecem imagens melhores, enquanto os menores têm a vantagem da praticidade ao serem utilizados em qualquer local ou ambiente, como no pré-hospitalar.

A tecnologia de geração de imagens entre computadores de mão e máquinas tradicionais é semelhante, mas existem diferenças nos transdutores. Para criar imagens de ultrassom, os sistemas tradicionais de ultrassom baseados em carrinho e a maioria dos computadores de mão usam a tecnologia de cristal piezoelétrico com frequência relacionada às dimensões físicas do cristal, mas existem transdutores de ultrassom microusinados (Capacitive Micromachined Ultrasonic Transducers – CMUT) em que a faixa de emissão de frequência pode ser modificada no mesmo emissor de ultrassom, evitando múltiplos transdutores. Os transdutores possuem ainda características diversas como a projeção convexa ou linear, conexão por cabo ou wireless, e os softwares podem disponibilizar cálculos de volume e a colorimetria do efeito Doppler, permitindo identificar direção de fluxo e pulsação.

A maioria dos aparelhos portáteis, semelhantes ao aparelho celular, utiliza aplicativos no sistema Android ou iOS. O armazenamento de imagens, geralmente é obrigatório, inclusive para faturamento e podem ser armazenados em nuvem.

O protocolo eFAST, por meio do POCUS, está indicado atualmente em todos os pacientes com suspeita de trauma toracoabdominal fechado estável ou instável, mas pode igualmente ser utilizado em pacientes clínicos para análises ou apoios específicos.

Abaixo descrevemos pontos anatômicos utilizados pelo POCUS para avaliação da presença de líquido livre nos espaços, antigamente pelo FAST e atualmente pelo eFAST.

Os pontos anatômicos utilizados para o protocolo eFAST estão representados nas imagens a seguir e são:

- Recesso hepatorrenal (Figuras 9.1A-1 e Figura 9.1B-1)
- Linha axilar anterior direita (transição fígado-pulmão-diafragma – Figura 9.1B-2)
- Linha hemiclavicular direita entre o 3° e o 5° espaço intercostal (avaliação do hemitórax direito – Figura 9.1B-3)
- Recesso esplenorrenal (Figura 9.1A-2, Figura 9.1B-4)
- Linha axilar anterior esquerda (transição baço-pulmão-diafragma – Figura 9.1B-5)
- Linha hemiclavicular esquerda entre o 3° e 5° espaço intercostal (avaliação anterior do hemitórax esquerdo – Figura 9.1B-6)
- Espaço retrovesical (espaço de Douglas – Figuras 9.1A-3 e Figura 9.1B-7)
- Janela Pericárdica (corte subxifoide e 4 câmaras cardíacas e Figuras 9.1A-4, Figura 9.1B-8).

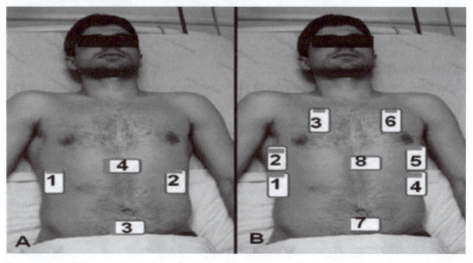

Figura 9.1 – (A) Pontos anatômicos do FAST e (B) pontos anatômicos do E-FAST. Algumas descrições omitem os recessos costodiafragmáticos do eFAST, incluindo-os nas portas originais hepatorrenal e esplenorrenal (1 e 2 do FAST – imagem da esquerda).

Fonte: Adaptado de Flato, Uri Adrian Prync et al. Utilização do FAST-Estendido em terapia intensiva. Revista Brasileira de Terapia Intensiva. 2010;22(3).

Os achados ultrassonográficos abdominais estão relacionados principalmente à presença de líquido livre na cavidade, caracterizados por áreas anecoicas nos espaços peritoniais. Os quadros de hematomas retroperitoniais e de lesões parenquimatosas ou de vísceras ocas não são quadros de identificação segura por ultrassonografia.

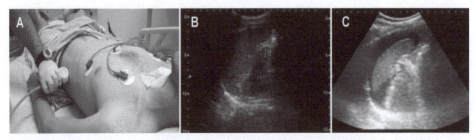

Figura 9.2 – (A) Transdutor no espaço esplenorenal. (B) Exame normal. (C) Líquido no espaço periesplênico.

Fonte: Flato, Uri Adrian Prync et al. Utilização do FAST-Estendido em terapia intensiva. Revista Brasileira de Terapia Intensiva. 2010;22(3).

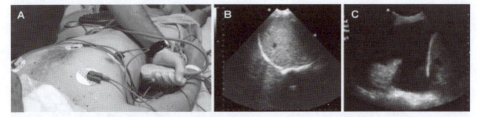

Figura 9.3 – (A) Transdutor na intersecção do diafragma com parênquima pulmonar. (B) Imagem normal, sem evidência de líquido em cavidade torácica direita. (C) Presença de líquido em cavidade torácica direita e consolidação pulmonar.

Fonte: Flato, Uri Adrian Prync et al. Utilização do FAST-Estendido em terapia intensiva. Revista Brasileira de Terapia Intensiva. 2010;22(3).

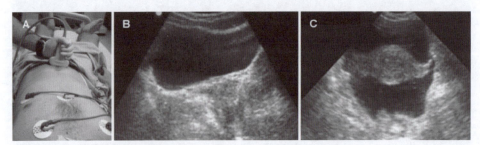

Figura 9.4 – (A) Transdutor em região hipogástrica. (B) Corte transversal de imagem de paciente homem evidenciando bexiga e posteriormente o reto. (C) Líquido livre posterior à bexiga e anterior ao reto.

Fonte: Flato, Uri Adrian Prync et al. Utilização do FAST-Estendido em terapia intensiva. Revista Brasileira de Terapia Intensiva. 2010;22(3).

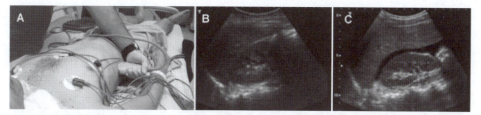

Figura 9.5 – (A) Transdutor em espaço hepatorrenal. (B) Imagem normal. (C) Presença de líquido.
Fonte: Flato, Uri Adrian Prync et al. Utilização do FAST-Estendido em terapia intensiva. Revista Brasileira de Terapia Intensiva. 2010;22(3).

A janela subxifoidea permite ver as 4 câmaras cardíacas e sua dinâmica, além da presença de líquido pericárdico num tamponamento (Figura 9.6).

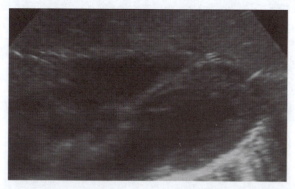

Figura 9.6 – Imagem das câmaras cardíacas vistas pela janela subxifoidea, trans-hepática.
Fonte: Cortesia do Dr. David Carroll, <radiopaedia.org>, rID: 64279.

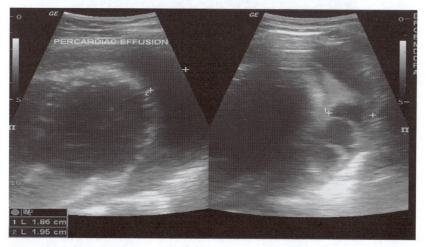

Figura 9.7 – Efusão pericárdica.
Fonte: Cortesia do Dr. Maulik S. Patel, <radiopaedia.org>, rID: 13795.

A presença do pulmão em contato com a pleura parietal pode ser observada pela formação das bandas A paralelas à pleura e equidistantes entre si e seu apagamento pelas bandas B, verticais, que acompanham o movimento respiratório. São na verdade fenômenos de reverberação de eco e não formam uma imagem de parênquima, mas são representativos da presença de pulmão normal em contato com a pleura.

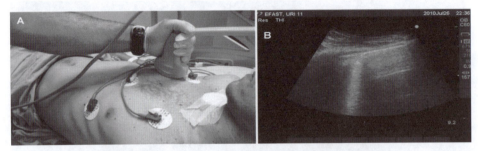

Figura 9.8 – (A) Transdutor entre o 3º e o 5º espaço intercostal direito na linha hemiclavicular. (B) Exame normal, presença de linha A e B.

Fonte: Flato, Uri Adrian Prync et al. Utilização do FAST-Estendido em terapia intensiva. Revista Brasileira de Terapia Intensiva. 2010;22(3).

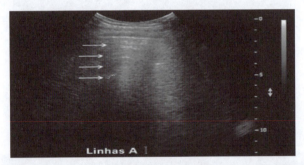

Figura 9.9 – Linhas A em estudo ultrassonográfico de pulmão normal. Paralelas e equidistantes.

Fonte: Francisco, Miguel José et al. Advances in lung ultrasound. Einstein (São Paulo) [on-line]. 2016;14(03).

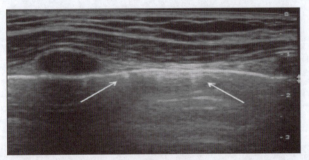

Figura 9.10 – Linhas B em estudo ultrassonográfico. Elas se movimentam durante as incursões respiratórias.

Fonte: Francisco, Miguel José et al. Advances in lung ultrasound. Einstein (São Paulo) [on-line]. 2016;14(03).

No pneumotórax o achado se caracteriza pela ausência das imagens de linhas do tipo A e B.

Outras imagens que precisam ser reconhecidas são as características de enfisema subcutâneo, conhecidas como linhas E. Elas também apagam as linhas A, mas não se originam na pleura e sim no subcutâneo, são estáticas e não acompanham o movimento deslizante respiratório.

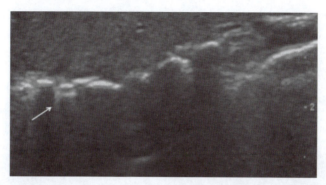

Figura 9.11 – Representação das linhas E (seta). Irregulares, não se movimentam e ficam superficiais à pleura. Representam enfisema subcutâneo.
Fonte: Francisco, Miguel José et al. Advances in lung ultrasound. Einstein (São Paulo) [on-line]. 2016;14,(03).

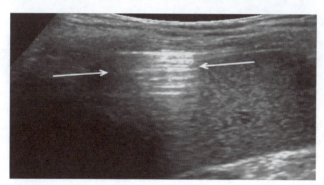

Figura 9.12 – Representação ultrassonográfica de linhas Z.
Fonte: Francisco, Miguel José et al. Advances in lung ultrasound. Einstein (São Paulo) [online]. 2016;14,(03).

As linhas Z (artefato de técnica) também podem surgir em 80% dos pacientes normais e têm a característica de não apagar as linhas A e não se moverem com a respiração.

No tórax os efeitos de reverberação sonográfica criam imagens que estão relacionadas às estruturas e à sua movimentação, mas não permitem a identificação das estruturas em si, exceto parcialmente em casos específicos de edema pulmonar, pneumonias periféricas, atelectasias e líquidos pleurais.

Outra utilização do POCUS, ainda em desenvolvimento, é o seu uso em pacientes com patologias neurológicas críticas, usando a janela transorbital, método não invasivo para mensuração da pressão intracraniana. Mede o diâmetro da bainha do nervo óptico, bilateralmente, por meio da pressão do liquor sobre essa estrutura, 3 mm, posterior à retina, estimando a pressão intracraniana, considerando como patológica se o valor desse diâmetro for superior a 5 mm.

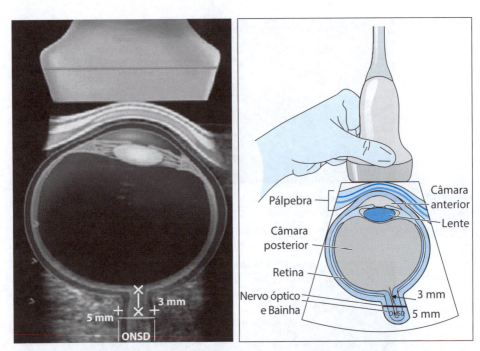

Figura 9.13 – Utilização do POCUS para medição da pressão intracraniana por meio da bainha do nervo óptico.

ONSD: diâmetro da bainha do nervo óptico.

Fonte: Adaptada de Daniel Damiani, Durval Damiani. Avaliação não invasiva da pressão intracraniana em uma sala de emergência – ultrassonografia point of care. Arq Brasileiro de Neurocirurgia, 2016.

A utilização do POCUS para o emergencista, portanto, permite melhorar a prática clínica, aprimorando a acuidade diagnóstica e permitindo obter dados adicionais ou mesmo dirigir procedimentos, sendo assim encorajado o seu uso frequente para aprimorar a segurança de interpretação das imagens e agilizar a aplicação dos protocolos onde couberem.

Concluímos desse modo que a utilização e difusão de instrumentos, testes e tecnologias, que venham a colaborar na melhoria do atendimento ao paciente crítico são sempre valiosas, desde que respeitadas as condições éticas e que o médico esteja plenamente capacitado e treinado para a sua utilização.

Bibliografia

ACS – American College of Surgeons – Advanced trauma life support- 10. ed.

Damiani D, Damiani D. Avaliação não invasiva da pressão intracraniana em uma sala de emergência – ultrassonografia point of care. Artigo de Revisão. Arq Brasileiro de Neurocirurgia, 2016.

Koninklije PNV. Material publicitário Philips – Poderosa ferramenta em Point of Care. 2019.

Lichtenstein DA. Relevância da ultrassonografia pulmonar no diagnóstico da insuficiência respiratória aguda: o protocolo BLES. Chest. 2008;134:117-25.

Sampaio LAF. O uso do ultrassom Point of Care na sala de emergência. Jornal do Médico. 2021.

Francisco Neto MJ, Rahal A Jr, Vieira FAC, da Silva PSD, Funari MBG. Avanços na ultrassonografia pulmonar. Hospital Israelita Albert Einstein. 2016.

Perera P, Mailhot T, Riley D, Mandavia D. O exame Rush: ultrassom rápido em choque na avaliação de pacientes críticos. Emerg Med Clin North Am. 2010;28:29-56.

Canelli R, Leo M, Mizelle J, Shrestha GS, Patel N, Ortega R. -Use of eFAST in patients with injury to the thorax or abdomen .N Engl J Med. 2022;386;10.

Gismondi R. Novo tipo de treinamento em POCUS na emergência melhora acurácia. PEBMED. 2021.

Smallwood N, Dachsel M. Ultrassom no local de atendimento (POCUS): dispositivos desnecessários ou medicina baseada em evidências. Rcpjournals Clin Med. jun 2018.

Flato UAP, Guimarães HP, Lopes RD, Valiatti JL, Flato EMS, Lorenzo RG. Utilização do FAST estendido (EFAST – Extended Focused Assessment with Sonography for Trauma) em terapia intensiva. Ver Bras Ter Intensiva. 2010;22(3).

Seção 4

Emergências Pediátricas e Neonatologia

10 | Sistematização do Atendimento Neonatal

Glória Celeste Vasconcelos Rosário Fernandes
Andrea Penha Spinola Fernandes
Fernanda Gois Brandão dos Santos

O período neonatal começa no nascimento e termina após 28 dias completos depois do nascimento.[1]

No mundo, estima-se que 2,5 milhões de recém-nascidos (RN) morrem anualmente, cerca de 7 mil mortes ao dia, responsáveis por aproximadamente 47% dos óbitos de crianças abaixo de 5 anos de idade em 2018.[2]

No Brasil, em 2017, foram registrados 2.923.535 nascimentos, 8,5% com peso inferior a 2.500 g, 11% com menos de 37 semanas de gestação e 0,9% com anomalias detectadas no nascimento. A taxa de mortalidade infantil foi de 13,4 óbitos por mil nascidos vivos. Com relação aos óbitos, 36,8% ocorreu na região sudeste, seguida pelo nordeste (31,5%). As causas evitáveis foram responsáveis por 67,2% dos óbitos infantis, 81% desses óbitos estavam concentrados no primeiro mês de vida, principalmente no período neonatal precoce (0 a 6 dias de vida), sendo as principais causas a prematuridade (15%), infecções neonatais (11%), asfixia/hipóxia durante o parto (10%), enfatizando a importância da sistematização do cuidado no período neonatal.[3]

Segundo Franco, em estudo realizado em hospital terciário, de 540 neonatos atendidos no pronto-socorro de pediatria, 68 necessitaram de internação, 48 (9,2%) na unidade de terapia intensiva neonatal e 20 (3,8%) na enfermaria. Os principais diagnósticos de internação foram hiperbilirrubinemia (51,5%), febre (10,3%), vômitos (4,4%), pneumonia (2,9%), e desnutrição (2,9%). A internação ocorreu em 13,7% dos neonatos com menos de 15 dias de vida atendidos no serviço de pronto atendimento pediátrico e 12,3% com mais de 15 dias.[4]

O primeiro atendimento ao recém-nascido doente pode ser realizado tanto dentro quanto fora do ambiente hospitalar. O atendimento pré-hospitalar pode ser feito pelo Serviço de Atendimento Móvel de Urgência, dependendo da localidade e número de habitantes da região. Esse tipo de serviço é baseado no reconhecimento e atendimento a distância (regulação médica a distância), atendimento ao RN (acolhimento no local do nascimento, após o nascimento e/ou atendimento domiciliar ou extra-hospitalar das patologias neonatais) e, transporte para o hospital ou mobilização inter-hospitalar, no qual a avaliação do risco, a utilização de procedimentos e até o suporte avançado de vida em ambiente pré-hospitalar são necessários até o transporte do RN para local apropriado para continuidade do tratamento.[5]

A atenção sistematizada ao recém-nascido em sala de parto é estabelecida por meio do Programa de Reanimação Neonatal da Sociedade Brasileira de Pediatria, que toma como base os documentos publicados pelo International Liaison Committee on Resuscitation (ILCOR) Neonatal Life Support Task Force.

Entretanto, a avaliação sistematizada das emergências neonatais após nascimento e período periparto, é um assunto pouco difundido. As publicações sobre o tema são escassas, ficando, então, a abordagem inicial das emergências neonatais baseada nas práticas pediátricas.

Os recém-nascidos são vulneráveis e têm características especiais que devem ser consideradas. Do momento de chegada à emergência, é importante que o médico reconheça os sinais clínicos, que podem variar desde o mais sutil, como "ele não vai bem" ou "ele não quer sugar o peito", até sinais de dor, choque circulatório, neurológicos como convulsões e dificuldade respiratória grave.[6]

A vulnerabilidade neonatal, a ansiedade parental e baixa adesão aos cuidados da atenção primária justificam o aumento constante do número de atendimentos no pronto-socorro, o que coloca a criança em maior risco.[7]

O suporte avançado de vida pediátrico (SAVP) ensina habilidades para o melhor desempenho no atendimento emergencial ao paciente pediátrico. Eppich *et al.* sugerem que os residentes de pediatria recebem treinamento precário na condução das emergências pediátricas. Na revisão, os autores abordam o uso de simulação médica como uma ferramenta de aprendizado das habilidades necessárias para essa competência médica. A simulação médica é uma grande ferramenta para aprimorar os currículos de treinamento pediátrico existentes, aumentando as habilidades no atendimento emergencial de forma sistemática ao recém-nascido e crianças maiores.[8]

Etapas da avaliação sistematizada

O princípio dessa avaliação seguirá o modelo avaliar, identificar e intervir. Considerar que, após a intervenção, sempre haverá reavaliações. Esse processo será repetido até que o recém-nascido se estabilize clinicamente.

1) Impressão inicial
2) Avaliação primária
3) Avaliação secundária
4) Avaliações diagnósticas

1. Impressão inicial

A impressão inicial é realizada por meio do Triângulo de Avaliação Pediátrica (TAP), ferramenta de observação rápida que consiste na avaliação da aparência, respiração e cor. Com base nas informações da avaliação inicial, pode-se determinar se o recém-nascido está ou não em perigo de morte e, dessa forma decidir se há necessidade de intervenção imediata.[9,10,11]

2. Avaliação primária

O objetivo da avaliação primária é identificar e corrigir situações de risco imediato de morte. Considera-se crítico todo paciente que apresentar alterações significativas em qualquer etapa da avaliação. É feita por meio da abordagem do ABCDE, na qual são considerados os seguintes aspectos a seguir.[12,13]

A) Vias aéreas (*airway*)

Identificar se as vias aéreas estão pérvias, se estão sustentáveis ou não, e se há expansibilidade torácica simétrica. Se algo for verificado como não adequado, deve ocorrer intervenção.

A fim de assegurar a permeabilidade das vias aéreas, é necessário o posicionamento da cabeça do recém-nascido em leve extensão. Evitar hiperextensão ou flexão exagerada. Por vezes é necessário colocar um coxim sob os ombros para facilitar o posicionamento adequado. A aspiração de orofaringe e narinas deve ser realizada em caso de obstrução de vias aéreas superiores por conteúdo líquido.

A ventilação com pressão positiva (VPP), feita com dispositivo de balão autoinflável e máscara, deve ser indicada na presença de apneia, respiração irregular ou FC < 100 bpm. O emprego de máscara de tamanho adequado, de tal forma que cubra a ponta do queixo, boca e nariz, é fundamental para obter um bom ajuste entre face e máscara, proporcionando ventilação satisfatória.

Quando a VPP com máscara não for efetiva, considerar as indicações de via aérea avançada, preferencialmente intubação orotraqueal, e na impossibilidade dessa, pode ser utilizada a máscara laríngea, dispositivo descartável, de uso único, indicado predominantemente diante de vias aéreas difíceis. É inserida pela boca e avançada até que a máscara recubra a glote. Existem diversos formatos e modelos. Pode ser manipulada por profissional de saúde habilitado.[2,9,14]

B) Respiração

Na avaliação da respiração, deve-se observar frequência respiratória (FR), esforço respiratório, sons pulmonares e das vias aéreas, oximetria de pulso.

O profissional de saúde deve contar a frequência respiratória em um minuto e assim detectar taquipneia, bradipneia ou apneia. A frequência respiratória normal do recém-nascido varia entre 30 e 60 rpm, e quaisquer condições que aumentem a demanda metabólica, como dor ou febre, podem aumentá-la.[15]

O aumento da FR acompanhado de esforço respiratório é, em geral, o primeiro sinal de alteração respiratória nos lactentes. A taquipneia sem esforço respiratório é resultado de condições não pulmonares ou da resposta fisiológica ao estresse, como febre, dor, acidose metabólica, desidratação ou sepse.[15]

A bradipneia é geralmente acompanhada de irregularidade respiratória e suas causas possíveis incluem fadiga, lesão do sistema nervoso central (SNC), hipotermia ou uso de medicações que deprimem a respiração. Nas crianças em estado crítico, constitui sinal clínico grave, podendo sinalizar uma parada respiratória iminente.[9,15]

A apneia é mais prevalente em crianças menores de 15 dias de vida e prematuras. Considera-se apneia quando a criança deixa de respirar por um período maior do que 20 segundos, ou quando a interrupção da respiração é acompanhada de diminuição de frequência cardíaca para < 100 batimentos por minuto e/ou cianose. A apneia pode ser de origem central devido à falta de estímulo respiratório, obstrutiva devido a um bloqueio temporário ou definitivo das vias aéreas superiores ou combinação de ambas.

Sepse, infecções do SNC, distúrbios metabólicos, temperatura ambiental, posição ao dormir, entre outros, são fatores frequentemente associados à apneia no período neonatal.[9]

Entre as alterações clínicas do esforço respiratório, estão a gemência, batimento de asas do nariz e as retrações torácicas.[9]

Em crianças com sinais de descompensação respiratória, a oximetria de pulso pode detectar hipoxemia antes mesmo de se tornar clinicamente aparente (com cianose e bradicardia. É considerada oxigenação adequada quando a saturação de oxigênio (SaO_2) for igual ou superior a 94% em ar ambiente; abaixo desse valor, deve-se fornecer oxigênio ao paciente. Caso a saturação persista abaixo de 90%, mesmo com oferta de oxigênio por meio de máscara não reinalante, uma intervenção adicional deve ser feita.[9]

C) Circulação

A função cardiovascular deve ser avaliada pela temperatura, cor da pele, frequência e ritmo cardíaco, pressão arterial, pulsos e tempo de enchimento capilar. Quando o bebê não consegue manter a perfusão, as extremidades são afetadas, tornando-se frias e pálidas, e, conforme o quadro progride, essa condição vai acometer todo o corpo, que se torna mosqueado. A temperatura ambiente deve ser controlada de modo a não causar vasoconstrição periférica. A frequência cardíaca deve ser verificada pela avaliação do pulso, ausculta e monitorização cardíaca. Taquicardia é uma resposta inespecífica e pode estar associada a várias condições de estresse, como febre, dor e ansiedade. A bradicardia pode representar perigo iminente de parada cardíaca.[9]

No recém-nascido em vigília, a frequência cardíaca normal varia de 100 bpm a 205 bpm, durante o sono varia de 90 bpm a 160 bpm. Deve-se analisar e detectar padrões anormais de ritmo cardíaco pela cardioscopia.[12]

A medida correta da pressão arterial em recém-nascido requer a utilização de esfigmomanômetro com manguito de tamanho apropriado. A parte interna da borracha, deve cobrir pelo menos 2/3 do comprimento do braço e envolver 80% a 100% de sua circunferência.[9]

A palpação dos pulsos remete à perfusão sistêmica. Devem-se avaliar os pulsos centrais (femoral, axilar e carotídeo) e periféricos (radial, pedioso e tibial posterior).

O tempo de enchimento capilar é útil na identificação de estados de hipofluxo sanguíneo em pacientes hemodinamicamente instáveis. Para a avaliação do tempo de enchimento capilar no período neonatal, aplica-se uma pressão firme ao calcanhar ou região esternal durante cinco segundos. É considerado normal quando menor ou igual a dois segundos.[16]

No recém-nascido instável, a obtenção de acesso venoso é primordial. A punção periférica deve ser limitada a duas tentativas em até 90 segundos e, se não obtida, realizar punção intraóssea. Nessa condição, avaliar a necessidade de reposição volêmica e/ou uso de drogas vasoativas.[15]

Tabela 10.1 – Sinais vitais normais para recém-nascido termo.	
Pressão arterial sistólica (PS)	67- 84 mmhg
Pressão arterial diastólica (PD)	35-53 mmhg
Pressão arterial média (PAM)	45- 60 mmhg
Frequência respiratória (FR)	30-53 ipm
Frequência cardíaca (FC)	105-200 bpm

Fonte: Adaptada de American Heart Association (AHA), 2017.[12]

D) Estado neurológico

Para a avaliação do nível de consciência, pode-se utilizar a escala de resposta pediátrica (AVDI), resposta pupilar e escala de coma de Glasgow (ECG) modificada para bebês.[9] A ECG modificada para bebês leva em consideração abertura ocular, melhor resposta verbal e motora. A pontuação final varia entre 3 a 15.

Escala de Resposta Pediátrica – AVDI (Modificada para crianças no período neonatal)	Escala de Coma Pediátrico de Glasgow (Usados apenas os dados para bebês)
Alerta O recém-nascido está ativo e responde aos estímulos de forma apropriada para este período da vida	**Abertura dos olhos** 4. Espontaneamente 3. Em resposta à um grito/fala 2. Em resposta à dor 1. Sem resposta
Voz O recém-nascido só responde à estímulos de voz	**Melhor resposta motora** 6. Monitoramentos espontâneos 5. Retira em resposta ao toque 4. Retira de acordo com a flexão 3. Flexão anormal (rigidez decorticada) 2. Extensão (rigidez descerebrada) 1. Sem resposta
Dor O recém-nascido só responde a estímulos de pressão (compressão do esterno ou aperto do aperto do trapézio)	**Melhor resposta verbal** 5. Sorri, murmura e balbucia 4. Chora, mas é consolável 3. Choros e/ou gritos inapropriados
Inconsciente. Não responde à estímulos	2. Geme em resposta à dor 1. Sem resposta

Figura 10.1 – Escala de resposta neonatal e escala de coma pediátrico de Glasgow.
Fonte: Adaptada de American Heart Association (AHA), 2017.[12]

A avaliação pupilar considera o tamanho, a fotorreatividade e a simetria.

A avaliação neurológica está relacionada à idade gestacional corrigida. Os recém-nascidos a termo apresentam-se hipertônicos, com flexão dos membros, em postura semelhante à fetal. Movimentam-se de forma simétrica e ativa ao serem manipulados.[12]

E) Exposição

Consiste em despir a criança para facilitar o exame físico dirigido. Durante a exposição, deve-se procurar manchas, lesões em pele e deformidades. O profissional precisa estar atento às evidências de trauma, como sangramentos e queimaduras, ou marcas incomuns sugestivas de maus-tratos.

Manter o paciente confortável e aquecido, evitando hipotermia.[17]

Avaliação secundária

Como citada anteriormente, a avaliação secundária é executada em todos os recém-nascidos, depois de transcorrida toda a avaliação primária com as intervenções necessárias. Tem por objetivo verificar a existência de situações não comprometedoras da vida no momento inicial, mas que podem fazê-lo no decorrer do tempo.

O primeiro passo é avaliar utilizando o acróstico SAMPLE, aplicado aos pais e/ou responsáveis.

Qual o nome e idade do recém-nascido?

- **S:** Verificação dos sinais vitais: cardioscopia, oximetria de pulso, frequência respiratória, pressão arterial, pele (temperatura, cor, umidade, turgor).
  - A oximetria de pulso fornece estimativa da saturação arterial de oxi--hemoglobina. Monitora a adequação da oxigenação do sangue e a resposta ao tratamento. Ressalta-se que a oximetria de pulso não avalia o conteúdo de oxigênio do sangue e o fornecimento de oxigênio para os tecidos.
  - Realizar avaliação complementar com glicemia capilar, e caso necessário as medidas cabíveis para estabilização.
  - Pergunte aos pais e/ou responsáveis:
  - Como está o bebê?
  - Consegue mamar no peito ou tomar leite?
  - Tem vômitos?
  - Como está o choro e o sono?
  - Tem dificuldade para respirar?
  - Apresenta febre ou hipotermia?
  - E como está a diurese e evacuações? Apresentou convulsões ou movimentos anormais?
  - Apresentou algum sangramento?[6]

- **A:** história de alergias é incomum neste período, porém se o recém-nascido apresenta irritabilidade, regurgitações frequentes e sono irregular, pensar em alergia ao leite de vaca.
- **M:** quais medicamentos o recém-nascido faz uso? Quando foi a última vez que usou?
- **P:** Passado médico – Quais os dados sobre a gestação, nascimento e período neonatal precoce/tardio?
  - Foi diagnosticada alguma patologia na gestação?
  - Apresentou alguma intercorrência durante a internação na maternidade?
  - Dados sobre aleitamento materno e/ou a forma de alimentação aplicada ao bebê. Verificação dos exames de triagem neonatal e dados da ficha de alta do recém-nascido.
- **L:** Quando foi a última vez que o recém-nascido mamou?
- **E:** Eventos que levam à doença ou lesão atual; ambiente.

Fazer o exame físico no sentido cefalocaudal, de todo o corpo da criança.

- **Cabeça**

  Inspecionar e palpar o couro cabeludo e a fontanela anterior à procura de abaulamento, tensão e depressão. Examinar orelhas, ossos da face, olhos, nariz, boca e verificar se existem ferimentos, secreções, sangue, líquido e/ou corpos estranhos. Reconhecer sinais de esforço respiratório como batimento de asa de nariz e alterações na coloração e temperatura da pele e mucosas.

- **Pescoço e tórax**

  Avaliar o pescoço observando a existência de contusões, ferimentos, deformidades, enfisema subcutâneo e turgência das veias jugulares. Observar lesões e ferimentos na parede torácica, assim como a simetria da expansibilidade. Identificar sinais de esforço respiratório como gemência, batimento de aletas nasais, retrações subcostais, intercostais, supraclaviculares e subesternal e balancim toracoabdominal, como já citado na avaliação primária. Proceder à palpação em busca de enfisema subcutâneo e crepitações ósseas. Identificar presença de ruídos adventícios e alterações na ausculta cardíaca.

- **Abdome**

  Verificar se há distensão, contusões, abrasões, ferimentos, equimoses e queimaduras. Os ruídos aéreos estão presentes à ausculta? À palpação, o recém-nascido apresenta dor, rigidez, posição de defesa, massas, visceromegalias?

- **Pelve**

  Atentar para o formato da região pélvica, para a presença de lesões ativas ou cicatriciais e hematomas. Avaliar a presença e amplitude dos pulsos femorais. Inspecionar a região genital e glútea, em busca de lesões cutâneas ou sinais sugestivos de maus-tratos.

- **Membros superiores e inferiores**

  Notar à inspeção a presença de desvios, deformidades, coloração, lesões e ferimentos. Averiguar crepitações, sensibilidade, presença de pulsos distais e perfusão de forma comparativa bilateralmente.

- **Dorso**

  Palpar caixa torácica posterior e processos espinhosos, avaliar a presença de solução de continuidade, desvios.

- **Exame neurológico**

  Deve-se refazer a ECG para constatar se houve ou não alguma alteração. Os recém-nascidos apresentam reflexos primitivos que estão presentes ao nascimento e podem se perpetuar, em sua maioria, até o sexto mês de vida. São exemplos: reflexo de Moro, sucção reflexa, reflexo de busca, reflexo tônico-cervical assimétrico, preensão palmar, preensão plantar, cutâneo plantar, apoio plantar, marcha reflexa, reflexo de Galant e reflexo da escada ou de colocação ("Placing").[17,14,12]

Avaliações diagnósticas

Denominada segundo alguns autores como Avaliação terciária, consiste em exames auxiliares que visam apoiar a hipótese diagnóstica feita nas avaliações iniciais ou no decorrer dessas, bem como avaliar as condições cardiorrespiratórias do recém-nascido. O tempo correto para a realização dos exames, vai depender do quadro clínico do paciente.[9]

Exames complementares mais utilizados na avaliação emergencial do RN

Gasometria arterial: A gasometria arterial é uma ferramenta diagnóstica utilizada nas situações de emergência, para avaliar as pressões parciais dos gases no sangue e o estado ácido-básico. Permite a interpretação dos distúrbios respiratórios, circulatórios e metabólicos, e assim confirmar a impressão clínica ou avaliar a resposta à terapia. A pressão arterial de oxigênio (PaO_2) fornece informações sobre o estado da oxigenação e a pressão arterial de gás carbônico ($PaCO_2$) fornece informações sobre a ventilação (insuficiência respiratória crônica ou aguda). A $PaCO_2$ é afetada por hiperventilação, hipoventilação e estado ácido-básico.[18]

A concentração de hemoglobina no sangue é importante na determinação da capacidade adequada de transporte de oxigênio, pois o oxigênio ligado à hemoglobina é o componente mais significativo do conteúdo total de oxigênio no sangue.

Lactato arterial: a hiperlactatemia em recém-nascidos graves é decorrente da inadequada oxigenação tecidual e metabolismo anaeróbico. Constitui bom indicador de prognóstico e deve ser avaliado sequencialmente para verificar a resposta à terapêutica.

Radiografia de tórax: ajuda no diagnóstico de obstrução de vias aéreas, doença do tecido pulmonar, barotrauma e doenças pleurais, verificação da posição do tubo traqueal e anormalidades cardíacas.

Eletrocardiograma: ritmo, atividade elétrica, frequência cardíaca, anomalias cardíacas.

Ecocardiografia: avalia o tamanho das câmaras cardíacas, espessura da parede, função cardíaca, configuração e movimentação das valvas.

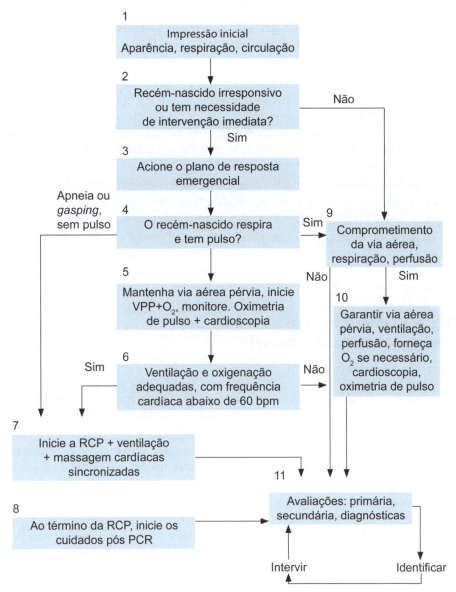

Figura 10.2 – Algoritmo da abordagem sistemática do atendimento emergencial ao recém-nascido.
Fonte: Adaptada de American Heart Association (AHA), 2017.[12]

Emergências neonatais

As comorbidades do período neonatal que levam os recém-nascidos aos serviços de emergência têm influência multifatorial.

As crianças oriundas de famílias em condições socioeconômicas menos favoráveis são mais vulneráveis à mortalidade, hospitalizações e desnutrição.[19]

As intercorrências durante a gestação são mais prevalentes em filhos de adolescentes e estão relacionadas ao baixo peso, prematuridade e asfixia.[20] A assistência pré-natal leva à redução das taxas de mortalidade e morbidade neonatal.[21]

Prematuridade, baixo peso, malformações, icterícia, infecções e dificuldades alimentares são os principais fatores de atendimento emergencial e reinternação após alta da maternidade.

A alta neonatal da maternidade anterior às 48 horas de vida implica em risco aumentado para reinternações por icterícia, desidratação, febre, hipotermia, apneia, sepse neonatal e síndromes respiratórias e metabólicas.[22]

O aleitamento materno pode reduzir ou prevenir muitos problemas de saúde durante o período neonatal, entre eles estão a hipotermia, a hipoglicemia, a prevenção de doenças respiratórias, diarreicas e doenças infeciosas.

Entendendo a importância do período perinatal para a saúde do recém-nascido, a alta pode ser considerada, desde que preencha critérios mínimos para garantia da assistência à saúde da mãe e da criança e vinculação do cuidado hospitalar ao nível ambulatorial.[23]

Principais intercorrências e emergências inerentes ao período neonatal

Febre no período neonatal

A febre no período neonatal, definida como temperatura retal acima de 38 °C, é um sinal de atenção. Necessita de elucidação diagnóstica, jamais devendo ser limitado apenas ao tratamento com sintomáticos.[24]

Os principais diagnósticos em recém-nascidos com febre na emergência são: baixa ingesta de leite, infecções bacterianas e virais, trauma, cardiopatia congênita, icterícia.

A baixa ingestão de leite materno é a causa mais prevalente de febre em RN a termo, previamente saudável. Nessas crianças a febre aparece nos primeiros dias de vida, normalmente o binômio apresenta dificuldade no aleitamento materno (sucção inadequada, manejo do aleitamento desarmônico, produção láctea excessiva ou diminuída, lesões mamilares e mastite), diminuição da diurese, perda de peso maior do que 10% na primeira semana de vida e algum grau de icterícia. Pode ocorrer desidratação hipernatremia; o leucograma é inalterado.[24]

Os sinais e sintomas decorrentes da hipernatremia (hiperosmolaridade) são: irritabilidade, agitação e letargia, que podem, posteriormente, progredir para convulsões, coma e mesmo morte nos casos mais severos.[25]

O tratamento empregado depende do grau de desidratação/hipernatremia encontrado, podendo variar desde reidratação enteral até necessidade de internação na unidade de terapia intensiva para correção parenteral do sódio.[24]

Sepse neonatal

A sepse neonatal, importante causa de morbimortalidade, é uma síndrome clínica com alterações hemodinâmicas e outras manifestações sistêmicas decorrentes da presença de germe patogênico (bactéria, vírus ou fungo). É classificada em precoce ou tardia. Considera-se precoce quando o quadro clínico aparece nas primeiras 72 horas de vida.[26,27]

A sepse precoce é adquirida no período periparto, portanto os germes costumam ser de origem do trato genitourinário materno. A sepse neonatal tardia ocorre mais frequentemente em recém-nascidos hospitalizados. Pode se manifestar em recém-nascidos na comunidade, quando os germes mais prevalentes são *Staphylococcus aureus* e *Escherichia coli.*[27]

Os principais fatores de risco materno para sepse neonatal precoce são: colonização por *Streptococcus agalactiae* sem realização de profilaxia materna adequada, ruptura de membranas amnióticas por mais de 18 horas, corioamnionite, trabalho de parto prematuro, infecção bacteriana materna de qualquer sítio.[24,27]

As manifestações clínicas são variadas e inespecíficas, o que torna o diagnóstico de sepse neonatal precoce difícil. Os sinais e sintomas são: apneia, dificuldade respiratória, cianose, taquicardia ou bradicardia, má perfusão, choque, irritabilidade, letargia; hipotonia, convulsões, distensão abdominal, vômitos, intolerância alimentar, resíduo gástrico, hepatomegalia, icterícia inexplicável, instabilidade térmica, petéquias ou púrpura.[27]

Na suspeita de sepse neonatal, os exames para avaliação diagnóstica são: hemograma, proteína C-reativa (PCR), hemocultura, eletrólitos, glicemia, gasometria, radiografia de tórax e abdome, punção lombar para coleta liquórica e coleta urinária por punção suprapúbica ou sondagem vesical.[24]

Hipoglicemia neonatal

A hipoglicemia é o achado bioquímico mais comum no período neonatal. Pode ser transitória ou persistente.

A causa mais frequente de hipoglicemia transitória é o fracasso de adaptação metabólica do neonato durante o período de estabelecimento alimentar. Mais prevalente em recém-nascidos filhos de mãe diabética, pequenos e grandes para idade gestacional, prematuros, sépticos e asfíxicos.[28]

Outras causas de hipoglicemia incluem: hiperinsulinismo, medicamentos de uso materno, deficiência dos hormônios contrarreguladores, glicogenoses, galactosemia, frutosemia, distúrbios da oxidação dos ácidos graxos, distúrbios do metabolismo dos aminoácidos.[28]

Os sintomas relacionados à hipoglicemia neonatal são inespecíficos e compreendem: apneia, hipotonia, irritabilidade, cianose, letargia, recusa alimentar, choro anormal, tremores, hipotermia.

Durante o atendimento de emergência neonatal, devido à inespecificidade recorrente dos sinais e sintomas, é aconselhável que seja realizada a triagem de glicemia capilar.[28]

Cardiopatias congênitas

Cardiopatias congênitas acianóticas abrem o quadro como insuficiência cardíaca congestiva (ICC) de desenvolvimento progressivo (dificuldade para alimentar, baixo ganho ponderal, sudorese, taquipneia, taquicardia e hepatomegalia).

Cardiopatias congênitas cianóticas podem manifestar-se na primeira, segunda ou terceira semanas de vida.

Excluir cardiopatia congênita nos recém-nascidos que chegam ao PS em choque, cianótico, dispneico, taquipneico. A ausência de sopro não exclui o diagnóstico de cardiopatia congênita.[9]

Referências bibliográficas

1. Ministério da Saúde (BR). Datasus. Brasília. Disponível em: http://www2.datasus.gov.br/cid10/V2008/WebHelp/definicoes.htm.
2. Sociedade Brasileira de Pediatria. Reanimação do recém-nascido ≥ 34 semanas em sala de parto: Diretrizes da Sociedade Brasileira de Pediatria. 2016 version; updated 2021 May. Disponível em: www.sbp.com.br/reanimacao.
3. Ministério da Saúde (BR). Secretaria de Vigilância em Saúde, Departamento de Análise em Saúde e Vigilância de Doenças não Transmissíveis. Saúde Brasil 2019 uma análise da situação de saúde com enfoque nas doenças imunopreveníveis e na imunização. 1. ed. Brasília: Ministério da Saúde; 2019. 520p. Disponível em: https://bvsms.saude.gov.br/bvs/publicacoes/saude_brasil_2019_analise_situacao.
4. Calado CS, Pereira AG, Santos VN, Castro MJ, Maio JF. What brings newborns to the emergency department: a 1 year study. Pediatr Emerg Care. 2009;25(4):244-8. doi: 10.1097/pec.0b013e31819e361d. PMID: 19382329.
5. Junior IF. Atendimento pré-hospitalar ao recém-nascido: Abordagem diagnóstica. Revista de Pediatria SOPERJ. 2016;16(3):21-29.
6. Mistério da Saúde (BR). Secretaria de Atenção à Saúde, Departamento de Ações Programáticas e Estratégicas. Manual AIDPI neonatal. 5ª ed. Brasília: Ministério da Saúde; 2014. 228 p. (A. Normas e manuais técnicos series). Disponível em: https://bvsms.saude.gov.br/bvs/publicacoes/manual_AIDPI_neonatal_5ed.pdf.
7. Ferreira H, Ferreira C, Tavares C, Aguiar I. Why are newborns brought to the emergency department? Pediatr Emerg Care. 2018 Dec;34(12):883-887. doi: 10.1097/PEC.0000000000001680. PMID: 30507753.
8. Eppich WJ, Adler MD, McGaghie WC. Emergency and critical care pediatrics: use of medical simulation for training in acute pediatric emergencies. Curr Opin Pediatr. 2006 Jun;18(3):266-71. doi: 10.1097/01.mop.0000193309.22462.c9. PMID: 16721146.
9. Matsuno AK. Avaliação sistematizada em medicina de emergência pediátrica. In: Associação Brasileira de Medicina de Emergência; Guimarães HP, Borges LAA, organizadores. PROMEDE

Programa de Atualização em Medicina de Emergência: Ciclo 2. Porto Alegre: Artmed Panamericana. 2019;4:57-90.

10. Fernandez A, Benito J, Mintegi S. Is this child sick? Usefulness of the Pediatric Assessment Triangle in emergency settings. J Pediatr. 2017;93(1):60-67. doi: 1016/j.jped.2017.07.002. Epub 2017 Aug 25. PMID: 28846853.

11. Dieckmann RA, Brownstein D, Gausche-Hill M. The pediatric assessment triangle: a novel approach for the rapid evaluation of children. Pediatr Emerg Care. 2010;26(4):312-5. doi: 10.1097/PEC.0b013e3181d6db37. PMID: 20386420.

12. American Heart Association. Pediatric Advanced Life Support Provider Manual. United States of America: American Heart Association; 2017.

13. Sociedade Brasileira de Pediatria – SBP. Novas recomendações para parada cardiorrespiratória (RCP) em Pediatria: Guia da American Heart Association (AHA) 2020. Departamento Científico de Terapia Intensiva. Documento Científico N° 7, 27 de Abril de 2021.

14. Mistério da Saúde (BR), Secretaria de Atenção à Saúde. Protocolos de Suporte Avançado de Vida SAMU 192: Serviço de Atendimento Móvel de Urgência. 2a.ed. Brasília. Brasília: Ministério da Saúde; 2016. Disponível em: https://portalarquivos2.saude.gov.br/images/pdf/2016/outubro/26/livro-avancado-2016.pdf.

15. Ministério da Saúde (BR). Secretaria de Atenção à Saúde. Departamento de Ações Programáticas Estratégicas. Atenção à saúde do recém-nascido: guia para os profissionais de saúde. 2a ed. Brasília: Ministério da Saúde; 2012. 205 p. 3 vol. Disponível em: https://bvsms.saude.gov.br/bvs/publicacoes/atencao_saude_recem_nascido_v3.pdf.

16. Tafner PFDA, Chen FK, Rabello R Filho, Corrêa TD, Chaves RCF, Serpa A Neto. Recent advances in bedside microcirculation assessment in critically ill patients. Rev Bras Ter Intensiva. 2017 Apr-Jun;29(2):238-247. Disponível em: https://www.scielo.br/j/rbti/a/GXG4HvgfMHcPDFvGP6rjNDc/?format=pdf&lang=e.

17. Mistério da Saúde (BR), Secretaria de Atenção à Saúde, Departamento de Ações Programáticas Estratégicas. Atenção à saúde do recém-nascido: guia para os profissionais de saúde. 2a ed. Brasília: Ministério da Saúde; 2014. 192 p. 1 vol. Disponível em: https://bvsms.saude.gov.br/bvs/publicacoes/atencao_saude_recem_nascido_v1.pdf.

18. Castro D, Patil SM, Keenaghan M. Arterial Blood Gas. 2021 Sep 20. In: Stat Pearls. Treasure Island (FL): Stat Pearls Publishing; 2021 Jan. PMID: 30725604.

19. Formiga MCC, Ramos PCF. Influência dos fatores socioeconômicos na sobrevivência de crianças menores de cinco anos de idade, no estado do Rio Grande do Norte. In: XIII Encontro Nacional de Serviços Populacionais, 2002, Ouro Preto -MG. Associação Brasileira de Estudos Populacionais (ABEP) 2002.

20. Caniel EFC, Zanolli ML, Almeida CAA, Morcilo AM. Características das mães adolescentes e de seus fatores de risco para gravidez na adolescência em Campinas, SP, Brasil. Revista Brasileira de Saúde Materno Infantil, 2006;(4):419-1=26.

21. Coimbra LC, Mochel EG, Alves MTSSB, Ribeiro VS, Aragão VMF, et al. Fatores associados à inadequação do uso da assistência pré-natal. Rev Saúde Pública 2003;37(4):456-62.

22. Departamento Científico de Neonatologia (2019-2021), Sociedade Brasileira de Pediatria. Recomendações para alta hospitalar do recém-nascido termo potencialmente saudável. Documento científico n° 7, agosto de 2020.

23. Mistério da Saúde (BR), Gabinete do Ministro. Portaria no 2.068, de 21 de Novembro de 2016. Institui diretrizes para a organização da atenção integral e humanizada à mulher e ao recém-nascido no alojamento conjunto. Diário Oficial da União. Brasília: República Federativa do Brasil. [cited 2021 Out 22]. 2016 Nov 24; 204(1):120 p. Disponível em: https://www.in.gov.br/web/dou/-/portaria-n-2-068-de-21-de-outubro-de-2016-24358443.

24. Zaconeta ACM, Margotto PR. Abordagem do recém-nascido febril. PRORN. Programa de Atualização em Neonatologia: Ciclo 6. Porto Alegre: Artmed Panamericana; 2009:145-162. (Sistema de Educação Continuada a Distância, v. 4).

25. Souza V, Carrusca C, Santos M. Desidratação hipernatrêmica no recém-nascido. Nascer e crescer. Revista de Pediatria do Centro Hospitalar do Porto; 2016; xxv(1):22-26.

26. Shane AL, Sánchez PJ, Stoll BJ. Neonatal sepsis. Lancet. 2017 Oct 14;390(10104):1770-1780. doi: 10.1016/S0140-6736(17)31002-4. Epub 2017 Apr 20. PMID: 28434651.
27. Procianoy RS, Silveira RC. The challenges of neonatal sepsis management. J Pediatr (Rio J). 2020;96(1):80-86. doi: 10.1016/j.jped.2019.10.004. Epub 2019 Nov 17. PMID: 31747556.
28. Cominato L, Franco RR. Hipoglicemia neonatal e lesão cerebral: aspectos atuais. In: Sociedade Brasileira de Pediatria; Procianoy RS, Leone CR, organizadores. PRORN. Programa de Atualização em Neonatologia: Ciclo 14. Porto Alegre: Artmed Panamericana. 2017;2:39-60.

11 Sistematização do Atendimento Pediátrico

Ana Maria Andrélio Gonçalves Pereira de Mélo

Introdução

A mortalidade infantil é um importante indicador de saúde e condições de vida de uma população.

O Brasil tem avançado na redução da mortalidade infantil, mas ainda é necessário um grande esforço para enfrentar as diferenças regionais e alcançar patamares mais baixos.

No Brasil as principais causas de morte predominam no período neonatal e são: a prematuridade, anomalias congênitas, asfixia perinatal, sepse neonatal e infecções congênitas. Fora do período neonatal se destacam as doenças respiratórias, infecções, doenças diarreicas, meningites, acidentes causas externas.

A queda na mortalidade infantil observada nos últimos anos no Brasil está associada a mudanças nas condições de saúde população. Melhoria da atenção primária à saúde que proporciona maior acesso ao pré-natal, aumento da cobertura vacinal, acompanhamento do crescimento e do desenvolvimento da criança no 1° ano de vida, aliado a uma melhoria na distribuição de renda, no nível de escolaridade da mãe, nas condições de habitação e alimentação são aspectos destacados nesse processo, porém persistem diferenças entre as regiões do país. A mortalidade infantil no Brasil, em crianças abaixo de 1 ano está ao redor de 13,3/mil nascidos vivos com importante diferença nas regiões do país (Norte 16,6; Nordeste 15,2; Centro Oeste 13; Sudeste 11,9 e Sul 10,2 por mil nascidos vivos).[1]

No mundo esse progresso na redução da mortalidade infantil também tem sido significativo. As taxas de mortalidade diminuíram em 60% desde 1990. Infelizmente, a pandemia de COVID, em curso, ameaça anos de melhoria de sobrevida, devido a interrupção de serviços de saúde.

Embora as taxas de mortalidade em todas as faixas etárias continuem a diminuir, ainda morreram cerca de 7,4 milhões de crianças e jovens com idade inferior a 25 anos em 2019, em grande parte, devido a causas tratáveis, como doenças infectocontagiosas. Mais de 5 milhões morreram antes dos 5 anos e metade das mortes infantis antes dos 28 dias de vida.[2]

Muitas ações são fundamentais na redução da mortalidade infantil, o rápido reconhecimento da criança gravemente enferma, seu pronto atendimento e o uso de recursos adequados tem impacto na morbidade e na mortalidade na infância.

O uso de uma abordagem sistemática no reconhecimento de sinais e sintomas clínicos apresenta uma boa relação de sensibilidade e especificidade permitindo o diagnóstico preciso, abordagem terapêutica precoce e agressiva, nos casos necessários, proporcionando melhor desfecho clínico.

Vários são os protocolos de avaliação sistemática da criança gravemente enferma, sejam eles preconizados pela Organização Mundial de Saúde (OMS), pelo Ministério da Saúde (MS) como o da Atenção integrada às doenças prevalentes na infância (AIDIPI) e pela American Heart Association (AHA) e Academia Americana de Pediatria (AAP).

Todos esses protocolos têm em comum:

1) Avaliação rápida e completa de sinais e sintomas.

2) Reconhecimento precoce dos sinais de insuficiência respiratória e choque, situações essas potencialmente graves e por vezes fatais.

3) Classificação do quadro clínico de acordo com os sinais e sintomas avaliados.

4) Tratamento precoce, e melhora da evolução desses pacientes.

Etapas da abordagem sistemática

As etapas de uma abordagem sistemática organizada no atendimento de uma grave, permitindo o reconhecimento rápido do quadro clínico envolvem 4 etapas:

a) avaliação geral

b) avaliação primária

c) avaliação secundária

d) avaliação terciária

O modelo a ser seguido consiste em:

1) Avaliar

2) Classificar

3) Decidir

4) Agir

A reavaliação do paciente, sempre após cada conduta tomada é fundamental.

a) Impressão geral inicial

A impressão geral inicial busca por meio de uma rápida avaliação visual e auditiva, feita por profissional capacitado, preferencialmente no colo do familiar em posição confortável a fim de que agitação, medo e ansiedade não interfiram no padrão dos sinais vitais.

A avaliação da impressão inicial se apoia em 3 aspectos, e é conhecida como triângulo da avaliação pediátrica.

1) **Aparência do paciente:** a avaliação da aparência envolve observar se a criança está desperta, alerta ou arresponsiva. Como está o tônus muscular, a resposta verbal ou choro, se a criança interage com o ambiente, se é consolável, como está o olhar e a fala. Alterações no nível de consciência e de responsividade pode estar relacionado à hipóxia, choque com hipoperfusão cerebral ou hipoglicemia.

2) **Presença de esforço respiratório:** trata-se da avaliação do padrão respiratório quanto a presença de respiração espontânea, de dificuldade respiratória, ocorrência de ruídos respiratórios (gemidos, estridores e sibilos audíveis sem uso de estetoscópio), sinais de esforço respiratório e posições que o paciente pode assumir para se sentir melhor.

3) **Avaliação da cor (circulação):** consiste na avaliação das alterações de cor da pele, mucosas e leitos ungueais. A pele e mucosas podem apresentar alterações da cor rósea normal para palidez, coloração marmórea, tempo de enchimento capilar prolongado, extremidades frias, presença de icterícia e cianose central que envolve as mucosas ou somente cianose periférica, em extremidades.

Devem ser também avaliados a presença de sinais de desidratação, tais como choro sem lágrima, fontanela deprimida, mucosas secas, olhos encovados e alterações do turgor de pele, débito urinário (1 a 2 mL/kg/h) sendo menor em crianças mais velhas e adolescentes.

A avaliação geral inicial é de extrema importância, é possível que esteja baseada nas informações dos pais e familiares no caso de crianças não verbais, e nas informações fornecidas pela criança que verbaliza seus sintomas. O profissional de saúde, com base nos dados obtidos, determina a gravidade do quadro e a condição potencial de risco de vida.

A doença grave quando não identificada na criança pode evoluir para parada cardiorrespiratória (PCR) e morte. Na criança a PCR raramente é de ocorrência súbita, geralmente decorrente de choque ou insuficiência respiratória.

O objetivo da impressão geral é identificar com rapidez uma situação potencialmente fatal. Sendo essa identificada, devemos seguir o algoritmo de parada cardiorrespiratória conforme a Figura 11.1.

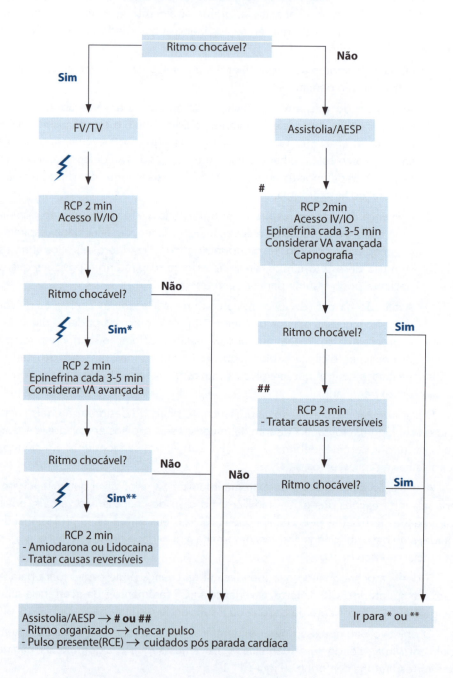

Cuidados pós parada (restabelecimento da circulação espontânea RCE)
- Preservar a função neurológica
- Evitar lesões em outros órgãos
- Diagnosticar e tratar a doença que levou à parada
- Evitar hiperóxia/hipóxia, manter Sat O_2 > 93%
- Expansão com cristalóides 20 mL/kg em bolus
- Drogas vasoativas conforme a necessidade
- Tratar agressivamente febre
- Considerar hipotermia terapêutica crianças comatosas

Qualidade da RCP
- Comprima forte(> 1/3 do diâmetro anteroposterior do tórax) e rápido(100 a 120/min) e permita o retorno total do tórax
- Minimize as interrupções nas compressões
- Evite ventilações excessivas
- Alterne os responsáveis pelas compressões a cada 2 min
- Sem via aérea avançada 15 compressões para 2 ventilações
- Se via aérea avançada, compressões contínuas (100-120/min e 1ventilação a cada 2-3 segundos).

Carga do choque para desfibrilação
- Primeiro choque 2J/kg
- Segundo choque 4J/kg
- Choques subsequentes > ou = 4J/kg (máximo 10) ou dose de adulto

Terapia medicamentosa
- Epinefrina IO/IV: 0,01 mg/kg (0,1 mL da sol 1:10000)
- Repetir a cada 3-5 min. Se não houver acesso IO/EV, pode ser dada endotraqueal na dose de 0,1 mg/kg (0,1 mL/kg da solução 1:1000)
- Amiodarona IO/IV bolus de 5 mg/kg durante a parada cardíaca. Pode ser repetida até 2 vezes para FV/TV refratária. (3 doses no total)
- Lidocaína 1 mg/kg/IV ou IO

Via aérea avançada
- Intubação orotraqueal ou via aérea avançada supraglótica
- Capnografia ou capnometria para confirmar e monitorizar a posição do tubo endotraqueal, e qualidade da RCP

Causas reversíveis
- Hipovolemia
- Hipóxia
- Distúrbio do Hidrogênio(acidose)
- Hipoglicemia
- Hipo/Hipercalemia
- Hipotermia
- Pneumotórax hipertensivo
- Tamponamento cardíaco
- Toxinas(intoxicações)
- Trombose pulmonar
- Trombose coronária

Figura 11.1 – Algoritmo do manejo da parada cardiorrespiratória em pediatria 2021.

Fonte: Adaptada dos Protocolos Internacionais da American Heart Association, 2021.

Avaliação primária

Consiste na avaliação específica, rápida e prática das funções respiratória, circulatória e neurológica com atenção aos sinais vitais e oximetria de pulso. Na avaliação primária utilizamos da abordagem A (vias aéreas); B (respiração); C (circulação); D (disfunção e incapacitação); E (exposição) (Quadro 11.1).

Trata-se de uma abordagem sequencial e prática que favorece a identificação de alterações potencialmente fatais que podem ser tratadas em tempo real, antes de avançar para o outro item da avaliação.

Quadro 11.1 – Avaliação Primária – ABCDE.	
A Abertura de via aérea	Movimentos respiratórios do tórax e do abdome. Movimento do ar pelo nariz e boca Ausculta dos sons inspiratórios e expiratórios. Verificar se a via aérea está desobstruída e pérvia
B Respiração	Avaliar frequência respiratória; do esforço respiratório; volume corrente; sons pulmonares e de vias aéreas e oximetria de pulso
C Circulação	Avaliação cardiovascular e de órgão alvo. Cor, temperatura da pele, frequência cardíaca, ritmo cardíaco, pressão arterial, pulsos(centrais e periféricos), tempo de enchimento capilar, nível de consciência e débito urinário
D Disfunção	Avaliar a função do córtex cerebral, tronco encefálico e estabelecer o nível de consciência, por meio de: • Escala de Resposta Pediátrica (AVDN: alerta, voz, dor, não responsividade) • Escala de coma de Glasgow (avalia o nível de consciência da criança e suas condições neurológicas) • Resposta pupilar à luz
E Exposição	A criança gravemente enferma deve ser despida para ser feito o exame físico dirigido: • Avaliar face tronco, extremidades e pele. Procurar evidências de trauma, sangramentos, queimaduras, marcas incomuns sugestivas de abuso

Fonte: Adaptado do Pediatric Advanced Life Support Provider Manual. ISBN: 978-1-61669-618-4.[3]

Na avaliação de disfunção e de incapacitação podemos utilizar para uma avaliação rápida do córtex cerebral a escala de resposta pediátrica AVDI, como consta no Quadro 11.2.

Quadro 11.2 – Escala AVDI e equivalentes nas escala de Glasgow (ECG).	
Resposta	**Pontuação ECG**
Alerta	15
Verbal	13
Dor (estimulação dolorosa)	8
Inconsciente (não responde à estimulos doloros)	6

Fonte: Adaptado do Pediatric Advanced Life Support Provider Manual. ISBN: 978-1-61669-618-4.[3]

Em paciente que apresenta alterações no estado de consciência, diminuição na capacidade de responder, devemos de forma imediata e rápida avaliar se a oferta de oxigênio está adequada, avaliar a ventilação pulmonar e a perfusão, assim como realizar glicemia capilar.

Para melhor avaliar o estado neurológico da criança devemos utilizar as escalas de Glasgow. Essas escalas avaliam a melhor resposta para abertura dos olhos, para respostas verbais e motoras, e existe adaptação para crianças verbais e não verbais. Veja os Quadros 11.3 e 11.4.

Quadro 11.3 – Escala de coma de Glasgow.

Abertura dos olhos	Melhor resposta motora	Melhor resposta verbal
4 Espontânea	6 Obedece a comandos	5 Orientada
3 Em resposta a comando verbal	5 Localiza a dor	4 Confusa
2 Em resposta a dor	4 Retira em resposta a dor	3 Palavras inapropriadas
1 Não responde	3 Flexão normal	2 Palavras incompreensíveis
	2 Extensão normal	1 Não responde
	1 Não Responde	

Fonte: Adaptado do Pediatric Advanced Life Support Provider Manual. ISBN: 978-1-61669-618-4.[3]

Quadro 11.4 – Escala de coma pediátrico de Glasgow.

Pontuação	Criança	Bebê
Abertura dos olhos		
4	Espontânea	Espontânea
3	Em resposta a comando verbal	Em resposta a comando verbal
2	Em resposta a dor	Em resposta a dor
1	Sem resposta	Sem resposta
Melhor resposta motora		
6	Obedece a comandos	Movimentos espontâneos
5	Localiza dor	Retira em resposta ao toque
4	Retira de acordo com a flexão	Retira de acordo com a flexão
3	Flexão anormal (rigidez decorticada)	Flexão anormal (rigidez decorticada)
2	Extensão (rigidez escerebrada)	Extensão (rigidez descerebrada)
1	Sem resposta	Sem resposta
Melhor resposta verbal		
5	Orientado e conversa	Sorri, murmura e balbucia
4	Desorientado, confuso	Chora, mas é consolável

(Continua)

Quadro 11.4 – Escala de coma pediátrico de Glasgow. (*Continuação*)		
Pontuação	**Criança**	**Bebê**
Melhor resposta verbal		
3	Palavras inapropriadas	Choro e/ou gritos persistentes e inapropriados
2	Sons incompreensíveis	Geme em resposta a dor
1	Sem resposta	Sem resposta
Total = 3 a 15		

Fonte: Adaptado do Pediatric Advanced Life Support Provider Manual. ISBN: 978-1-61669-618-4.[3]

A avaliação do diâmetro pupilar é fundamental em pacientes com alteração no nível de consciência. A resposta pupilar à luz é um indicador útil da função do tronco encefálico (Quadro 11.5).

Quadro 11.5 – Resposta pupilar e possíveis causas.	
Resposta pupilar	**Possível causa**
Pupilas puntiformes	Ingestão de narcóticos (opióides)
Pupilas dilatadas	Atividade simpática predominando. Ingestão simpaticomimética (cocaína). Ingestão de anticoinérgicos (atropina). Elevação da pressão intracraniana
Pupilas unilateralmente dilatadas	Absorção tópica não intencional de um tratamento respiratório (ipatrópio) Colírios para dilataçao dos olhos
Pupilas unilateralmente dilatadas, com estado mental alterado	Hérnia de uncus ipsilateral (hernia lateral do lobo temporal, causada por aumento da pressão intracraniana

Fonte: Adaptado do Pediatric Advanced Life Support Provider Manual. ISBN: 978-1-61669-618-4.[3]

Avaliação secundária

Compreende a realização de história clínica específica, exame cínico detalhado, a fim de identificar aspectos importantes, complementares para condução do caso. Na avaliação secundária geralmente é utilizado no questionamento a regra mnemônica SAMPLE, cujo significado das letras são:

S – Sinais e sintomas

A – Alergias

M – Medicamentos

P – Histórico médico anterior (*Past medical history*)

L – Última refeição (*Last meat*)

E – Eventos que podem estar relacionados, tais como: início do quadro, tempo para chegada ao hospital, intervenções realizadas.

Em seguida, deve ser realizado o exame físico do paciente, com atenção aos valores normais dos sinais vitais para faixa etária (Tabelas 11.1 e 11.2).

O exame físico deve ser realizado na sequência crânio caudal, de forma rápida e completa respeitando a sequência inspeção, palpação, percussão e ausculta pertinentes aos segmentos corporais e respectivos órgãos e sistemas.

Tabela 11.1 – Sinais vitais de acordo com a faixa etária.

Idade	FC (bpm)		PAs (mmHg)
	Taquicardia	Bradicardia	
0-7 dias	> 180	> 180	< 65
> 7 dias-1 mês	> 180	< 100	< 75
1 mês-1 ano	> 180	< 90	< 100
2-5 anos	> 140	NA	< 94
6-12 anos	> 130	NA	< 105
13-< 18 anos	> 110	NA	< 117

FC: Frequência cardíaca; PAs: Pressão arterial sistólica específicos por faixa etária para definição de choque. Os valores inferiores de FC e PAs são referentes ao P_5 e os valores superiores ao P_{95}.

Fonte: Adaptada do Pediatric Advanced Life Support Provider Manual. ISBN: 978-1-61669-618-4.[3]

Tabela 11.2 – Frequência respiratória elevada de acordo com a idade.

Idade	Taquipnéia (respiração/min)
2 meses a < 12 meses	30-53
1 ano a < 5 anos	> 40
FR > 60 em qualquer faixa etária é anormal. **Sinal de Alerta**	

Fonte: Adaptada do Pediatric Advanced Life Support Provider Manual. ISBN: 978-1-61669-618-4.[3]

Avaliação terciária

Consiste na realização de exames laboratoriais (gasometria, hemograma, lactato, dosagem eletrólitos, função renal e hepática e de imagem (eletrocardiograma, radiografia de tórax, ecocardiograma, ultrassonografias) para detecção de anormalidades respiratórias e circulatórias, que complementarão o diagnóstico.

No atendimento a crianças graves, devemos estar atentos principalmente para as duas situações cuja morbidade é mais frequente, são elas as doenças respiratórias que podem evoluir para insuficiência respiratória e a instabilidade hemodinâmica que pode evoluir para o choque. Ambas principais causa de parada cardiorrespiratória e óbito em crianças.

A avaliação clínica adequada da respiração, por meio de exame físico detalhado e completo associado à oximetria de pulso, nos orienta para a administração de oxigênio e suporte ventilatório para garantir adequada oxigenação e eliminação de gás carbônico, mantendo valores ideais ao nosso organismo com base nos exames laboratoriais realizados.

A outra situação clínica em crianças que demanda muita atenção em situações de abordagem da criança grave, é a instabilidade hemodinâmica que se apresenta nas alterações detectadas na avaliação da circulação, tais como: frequência cardíaca, pulsos, ritmo cardíaco, tempo de enchimento capilar (ideal 3 segundos), pressão arterial, débito urinário e nível de consciência. Uma avaliação rápida e adequada, permite o tratamento precoce do choque com ressuscitação fluídica em acessos vasculares ou intraósseo e o início precoce do uso de drogas vasoativas. O objetivo é evitar a lesão no órgão terminal e a evolução para parada cardiorrespiratória e óbito.

Para um bom atendimento sistematizado de uma criança gravemente enferma é essencial a organização do ambiente do atendimento, disponibilidade de recursos, equipe multiprofissional treinada e uma adequada comunicação em alça fechada na equipe que realiza o atendimento.

Referências bibliográficas

1. Ministério da Saúde (BR). Boletim epidemiológico. Disponível em: https://www.gov.br/saude/pt-br/centrais-de-conteudo/publicacoes/boletins/boletins-epidemiologicos/2021/boletim_epidemiologico_svs_37_v2.pdf.
2. Pediatric Advanced Life Support Provider Manual. ISBN: 978-1-61669-618-4.
3. Unicef. Disponível em: https://data.unicef.org/resources/levels-and-tr.

12 | Bronquiolite

Ana Maria Andrélio Gonçalves Pereira de Mélo

Conceito

Bronquiolite é a principal causa de admissão hospitalar em doenças respiratórias nas crianças com idade abaixo de 1 ano em todo o mundo. Acomete principalmente crianças menores do que 2 anos, em particular abaixo dos 6 meses, no período do inverno, e o diagnóstico está baseado em sinais clínicos.

Etiologia

A bronquiolite é decorrente de obstrução inflamatória de vias aéreas inferiores, em resposta a uma infecção. Por esse motivo, geralmente trata-se de bronquiolite viral aguda (BVA).

A BVA, em 90% dos casos, tem como agente etiológico o vírus respiratório sincicial (VRS).[1] O VRS foi isolado pela primeira vez em 1956, em um chimpanzé em cativeiro e logo a seguir isolado em crianças.[2] Esse vírus ainda é a principal causa de doença viral em crianças com idade inferior a 5 anos, sendo a principal causa de BVA, e responde por 80-100% dos casos da doença nos meses de inverno.

O VRS é um RNA vírus, envelopado de cadeia simples, família *Paramyxoviridae*, ordem *Mononegaviridae*. Existem 2 cepas principais a A e a B que circulam na população humana.[1]

O vírus se replica no epitélio do trato respiratório superior, se distribui pelas vias respiratórias e possivelmente para outros tecidos. A fonte de infecção geralmente é alguém com doença respiratória benigna, próximo ao lactente. O homem é a única fonte de infecção.

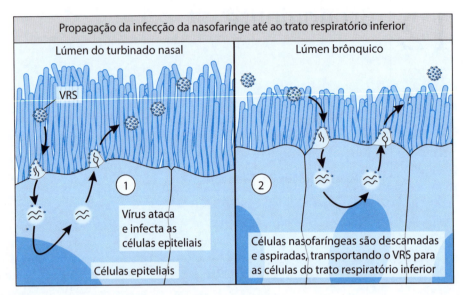

Figura 12.1 – Replicação do VRS no epitélio respiratório.
Fonte: Adaptada de Meissner HC. Viral Bronchiolitis in Children. N Engl J Med 2016; 374:62-72.[6]

Outros agentes podem causar BVA, tais como: metapneumovírus, Influenza A e B, Adenovírus, Parainfluenza 1 e 3, Rinovírus, Coronavírus e Bocavírus humano.

A incidência de BVA no primeiro ano de idade é ao redor de 11% e cerca de 6% no segundo ano. O pico de incidência está entre 2 a 5 meses. O risco de hospitalização é maior nas crianças abaixo de 1 ano e está ao redor de 2%.[4]

No Brasil os picos de infecção pelo VRS ocorrem de janeiro a julho.

Patogenia

A transmissão do VRS geralmente ocorre por contato direto, sendo o período de incubação 2 a 8 dias, com período de disseminação viral que pode chegar a 4 semanas em bebês.

O tipo de lesão e as manifestações clínicas decorrentes das doenças virais respiratórias são uma combinação de fatores.

1) Afinidades dos vírus por células específicas em segmentos determinados da via respiratória.
2) Efeito destruidor sobre as células infectadas.
3) Diâmetro das vias aéreas.
4) Resposta imunológica do organismo.

A infecção pelo VRS ocorre por contato direto das secreções respiratórias contaminadas com a mucosa nasal ou conjuntival. Após o período de incubação 4-5 dias, o vírus inicia sua replicação no epitélio da nasofaringe. Por meio da aspiração de secreções, ou por meio de transmissão célula a célula, a infecção progride para as vias aéreas inferiores levando a necrose, proliferação do epitélio bronquiolar, destruição das células epiteliais ciliadas e infiltrado linfocitário e de macrófagos peribronquiolares, levando ao edema, aumento da produção de muco e infiltração de células inflamatórias. Essas alterações são responsáveis pela obstrução de vias aéreas inferiores, e estão ilustradas nas Figuras 12.2, 12.3, 12.4.

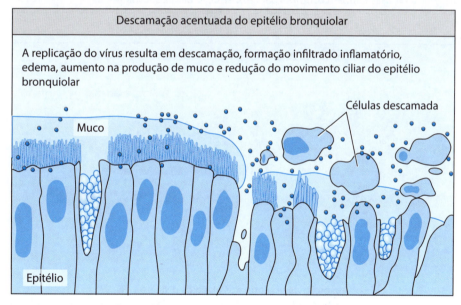

Figura 12.2 – Alterações do epitélio respiratório decorrentes da ação VRS.
Fonte: Adaptada de Meissner HC. Viral Bronchiolitis in Children. N Engl J Med 2016;374:62-72.[6]

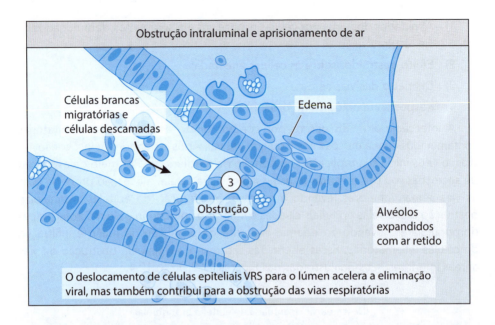
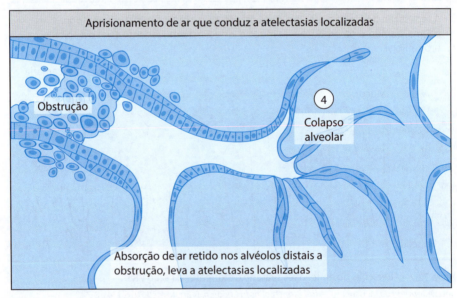

Figura 12.3 – Complicações pulmonares da BVA.
Fonte: Adaptada de Meissner HC. Viral Bronchiolitis in Children. N Engl J Med 2016; 374:62-72.[6]

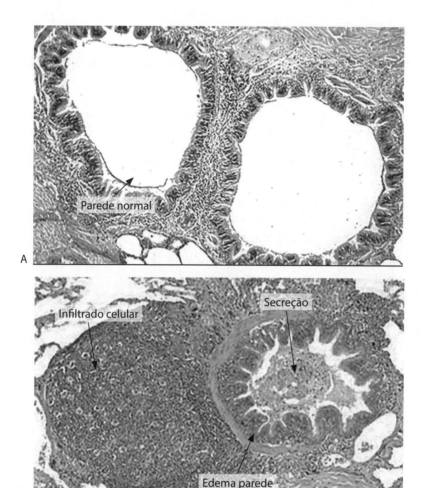

Figura 12.4 – Comparação entre o bronquíolo em pulmão normal (A) e bronquíolo pulmão acometido pelo VRS (B).
Fonte: Acervo da autoria.

A contração da musculatura lisa é outro mecanismo potencial para a obstrução das vias aéreas. Além disso, as anormalidades dos sistemas adrenérgicos e colinérgicos, comuns nas viroses respiratórias, e os sistemas não adrenérgicos e não colinérgicos podem induzir a broncoconstrição decorrente da lesão epitelial.[5,6]

Quadro clínico/Propedêutica

O quadro clínico varia com a idade, raramente a criança é assintomática abaixo dos 2 anos de idade.

O quadro clínico se inicia com febre baixa, coriza clara, congestão nasal, espirros. Após 2 a 3 dias se iniciam os sintomas de acometimento de vias aéreas inferiores com tosse, taquipneia. O lactente pode evoluir com recusa alimentar, vômitos após os episódios de tosse ou incoordenação à deglutição em decorrência do desconforto respiratório, aumentando o risco de engasgo e aspiração e como consequência a ocorrência de desidratação.

A apneia é um sinal de gravidade e é mais comum nos pacientes de risco para doença grave. Em recém nascidos pode ser o único sintoma.

Ao exame físico podemos observar:

1) Febre, não superior a 39 °C, que geralmente ocorre na fase prodrômica da doença
2) Corrimento nasal
3) Tosse seca
4) Aumento da frequência respiratória
5) Tiragens supraclavicular, intercostais e subcostal
6) Sibilância respiratória
7) Expiração prolongada
8) Crepitações inspiratórias disseminadas por todos os campos pulmonares
9) Apneia

Diagnóstico

O diagnóstico de BVA é essencialmente clínico, se baseia na história clínica e exame físico. O primeiro episódio de desconforto respiratório em lactentes associado a infecção viral, ou o primeiro episódio de sibilância, principalmente se estiver nos meses que correspondem a sazonalidade do VRS pode ser BVA.

Um grande desafio no diagnóstico da BVA é a avaliação de gravidade, baseada nas manifestações clínicas. Alguns instrumentos (RDAI – *Respiratory Distress Assessment Instrument* e o RACS – *Respiratory Assessment Abstract Chanche Score*) agrupam avaliação de variáveis clínicas importantes, e são utilizados, principalmente, em estudos clínicos. Esses escores não conseguem abranger todos os determinantes de gravidade, portanto possuem limitada aplicação clínica.[7]

Exames subsidiários não são necessários para o diagnóstico e manejo do paciente com BVA não complicada e em tratamento domiciliar.

A elucidação diagnóstica em pacientes hospitalizados é importante, em particular quanto a etiologia do quadro viral, pois orienta medidas de isolamento e previne a disseminação do vírus em ambiente hospitalar.

Radiografia de tórax

A realização de radiografia de tórax não é recomendada de rotina. Utilizada diante de casos graves ou aqueles com piora súbita (Figura 12.5).

Os principais achados são:
1) Hiperinsuflação torácica
2) Hipertransparência em campos pulmonares
3) Retificação do diafragma
4) Broncograma aéreo com infiltrado de padrão intersticial
5) Atelectasias

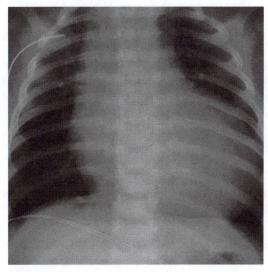

- Hiperinsuflação pulmonar
- Retificação de arcos costais
- Retificação do diafragma

Figura 12.5 – Aspectos radiológicos da Bronquiolite.
Fonte: Acervo da autoria.

A presença de área cardíaca aumentada deve sugerir o diagnóstico diferencial com cardiopatias congênitas, insuficiência cardíaca ou miocardite viral.

Hemograma e proteína C reativa (PCR)

As alterações que podem estar presentes no hemograma são inespecíficas. Presença de leucocitose acima de 20.000/mm³ e linfocitose acima 10.000/mm³ orientam para o diagnóstico diferencial com coqueluche.

A PCR pode estar elevada em graus variáveis.

Pesquisa viral

O diagnóstico etiológico da BVA pode ser realizado por meio da pesquisa em secreções respiratórias, sendo os melhores resultados em secreção nasal.

Existem vários métodos laboratoriais disponíveis:

A-imunofluorescência direta ou indireta em secreção nasal é o mais utilizado, devido à praticidade, à rapidez dos resultados e ao menor custo. Com essa técnica somos capazes de identificar não só o VRS, como também outros vírus (influenza A e B, adenovírus, Parainfluenza 1, 2 e 3). Esse teste apresenta sensibilidade de 80% e especificidade de 90% para o VRS.

Existem outros métodos que podem ser utilizados para a detecção viral, são eles: cultura em células, sorologias, métodos de imunocromatografia e a reação de polimerase em cadeia (PCR).

A pesquisa rotineira da etiologia viral está indicada apenas em pacientes hospitalizados e também em pacientes imunossuprimidos que cursam com pior prognóstico. Em pacientes cuja suspeita é infecção pelo vírus influenza A, o diagnóstico etiológico é importante pois pode indicar a terapêutica antiviral.

Eletrólitos

Em pacientes com BVA é descrita como complicação a síndrome de secreção inapropriada de hormônio antidiurético (SSIHAD), principalmente em pacientes graves. O paciente pode apresentar, retenção hídrica, ganho de peso e hiponatremia. Nestes pacientes a dosagem de eletrólitos é importante.[8]

Prognóstico

A maioria dos casos de BVA é leve, autolimitados, cujos sintomas não ultrapassam 7 a 10 dias. Cerca de 2% a 3% dos casos vão evoluir para doença grave e requerer hospitalização.

A mortalidade por BVA é baixa, variando de 1% a 3% nos pacientes de risco para doença grave.

Os principais fatores para doença grave são:

1) Idade inferior a 1 ano
2) Prematuridade
3) Presença de cardiopatia congênita
4) Displasia broncopulmonar
5) Imunodeficiência congênita ou adquirida

Outros fatores são considerados agravantes no risco para bronquiolite grave, tais como: tabagismo materno, baixa idade materna, ter mais do que 2 irmãos ou frequentar creche, baixo peso ao nascer, más condições socioeconômicas e baixa idade na sazonalidade do VRS.[9]

Tratamento

A grande parte dos pacientes com BVA evolui de forma benigna, alcançando a cura sem necessidade de intervenções. Os pacientes são tratados em casa e o tratamento envolve o controle de temperatura, manter a hidratação e a nutrição e acompanhamento do quadro respiratório.

A indicação de hospitalização ocorre em 1% a 2% dos casos e principalmente em crianças abaixo de 1 ano e está relacionado ao grau de insuficiência respiratória e ao comprometimento do estado geral. A Tabela 12.1 mostra como podem ser considerados os critérios de gravidade para internação.[9]

Tabela 12.1 – Critérios para avaliação de gravidade em bronquiolite viral aguda (BVA).

	Leve	Moderada	Grave
Alimentação	Normal	Menos que o normal	Não aceita
FR (ipm)	< 2 meses > 60 > 2 meses > 50	> 60	> 70
Tiragem	Leve	Moderada	Grave
Batimento asa nariz Gemência	Ausente	Ausente	Presente
SatO$_2$	> 92%	88-92%	< 88%
Comportamento geral	Normal	Irritável	Letárgico

Fonte: Adaptada de Scottish Intercollegiate Guidelines Network, 2016.[3]

O atendimento deve ser organizado para manter o paciente calmo e com o mínimo manuseio. A presença da mãe ou familiar próximo pode ser fundamental. A cabeceira elevada deve ser mantida.

O tratamento do paciente portador de BVA internado compreende:[10-13]

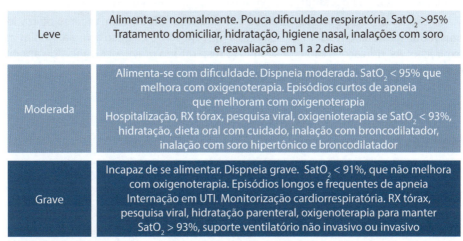

Figura 12.5 – Bronquiolite: quadro clinico e abordagem terapêutica.
Fonte: Adaptada de Ferronato AE, Barreira ER., 2015.[9]

Medidas de suporte

Oxigenoterapia

A oxigenoterapia tem por objetivo corrigir a hipoxemia e promover redução do esforço respiratório. A administração de oxigênio pode ser feita por meio de máscaras faciais, cateteres nasais, cateteres nasais de alto fluxo. De modo geral, a oferta de oxigênio deve manter PaO_2 entre 70-90 mmHg e saturação de O_2 > ou = a 93%.

A cânula nasal de alto fluxo que fornece uma mistura de ar e oxigênio aquecida e umidificada, é uma alternativa como suporte ventilatório não invasivo, eficiente e com boa tolerabilidade. Ainda há necessidade de mais estudos que evidenciem melhor seu uso precoce, como primeira escola na BVA.

Manutenção da hidratação

A desidratação predomina em lactentes, e é consequência do aumento de perdas insensíveis em decorrência de taquipneia, baixa ingesta devido ao desconforto respiratório, vômitos ou crises de tosse.

Em casos de desconforto respiratório leve, é possível manter o aleitamento materno ou oferta em pequenas quantidades. Nos casos de desconforto respiratório mais acentuado, considerar a oferta de dieta por sonda ou hidratação parenteral. Nos pacientes que recebem hidratação parenteral prolongada, a monitorização do peso, balanço hídrico, controle de eletrólitos é recomendada.

Suporte ventilatório

Em crianças internadas com BVA, 15% a 35% necessitam cuidados intensivos e cerca de 8% a 21% necessitarão de ventilação pulmonar mecânica.

O uso de pressão positiva contínua em via aérea (CPAP) é um recurso utilizado, pois reduz o trabalho respiratório devido à prevenção do colapso alveolar no fim da expiração. As indicações são o desconforto respiratório grave, ocorrência de apneia e necessidade de FiO_2 acima de 50%.

Na falha terapêutica do CPAP está indicada a intubação traqueal e uso de ventilação pulmonar mecânica.

Medidas farmacológicas

Broncodilatadores

Até o momento não existem evidências da eficácia do uso de broncodilatadores, tanto alfa como beta adrenérgicos na BVA. Esses são utilizados na prática clínica em pacientes que recebem tratamento ambulatorial e também nos pacientes internados.

Os broncodilatadores parecem reduzir os escores clínicos de gravidade, porém estão associados a efeitos adversos como taquicardia e tremores.

É considerado aceitável realizar testes com broncodilatadores alfa ou beta adrenérgicos, com avaliação criteriosa e objetiva da resposta ao tratamento, ou seja, redução da frequência e do esforço respiratório assim como da sibilância.[12]

Corticoides

Apesar da presença de importante processo inflamatório na BVA, não existem evidências clínicas para o uso de corticoides, seja qual for a via de administração. O uso não há impacto na redução das taxas de admissão, no tempo de internação, no tempo de uso de oxigênio ou redução de sintomas respiratórios.

Solução salina hipertônica

O uso da solução salina hipertônica (SSH) tem o objetivo de hidratar a superfície da mucosa, melhorar o clearence mucociliar e diminuir o edema da parede bronquiolar por meio da reabsorção do excesso de água da mucosa.

Em estudo com SSH, foi observada a redução de 1 ou 2 dias no tempo de internação, representando até 25% do tempo médio de internação. Também foi identificada a redução nos valores de escores de gravidade, porém nenhuma mudança nas taxas de internação.

O principal efeito adverso é a ocorrência de broncoespasmo, o que não foi observado em pacientes com BVA, devido uso em associação com broncodilatador.[11]

Antibioticoterapia

A BVA é uma doença de etiologia viral e o uso de antibióticos está indicado quando há suspeita de infecção bacteriana.

O uso de macrolídeos no tratamento da BVA, visando a diminuição do processo inflamatório pela ação imunomoduladora, não mostrou benefício.

Outros tratamentos

Aspiração nasal

Lactentes muito pequenos são respiradores nasais exclusivos, na presença de obstrução nasal e rinorreia, é importante realizar aspiração nasal para conforto e melhora da mecânica respiratória.

Fisioterapia

O uso da fisioterapia para tratamento de pacientes com BVA é medida de efetividade controversa, porém faz parte da rotina assistencial de muitos serviços. Em revisão elaborada pela Cochrane sobre o uso da fisioterapia respiratória em lactentes internados com BVA, observaram nenhum benefício quanto ao uso de vibração ou percussão torácicas e também quanto ao uso de expiração excessiva.

Heliox

Heliox consiste na mistura de gás hélio com oxigênio. Essa mistura apresenta menor densidade do que o ar, resultando em melhora do fluxo de ar através das vias aéreas que se encontram com diâmetro reduzido e com maior resistência quando acometidas pela BVA.

O uso de heliox tem benefícios na redução de escores de gravidade, na diminuição da frequência respiratória e na pCO_2, porém seu uso não proporciona redução nas taxas de intubação.

Ribavirina

Ribavirina é um antiviral de amplo espectro, único tratamento antiviral para BVA, causada pelo VRS. Embora seu uso possa reduzir o tempo de ventilação mecânica e tempo de internação hospitalar, a relação custo-benefício não recomenda seu uso de rotina.

O uso de ribavirina é limitado pela dificuldade técnica para administração inalatória e por conta de possíveis efeitos teratogênicos para equipe de saúde exposta.

Surfactante

Os pacientes com BVA por VRS apresentam alterações quantitativas e qualitativas no surfactante pulmonar. A destruição dos pneumócitos tipo II induzida pelo vírus prejudica a síntese e a distribuição do surfactante. A presença de proteínas no alvéolo, decorrentes do processo inflamatório, inativam o surfactante e prejudicam sua ação e alteram a capacidade residual funcional, prejudicando as trocas gasosas no alvéolo.

O uso do surfactante pulmonar mostrou melhora da relação pO_2/FiO_2, diminuição de pCO_2, diminuição nos valores de pressão de pico inspiratório e também do tempo de ventilação mecânica. O uso de rotina ainda não é bem estabelecido.

Complicações

As complicações mais frequentes da BVA são:

- Insuficiência respiratória aguda.
- Apneia.
- Atelectasias.
- Otite média aguda causada pelo próprio vírus ou por infecção bacteriana secundária.
- Infecção pulmonar bacteriana secundária.
- Síndromes de escape de ar (pneumotórax/pneumomediastino) como complicações da ventilação mecânica.

- Bronquiolite obliterante, mais frequente quando o agente etiológico é o adenovírus.[9]

Prevenção

A prevenção da BVA envolve a adoção de medidas gerais de prevenção de infecção respiratória, tais como: evitar locais fechados, mal ventilados e com muitas pessoas; higienizar as mãos antes de manusear o lactente; evitar o contato com adultos e crianças com infecção de vias aéreas superiores. Em pacientes com risco de desenvolver doença grave, considerar a ida para a creche em idades maiores e após o período da sazonalidade do VRS.

Vacinas

O desenvolvimento de vacinas contra o VRS é desafiador. A história natural da doença causada pelo VRS, a necessidade de realizar imunização em fases precoces da vida e a possibilidade de haver influência de anticorpos maternos naturalmente adquiridos, interfere na adoção de estratégias de imunização. A vacina ideal deve induzir a produção de anticorpos nos 2 primeiros anos de idade, faixa etária esta de maior acometimento dos pacientes.

Pelo menos 6 diferentes formulações de vacinas encontram-se em estudos em fases pré-clínicas e clínicas. Há também estudos sobre o uso de anticorpo monoclonal de meia-vida prolongada nos primeiros meses de vida, sendo considerada uma alternativa na prevenção da doença.

Anticorpo monoclonal

O uso de anticorpo monoclonal, palivizumabe, reduz em 55% as formas graves de BVA pelo VRS. Se uso está restrito aos grupos de risco para o desenvolvimento de doença grave, tais como bebês prematuros e cardiopatas. Sua grande desvantagem é o alto custo.

A dose recomendada é de 15 mg/kg por via intramuscular a cada 30 dias por 5 meses consecutivos, sendo que a primeira dose antes do início da estação pandêmica do VRS.[11]

Desde 2013 o Ministério da Saúde recomenda a administração de palivizumabe em:

1) Crianças prematuros nascidas com idade gestacional < 29 semanas e idade < 1 ano.

2) Crianças com cardiopatia congênita e repercussão hemodinâmica (uso medicamentos) e idade < 2 anos.

3) Crianças com doença pulmonar crônica da prematuridade em tratamento (oxigênio, corticoide, broncodilatador ou diurético) e idade < 2 anos.

Referências bibliográficas

1. Rodriguez R, Ramilo O. Respiratory syncytial vírus: how, why and what to do. J Infect. 2014;68(1):S115-8.
2. Chanock RM. Recovery of a new type of myxovirus from infants with croup. Ann N Y Acad Sci. 1957;67(8):287-95.
3. Scottish Intercollegiate Guidelines Network.Bronchiolitis in children: a national clinical guideline. Edinburgh:SIGN;2006 [acesso em 2021 set 06]. Disponível em: http://lothianrespiratorymcn.scot.nhs.uk/wp-content/uploads/2010/11/sign-91--Bronchiolitis-in-children.pdf.
4. Ralston SL, Lieberthal AS, Meissner HC, Alverson BK, Baley JE, Gadomski AM, et al. Clinical pratice guideline: the diagnosis, management, and prevention of bronchiolitis. Pediatrics. 2014;134(5):e1474-502.
5. Dawson-Caswell M, Muncie HL Jr. Respiratory syncytial vírus infection in children. Am Fam Physician. 2011 Jan;83(2):141-6.
6. Meissner HC. Viral Bronchiolitis in Children. N Engl J Med 2016;374:62-72.
7. Fernandes RM, Plint AC, Terwee CB, Sampaio C, Klassen TP, Offringa M, et al. Validity of bronchiolitis outcome measures. Pediatrics.2015;135(6):e1300-e408.
8. Steensel-Moll HA, Hazelzet JA, Van Der VoortE, NeijensHJ, Hakeng WHL. Excessive secretion of antidiuretic hormone in infants with respiratory syncytial vírus. Arch Dis Child. 1990;65(11):1237-9.
9. Ferronato AE, Barreira ER. Bronquiolite. In: Gilio AE, Grisi S, Bousso A, Paulis D M editores. Urgência e emergências em pediatria geral: Hospital Universitário da Universidade de São Paulo. São Paulo: Ed Atheneu; 2015. p.171-8.
10. Caballero MT, Polack FP, Stein RT. Viral Bronchiolitis in yong infants: new perspectives for management and treatment. J Pediatr(Rio J). 2017;93:75-83.
11. Kirolos A, Menti S, Blacow R, Tse G, Wilson T, et al. A Systematic Review of Clinical Practice Guideline for the Diagnosis and Management of Bronchiolitis. J Infec.2019;222:e S672-9.
12. Hartling L, Fernandes RM, Bialy L, Milne A, Johnson D, Plint A, et al. Steroids and bronchodilatadors for acute bronchiolitis in the first two years of life: systematic review and meta-analysis. BMJ. 2011;342,d1714.
13. https://www.nice.org.uk/guidance/ng9/resources/bronchiolitis-in-children-diagnosis-and-management-pdf-51048523717

Seção 5

Emergências Neurológicas

13 | Acidente Vascular Encefálico Isquêmico

Ana Claudia Piccolo

Introdução

Segundo o Heart Disease and Stroke Statistic de 2021, a prevalência global do Acidente Vascular Encefálico (AVE) em 2018 foi de 101,5 milhões de casos, sendo 77,2 milhões devido ao AVE isquêmico (AVEI), 20,7 milhões por AVE hemorrágico (HIP), e 8,4 milhões por hemorragia subaracnoidea (HSA).[10]

Ainda de acordo com a World Stroke Organization (WSO) <www.world- stroke.org>, anualmente ocorrem > de 13,7 milhões de novos casos de Acidente Vascular Encefálicos (AVE) no mundo, 60% em pessoas com < de 70 anos de idade, e 5,5 milhões de óbitos anualmente por AVE. No Brasil, o AVEI alterna-se como 2ª ou 3ª causa de morte, com taxas de incidência do AVE ajustadas para idade, variando entre 137 e 168/100 mil habitantes.[7]

Principais tipos e fatores risco para o AVEI

De acordo com a American Heart Association/2021, o AVEI continua sendo o tipo mais frequente (88% dos casos), 23% sendo infartos lacunares (< 1,5 cm de diâmetro) causados por doença de pequenos vasos, 35% com etiologia cardioembólica (principalmente por fibrilação atrial), 17% causados por aterosclerose de grande artéria (> 50% de estenose evidenciada por imagem vascular), e 45% sem uma etiologia conhecida apesar de vasta investigação (AVEI criptogênico/de origem obscura).[5] Na Tabela 13.1, estão descritos os principais fatores de risco.[3]

Diagnóstico do AVEI

História

A história é essencial para o diagnóstico, os detalhes precisam ser esclarecidos de forma eficiente com o paciente e/ou seus familiares/testemunhas.[2,4] É preciso saber quando o paciente foi visto bem pela última vez, determinando se o paciente está dentro da janela de tratamento para terapia de reperfusão.[2,4] O tempo para eventos não testemunhados, ou quando o paciente já acordou com o déficit *wake up* AVE, deve considerar quando o paciente foi visto bem pela última vez, e não quando foi encontrado.[4] É importante determinar a rapidez como os sintomas se desenvolveram, considerando-se que o início dos sintomas do AVE é súbito, e quando a evolução dos sintomas é gradual (exceto os AVEI da circulação posterior), sugere outros diagnósticos (crises epilépticas, hipoglicemia, migrânea, síncope etc).[2,4] Uma rápida visão geral da história do paciente, especialmente sobre os fatores de risco vascular, e a lista de medicamentos, ajudam a rastrear diagnósticos relevantes, e vão influenciar o processo de decisão diagnóstica.[4]

Exame físico e neurológico

Devemos iniciar avaliando o ABC (vias aéreas, respiração, circulação e sinais vitais) e a glicose capilar.[2,3,4]

Um exame neurológico focado deve ser realizado para identificar-se o território vascular afetado, e também para quantificar o déficit neurológico, neste caso, utilizando a Escala do National Institutes of Health Stroke (NIHSS), com um sistema de treinamento e certificação credenciado <http://www.nihstrokescale.org/>, tempo de conclusão rápido (≤ 10 min), devendo ser usada para monitorar a gravidade do déficit neurológico, e para identificar piora neurológica, além de selecionar pacientes para terapia de reperfusão.[4]

O reconhecimento rápido das síndromes comuns do AVEI, aumenta a acurácia do diagnóstico, e facilita para um exame neurológico eficiente para a avaliação do exame de imagem. As síndromes do AVEI de grandes vasos (ver Tabela 13.2) sugerem uma causa aterosclerótica ou embólica.[4]

Investigação

Pré-Imagem

As diretrizes da American Stroke Association sugerem que a única investigação prévia necessária é a glicemia capilar, a não ser em caso de uso de anticoagulantes ou história de sangramentos, quando se torna obrigatório aguardar resultado da triagem de coagulação. Dois acessos venosos são frequentemente necessários para sequências de imagens de contraste, ou perfusão, e medicação, permitindo que um painel de sangue seja obtido, incluindo hemograma completo, função renal, e uma triagem de coagulação.[2,3,4,9]

Neuroimagem

A neuroimagem rápida é essencial para pacientes com AVEI agudo. São necessários protocolos claros para uma interpretação eficiente, e para prevenir atrasos desnecessários na trombólise intravenosa (TIV)/ou trombectomia.[2,3,4,9]

Uma tomografia computadorizada (TC) de crânio sem contraste é rápida, sensível e econômica para descartar-se hemorragia intracraniana, o que geralmente é suficiente para tomar decisões de trombólise. No entanto, a TC tem sensibilidade e especificidade muito mais baixas para isquemia aguda. Sinais de isquemia aguda na TC sem contraste incluem a perda de diferenciação da substância branca/cinzenta, a perda da lamela insular, a perda de integridade do núcleo lentiforme, o apagamento do sulco hemisférico e a hiperdensidade de artéria intracraniana ("sinal da artéria hiperdensa").[2,4,9]

As alterações isquêmicas iniciais devem ser quantificadas para avaliar a extensão do dano do parênquima, utilizando-se a pontuação da escala de AVE de Alberta (ASPECTS). A imagem de TC multimodal compreende perfusão por TC e/ou angiografia por TC (AngioTC), bem como TC sem contraste, com o objetivo de ampliar a seleção de casos para a terapia de reperfusão.[2,3,4,9]

A AngioTC dos vasos cervicais e intracranianos deve ser realizada quando existir suspeita de oclusão de artéria de grande calibre e houver trombectomia disponível.[2,4]

A ressonância magnética (RM) tem uma sensibilidade muito maior para isquemia do que a TC, particularmente em AVEI minor, podendo prever desfechos piores em curto e longo prazo. Protocolos de RM rápidos incluem a imagem ponderada por difusão (DWI), o T2 (FLAIR), a Angio-Ressonância (AngioRM), e uma sequência sensível ao sangue, como Gradiente Echo, e imagem ponderada de suscetibilidade (*mismatch* Perfusão/Difusão – P/DWI) (ver Figuras 13.1 e 13.2).[1,2,3,4,8,9]

Tratamento do AVEI agudo

O principal objetivo do tratamento do AVE isquêmico agudo é resgatar o tecido cerebral isquêmico, por meio de recanalização e alcance das colaterais leptomeníngeas.[4] A Figura 13.1 apresenta uma abordagem para a reperfusão aguda do AVCI, devendo ser usada em conjunto com protocolos locais adaptados aos serviços disponíveis, quando necessário.[4]

Devem ser incluídos no protocolo da TIV inicialmente, todos os pacientes com diagnóstico de AVCI e com déficit neurológico incapacitante (independentemente da gravidade), com início dos sintomas ≤ 4,5 horas e com > 18 anos de idade. Em caso de *wake up* AVE e no AVEI com janela dos sintomas > 4,5 horas, deve-se considerar neuroimagem funcional por *mismatch* por meio da RM – Difusão/FLAIR e TC-perfusão e RM FLAIR/DMI (Figuras 13.1 e 13.2).[1,2,4,8]

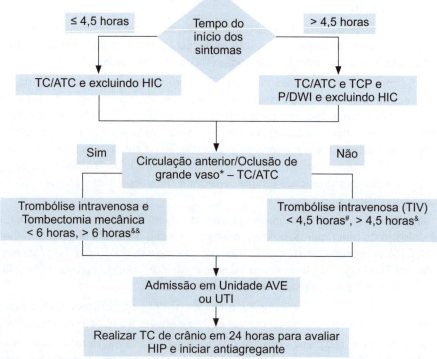

Figura 13.1 – Algoritmo tratamento e reperfusão do AVEI agudo.

AVEI: Acidente Vascular Encefálico Isquêmico; **TC: Tomografia de crânio; TCA: AngioTC; TCP: perfusão/difusão por TC; P/WI: perfusão/difusão por Ressonância**; OGV: Oclusão de Grande Vaso; TIV: Trombólise Intravenosa; HIC: Hemorragia Intracraniana.
*Pacientes com Oclusão de Grande Vaso da circulação posterior devem ser incluídos em centros com experiência no tratamento AVEI;
#Realizar TIV com rt-PA se não houver contraindicação e ASPECTS >7 (ou > 5 em centros mais experientes);
&Realizar imagem com RM-P/WI (perfusão/difusão): considerar *mismatch* volume/*core* isquêmico > 1,2, ou volume infarto > 10 mL na diferença hipoperfusão/*core* isquêmico, ou ainda *mismatch* Flair/DWI (presença de uma lesão isquêmica aguda em DWI, na ausência de uma lesão hiperintensa no Flair na mesma área) para *Wake up* AVE;
&&Se **janela > 6 horas** do início dos sintomas, e centro com neuroimagem avançada (TCP ou P/WI), considerar se **< 16 horas os parâmetros do estudo DEFUSE,** ou se **< 24 horas de janela os parâmetros de déficit clínico-core isquêmico do estudo DAWN;**

Fonte: Adaptada de Hurford, R. et al, Pract. Neurol., 2020 e Berge, E. European Journal of Stroke, 2021;

Vários parâmetros devem ser controlados (ver Tabela 13.3),[4,7] nos pacientes com PA gravemente elevada (PA sistólica (PAS) ≥ 185 mmHg ou PA diastólica (PAD) ≥ 110 mmHg), e sendo considerada terapia com reperfusão, é necessária estabilização da PA para iniciar a TIV com o ativador do plasminogênio do tipo tecidual (rt-PA)/alteplase, e podendo requerer terapia anti-hipertensiva intravenosa, sugerimos Metoprolol (1 ampola (amp) = 5 mg), administrar 5 mg a cada 10 minutos, sendo 1 mg/minuto (min),

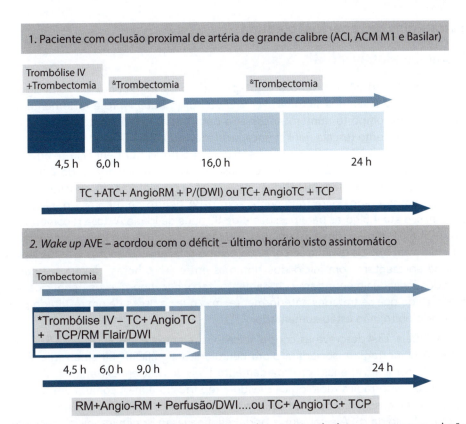

Figura 13.2 – Esquema tratamento do AVEI de acordo com a janela de tratamento para oclusão de artéria de grande calibre e *Wake up* AVE.

ACI: Artéria Carótida Interna; ACM M1: Artéria Cerebral Médica Segmento M1. TC: Tomografia de crânio; AngioTC: Angiotomografia; TCP: Perfusão por TC; RM: Ressonância Magnética; AngioRM: AngioRessonância; P/(DWI): Ressonância com Perfusão/Difusão (DWI).

&Na imagem com RM-P/WI (perfusão/difusão): considerar *mismatch* volume/*core* isquêmico > 1, 2, ou volume infarto > 10 mL na diferença hipoperfusão/core isquêmico; Se janela > 6 horas do início dos sintomas, e centro com neuroimagem avançada (TCP ou P/WI), considerar se < 16 horas os parâmetros do estudo DEFUSE, ou se < 24 horas de janela os parâmetros de déficit clínico-*core* isquêmico do estudo DAWN;

*Para pacientes com *Wake up* AVE, vistos bem pela última vez com < 4,5 horas ou dentro de 4,5-9 horas do ponto médio do sono, e *mismatch* na RM/DWI-Flair compatível (presença de uma lesão isquêmica aguda em DWI, na ausência de uma lesão hiperintensa no FLAIR na mesma área), considerar TIV com alteplase, caso a trombectomia mecânica não esteja indicada ou não seja possível.

Fonte: Adaptado de Berge, E.; European Stroke Organisation (ESO) guidelines on intravenous thrombolysis for acute ischaemic stroke. European Stroke Journal, 2021.

máximo 20 mg ,ou Labetalol (1 amp = 100 mg, 20 mL [5 mg/mL]), iniciar com bolus de 5-20 mg administrado durante 1 a 2 min, podendo repetir-se a cada 10 min, numa dose máxima de 300 mg ou perfusão de 0,5 a 2 mg/min, preparação com 200 mg/40 mL (5 mg/mL), ou Nitroprussiato de sódio (1 ampola = 50 mg), diluir em soro glicosado (SG) 5%, infusão intravenosa de 0,5-8 µg/kg/min, com ajuste a cada 10 min se necessário).[4,7] Caso o paciente não esteja na janela para reperfusão o alvo da PAS/PAD será < 200 × 120 mmHg nas primeiras 96 horas.[9,7]

Estratégias de reperfusão aguda

Trombólise intravenosa

A alteplase/rt-PA intravenosa está aprovada para tratamento do AVEI agudo ≤ 4,5 horas do início dos sintomas.[2,3,4,7,9] O efeito do tratamento é fortemente dependente do tempo (o número necessário para tratar – NNT para com resultado funcional excelente (escala Rankin (incapacidade) ≤ 2) em 1,5 hora é igual a 5, em comparação com NNT = 9, com TIV entre 3,0-4,5 horas.[4] O benefício relativo do rt-PA não é modificado pela gravidade basal do AVCI ou pela idade do paciente. As diretrizes recomendam que todos os pacientes com sintomas incapacitantes devem ser considerados para tratamento com rt-PA dentro de 3 horas do início dos sintomas, e até 4,5 horas para pessoas < de 80 anos de idade A dose recomendada do rt-PA é 0,9 mg/kg (dose máxima de 100 mg), sendo 10% em bolus, e o restante infundido em bomba de infusão contínua, tempo total em 60 minutos.[2,3,4,7] Pacientes que se apresentem com início dos sintomas entre 4,5-6 horas, devem ser considerados individualmente para o tratamento, reconhecendo que os benefícios são menores do que se tratados anteriormente, mas que os riscos de um resultado pior, incluindo óbito, não estão aumentados.[2,4,9]

A Tabela 13.4 descreve as contraindicações relativas e absolutas para TIV com rt-PA. A hemorragia associada a piora neurológica significativa (hemorragia sintomática), ocorre em apenas aproximadamente 1,9% dos pacientes tratados.[9] A transformação hemorrágica radiológica devido à reperfusão é mais comum em pessoas com AVEI extenso (com déficits basais mais graves/maior NIH).[4] A piora neurológica após a infusão de rt-PA é comum, e pode refletir a lesão isquêmica inicial. Pacientes com piora neurológica precisam repetir o exame de TC de crânio urgente, para esclarecer a causa, sendo a infusão de rt-PA geralmente suspensa até a obtenção das imagens.[4]

Trombectomia endovascular

Apesar do benefício geral do rt-PA, alguns pacientes que apresentam suboclusão de artérias de grande calibre, isto é, artéria carótida interna (ACI), ou obstruções proximais em artérias intracranianas (artéria cerebral média proximal (ACM M1), apresentam baixas taxas de recanalização com trombólise intravenosa (TIV), com apenas 25% de chance de um bom resultado.[1,2,4,6,8] A trombectomia endovascular foi comprovada por vários estudos como excelente terapia isoladamente ou após TIV.[1,2,4,6,8] A trombectomia endovascular esta indicada para pacientes com AVCI agudo e pontuação NIHSS ≥ 6, devido ao comprometimento da circulação anterior (carotídea) comprovada por imagem (oclusão de artéria de grande calibre (OGV)), e < 6 horas do início dos sintomas, bem como isquemias da circulação posterior (artéria basilar ou cerebral posterior) com < 24 horas após o início dos sintomas. Pacientes com NIHSS mais baixo, porém com sintomas funcionalmente incapacitantes, também podem ser considerados devido ao alto risco de deterioração associada à oclusão de grandes vasos.[2,4,6]

Recentemente, dois estudos ampliaram ainda mais a janela terapêutica, utilizando neuroimagem funcional com *mismatch* (compatibilidade) por TC/perfusão, ou por Ressonância magnética, Difusão (DWI)/perfusão, sendo a janela estendida para até 16 horas no estudo DEFUSE (núcleo isquêmico < 70 mL, relação entre o volume isquêmico e volume inicial do infarto ≥ 1,8, e penumbra ≥ 15 mL), e para até 24 horas no estudo DAWN (grupo A: pacientes ≥ 80 anos de idade, NIHSS ≥ 10, volume do infarto < 21 mL; grupo B pacientes < 80 anos, NIHSS ≥ 10, e volume do infarto < 31 mL, e grupo C pacientes < 80 anos, NIHSS ≥ 20, e volume do infarto entre 31 e 51 mL (ver Figuras 13.1 e 13.2).[1,2,4,8]

Complicações precoces do AVEI

A piora neurológica deve conduzir a repetição de TC de crânio urgente.[4]

Complicações neurológicas precoces incluem: isquemia recorrente, edema cerebral e a transformação hemorrágica. Recomenda-se a repetição de rotina da TC de crânio 24 horas após a administração de rt-PA. Uma vez que as complicações hemorrágicas tenham sido excluídas em 24 horas, a terapia antiplaquetária deve ser iniciada, mais frequentemente ácido acetilsalicílico 160-300 mg.[4]

Pacientes com infartos hemisféricos de grande volume, por oclusão da artéria cerebral média proximal (ACM M1) ou da artéria carótida interna (ACI), são particularmente vulneráveis ao edema cerebral "maligno", com uma taxa de mortalidade de até 78%.[4]

A hemicraniectomia descompressiva deve ser considerada para esses casos, pois aumenta a chance de sobrevivência, ainda que permaneçam com incapacidade significativa. A orientação atualizada do protocolo NICE (Reino Unido) removeu o limite superior de idade para consideração de hemicraniectomia descompressiva, os critérios de elegibilidade atuais são: (a) cirurgia até 48 horas a partir do início do AVE, (b) déficits clínicos que sugerem infarto da artéria cerebral média com NIHSS > 15, (c) rebaixamento do nível de consciência (≥ 1 no nível de consciência no NIHSS), e (d) infarto acometendo ≥ 50% do território da artéria cerebral média visto na tomografia computadorizada ou volume do infarto > 145 cm^3 na RM/DWI.[4]

Pacientes com grave déficit motor e que apresentem elevado risco de trombose venosa profunda (TVP), isto é, imobilidade, podem receber profilaxia com heparina de baixo peso molecular, mas precauções devem ser tomadas devido ao risco de transformação hemorrágica em caso de isquemias extensas. Dispositivos de compressão pneumática intermitente são eficazes (em comparação com meias de compressão) na redução do risco de trombose venosa profunda e são recomendados para todos os pacientes com AVE.[2,4]

Tabela 13.1 – Fatores risco para o Acidente Vascular Encefálico Isquêmico.

Modificáveis		Não modificáveis
Hipertensão	Apneia obstrutiva do sono	Sexo feminino
Diabetes *mellitus*	Tabagismo	Susceptibilidade genética
Fibrilação atrial	Ingesta alcoólica pesada	Idade > 60 anos
Dislipidemia	Sedentarismo	
Doença renal crônica	Hábitos de dieta inadequados	

Fonte: Adaptada de Virani *et al.*, 2021.[10]

Tabela 13.2 – Síndromes do AVE de grandes vasos (considerando dominância no hemisfério cerebral esquerdo (HCE)).

Território vascular	Sinais e sintomas
Artéria carótida interna	Síndromes combinadas da artéria cerebral anterior/artéria cerebral média; perda visual monocular ipsilateral secundária à oclusão transitória da artéria retiniana central (amaurose fugaz); as oclusões do ramo da artéria retiniana podem se apresentar como perdas do campo altitudinal ipsilesional
Artéria cerebral anterior	Dormência e pareia no membro inferior contralateral, apraxia ideomotora contralateral, afasia motora transcortical (lesão no HCE), negligência motora (lesão no HCD). Ocasionalmente, incontinência urinária (centro de micção), desvio ocular ipsilateral e rigidez paratônica
Artéria cerebral média	Divisão superior (lobos frontal lateral e parietal superior): dormência e fraqueza na face/membro superior contralateral (mais que perna), hemianopsia homônima contralateral (campos inferiores), preferência de olhar ipsilateral, afasia motora (HCE), negligência hemiespacial contralateral, agrafoestesia, asestereognosia. Divisão inferior (lobo temporal lateral e parietal inferior): hemianopsia homônima contralateral (campos superiores), afasia sensitiva (HCE), apraxia construcional (hemisfério não dominante)
Artéria cerebral posterior	Hemianopsia homônima contralateral completa ou parcial, se tiver envolvimento do mesencéfalo: paralisia do terceiro nervo ipsilateral com midríase e hemiparesia contralateral (síndrome de Weber), alexia sem agrafia (esquerda com esplênio do corpo caloso)
Artéria cerebelar superior	Ataxia do membro ipsilateral e da marcha
Artéria cerebelar anteroinferior	Vertigem e surdez ipsilateral, possivelmente também paresia facial ipsilateral e ataxia

(Continua)

Tabela 13.2 – Síndromes do AVE de grandes vasos (considerando dominância no hemisfério cerebral esquerdo (HCE)). (*Continuação*)

Território vascular	Sinais e sintomas
Artéria vertebral/Artéria cerebelar póstero-inferior	Ataxia da marcha e do membro ipsilateral; se envolvimento bulbar lateral, pode haver quinto nervo craniano ipsilateral, núcleo ambíguo (rouquidão e disfagia), disfunção do núcleo vestibular, síndrome de Horner e perda hemissensorial contralateral para dor e temperatura (síndrome de Wallenberg)
Artéria basilar	Localização pontina terá comprometimento do olhar lateral, diplopia horizontal e olhar desconjugado, hemiparesia não localizada, disartria; 'Síndrome do encarceramento/*locked in*' com infarto pontino bilateral (movimentos oculares verticais intactos, anartria, tetraplegia).

Fonte: Adaptada de Hurford *et al*, 2020.[4]

Tabela 13.3 – Parâmetros para manter a homeostase em pacientes com AVCI agudo.

Variável	Alvo/intervenção
Saturação do oxigênio (O_2)	Suplementar O_2 se saturação < 95%
Hidratação	Avaliada em 4 horas e hidratar com soro fisiológico s/n
Deglutição	Triagem para disfagia dentro de 4 horas e antes de qualquer ingestão oral (incluindo medicamento)
Glicemia	Manter euglicemia
Pressão Arterial (PA)	Indicação para tratamento:
Medir a PA a cada 15 minutos em 2 horas de infusão	PAS ≥ 185 mmHg ou PAD ≥ 110 mmHg
	Encefalopatia hipertensiva
Medir a PA a cada 30 minutos ao longo de 6 horas e a cada 60 minutos daí em diante até a hora 24	Nefropatia
	Insuficiência cardíaca ou infarto do miocárdio
Em pacientes que necessitam de agentes anti-hipertensivos intravenosos, a PA deve ser medida a cada 15 minutos nas primeiras 24 horas e com alvo = PAS ≥180 mmHg ou PAD ≥ 105	Dissecção da aorta
	Pré-eclâmpsia/eclâmpsia

Fonte: Adaptada de Berge, E., Whitele, W., Audebert, H. *et al.*, 2021; Hurford, R., Sekhar, A., Hughes, T.O.T and Muir , K.W., 2020; Martins, S.C.O., Rodriguez de Freitas, G., Pontes-Neto, O.M. *et al.*, 2012.[2,4,7]

Tabela 13.4 – Principais contraindicações para uso do rt-PA no tratamento do AVEI agudo.
HIP ativo
Hemorragia subaracnoide
Hemorragia interna ativa
Cirurgia intracraniana ou espinhal recente (3 meses) ou traumatismo craniano (TCE) grave
Presença de condições intracranianas que podem aumentar o risco de sangramento (Ex. algumas neoplasias, malformações arteriovenosas ou aneurismas cerebrais)
Diátese hemorrágica, plaquetas < 100.000 e INR > 1,7
Hipertensão arterial severa corrente e não controlável

Fonte: Adaptada de Phipps, M.S. and Cronin, C.A., 2020. [9]

Referências bibliográficas

1. Albers GW, Marks MPS, Christensen KS, et al. Thrombectomy for stroke at 6 to 16 hours with selection by perfusion imaging.N Engl J Med. 2018;378:708-18. DOI: 10.1056/NEJMoa1713973.

2. Berge E, Whitele W, Audebert H, et al. European Stroke Organisation (ESO) Guidelines on intravenous thrombolysis for acute ischaemic stroke. European Stroke Journal. 2021;6(1): I–LXII. DOI: 10.1177/2396987321989865.

3. Furie K. Epidemiology and primary prevention of stroke continuum (Minneap minn). Cerebro vascular disease. 2020;26(2,):260-267.

4. Hurford R, Sekhar A, Hughes TOT, Muir KW. Diagnosis and management of acute ischaemic stroke. Pract Neurol. 2020;20:306–318. doi:10.1136/practneurol-2020-002557.

5. Kleindorfer DO, Towfighi A, Chaturvedi S, et al. 2021 Guideline for the prevention of stroke in patients with stroke and transient ischemic attack. Stroke. 2021;52:e64-e467. DOI: 10.1161/STR.0000000000000375.

6. Marques Pontes-Neto O, Cougo P, Martis SCO, et al. Brazilian guidelines for endovascular treatment of patients with acute ischemic stroke. Arq. Neuropsiquiatr. 2017;75(1):50-56. DOI: 10.1590/0004-282X20160174.

7. Martins SCO, Rodriguez de Freitas G, Pontes-Neto OM, et al Guidelines for acute ischemic stroke treatment – Part II: Stroke treatment. Arq. Neuropsiquiatr. 2012;70(11):885-893.

8. Nogueira RG, Jadhav AP, Haussen DC, et al. Thrombectomy 6 to 24 hours after stroke with a mismatch between deficit and infarct. N Engl J Med. 2018;378:11-21. DOI: 10.1056/NEJMoa1706442.

9. Phipps MS, Cronin CA. Management of acute ischemic stroke. BMJ. 2020;368:l6983. doi: 10.1136/bmj.l6983.

10. Virani SS, Alonso A, Aparicio HJ, et al. Heart disease and stroke statistics –2021 Update. Circulation. 2021;143:e254–e743. DOI: 10.1161/CIR.000000000000090.

14 | Aplicação de Escalas Neurológicas na Sala de Emergência

Vinícius Lopes Braga
Bruna Gutierres Gambirasio
Maria Elisabeth Matta de Rezende Ferraz

Introdução

As escalas na área da saúde têm por objetivo criar um método de avaliação e de medida. Por meio da padronização, tornam mais objetiva a comunicação médica, facilitam as passagens de plantão, evitam vieses de subjetividade entre profissionais e possibilitam uma visão longitudinal do estado clínico do paciente.[1] Com o desenvolvimento e disseminação de escalas, tornou-se possível a realização de ensaios clínicos multicêntricos e, consequentemente, condutas clínicas guiadas pelos scores realizados.

Contudo, o uso indiscriminado pode levar também a diagnósticos incorretos e condutas equivocadas. Isso pode ocorrer quando o profissional utiliza um instrumento de medida de qualidade questionável ou utiliza um bom instrumento de medida para um objetivo com o qual ele não foi validado. Por exemplo, nenhuma escala substitui uma avaliação médica completa, com anamnese e exame físico completo. A propedêutica continua como alicerce fundamental e insubstituível. O uso das escalas tem a capacidade de ainda levar a uma padronização de condutas que desconsidera a individualização de cada paciente, levando a exames e procedimentos desnecessários.

Uma boa escala deve:

- Ser de simples recordação e reconhecida pela maioria dos profissionais.
- Ter um objetivo claro do que está sendo aferido.
- Ser de fácil aplicação e curta duração.
- Apresentar pouca variabilidade entre examinadores, para que seja reprodutível.
- Ser custo-efetiva: necessitar de poucos instrumentos e de fácil acesso para sua realização.

- Apresentar relevância clínica: seja ela diagnóstica, terapêutica ou prognóstica.
- Ser validada na língua nativa do paciente.[1]

Infelizmente, não existe uma escala perfeita. O médico deve ser capaz de reconhecer as vantagens e desvantagens de cada instrumento para decidir sobre a incorporação em sua prática diária. Esse capítulo tem por objetivo apresentar as principais escalas neurológicas[2] utilizadas na sala de emergência e reforçar o uso crítico e consciente das mesmas.

National Institute Health Stroke Scale (NIHSS)

A escala do NIHSS foi inicialmente criada para avaliar déficit neurológico de pacientes após acidente vascular cerebral (AVC) de circulação anterior. O NIHSS tende a subestimar déficits neurológicos de AVC de circulação posterior e de hemisfério direito. Isso ocorre, pois, a escala foi validada inicialmente para eventos de circulação anterior e existem muitos itens relacionada a linguagem.

Atualmente, é utilizada na avaliação de indicação de trombólise e trombectomia, assim como no acompanhamento longitudinal do paciente após esses procedimentos.[3,4] Apesar de não ter sido inicialmente desenhada como escore prognóstico, maiores pontuações no NIHSS estão associadas a maior risco de transformação hemorrágica pós-trombólise e com pior prognóstico. Para sua aplicação devem-se seguir as regras universalmente para que diferentes médicos e demais profissionais da saúde apresentem a mesma avaliação. Sua pontuação varia de 0 a 42 pontos.[2] Devido a sua importância, encontra-se detalhada no presente capítulo.

Regras iniciais:
- De uma forma geral, sempre deve ser pontuada a primeira resposta do paciente. É proibido voltar atrás em um item e melhorar a pontuação por uma resposta da paciente que não foi a inicial.
- A execução do NIHSS é concluída em geral em 5 minutos.
- NIHSS deve ser feito na ordem da escala.
- Nunca sugestione o doente tentando que o mesmo apresente uma melhor *performance*.
- Pontue o que o paciente faz e não o que o examinador pensa que ele pode fazer. Também deve-se incluir todos os déficits do paciente, mesmo aqueles que são sequelas de AVC prévio.
- Variabilidade aceitável interexaminador: 2 pontos
- Variação para tomar conduta: 4 pontos

Tabela 14.1 – Escala do National Institute Health Stroke Scale.	
Item 1A) Nível de consciência	0 = alerta e responde adequadamente
Faça 2 ou 3 perguntas simples. Caso não haja resposta, utilizar um beliscão. Essa é a única pontuação que, excepcionalmente, você pode voltar e pontuar depois	1 = sonolento. Após estímulo verbal, responde, obedece e reage
	2 = sonolento e necessita de estímulo repetitivo ou doloroso para responder, acordar ou movimentar-se
	3 = apenas movimentos posturais reflexos (reflexo motor) com a estimulação dolorosa repetida ou não responde. Se pontuar 3, considera-se que o paciente está em coma. Cabe lembrar que se você pontua 3 é obrigatório ter feito estímulo doloroso
Item 1B) Questões de nível de consciência	0 = duas respostas corretas
Deve-se perguntar qual a idade do paciente e em que mês você está	1 = uma resposta correta
	2 = ambas respostas erradas
Item 1C) Ordens para avaliar o nível de consciência	0 = realizou as duas tarefas
	1 = realizou uma das duas tarefas
Oriente o paciente a cumprir duas ordens: "Feche os olhos" e "Abra e feche as mãos". Pode-se repetir cada comando apenas UMA vez. O examinador pode mostrar como faz a ação simultaneamente a orientação. Deve ser pontuado a primeira tentativa do paciente	2 = se nenhuma das duas ordens é feita corretamente
Item 2) Melhor olhar conjugado	0 = se os testes são realizados corretamente, segue o olhar de um lado até o outro
Esse item testa os movimentos oculares horizontais voluntários. Não se avalia nistagmo, desvio *skew*, sácade ou estrabismo. Primeiro veja se o paciente movimenta o olho espontaneamente. Após, peça que acompanhe seu dedo ao se mover em linha horizontal de um lado ao outro. Se o paciente não seguir com o olhar, realize a manobra óculo cefálica. Neste item, temos uma exceção: pontua-se a melhor e não a primeira resposta	1 = paresia parcial do olhar. Por exemplo, paciente que tem desvio do olhar, mas na manobra oculocefálica está normal. Pontua-se 1 naqueles indivíduos que não fecham critérios para 0 nem para 2
	2 = se houver desvio forçado do olhar (não consegue ultrapassar a linha média mesmo na manobra oculocefálica) ou paralisia completa. Paciente fica olhando para o lado da lesão e não vence linha média
Item 3) Campos visuais	0 = sem perda visual
Teste ambos os campos visuais, cada olho independentemente. De início, o examinador testa o quadrante superior ou o inferior com contar de dedos ou ameaça visual. Se o paciente não conseguir falar, solicite para que imite a quantidade de números que o paciente vê. Ou ainda, pode-se realizar ameaça visual. Explique ao paciente o exame	1 = hemianopsia parcial (vê parcialmente, quadrante superior ou inferior)
	2 = hemianopsia completa (não vê nada, nem quadrante superior nem inferior)
	= cegueira de qualquer causa

(Continua)

Tabela 14.1 – Escala do National Institute Health Stroke Scale. (*Continuação*)

Item 4) Paralisia facial	
Peça ao paciente para mostrar os dentes ou a gengiva. Abra e feche os olhos com força. Em caso de paciente com afasia de compreensão, utilize estímulo doloroso para avaliar mímica facial	0 = Para movimento simétrico e estático normais 1 = Para paralisia de face menor, como apagamento de sulco nasolabial ou discreta assimetria no sorriso 2 = Se houver paralisia de face inferior e clara assimetria do sorriso, pontue 2 3 = Se houver paralisia de face completa (inferior e superior)
Item 5) Membros superiores	
O braço é colocado na posição apropriada: extensão dos braços, palmas para baixo, a 90° se sentado ou a 45° se posição supina. Pontue-se a queda do braço quando essa ocorre antes de 10 segundos. O paciente afásico é encorajado por meio de firmeza na voz ou gestos, mas não com estimulação dolorosa. Cada membro é testado isoladamente, começando no braço não parético. Apenas no caso de amputação ou anquilose do ombro o item poderá ser considerado como não testável (NT), e uma explicação deve ser escrita fundamentando essa escolha. Nesse caso de NT, pontua-se zero. Deve-se contar o tempo em voz alta e também com os dedos para que o paciente receba o máximo de estímulos possíveis	0 = Não apresentou queda e conseguiu manter a posição durante 10 segundos após uma eventual oscilação inicial 1 = O braço desce para posição intermediária sem pousar na maca durante os 10 segundos 2 = O braço consegue fazer algum movimento vencendo gravidade, braço não cai de imediato, mas atinge a cama ou maca antes dos 10 segundos 3 = Não há qualquer esforço contra gravidade 4 = Paciente não consegue fazer nenhum movimento voluntário
Item 6) Membros interiores	
A perna é colocada na posição apropriada: extensão a 30°. Teste sempre na posição supina. Pontue-se a queda da perna quando essa ocorre antes de 5 segundos. O paciente afásico é encorajado por meio de firmeza na voz ou gestos, mas não com estimulação dolorosa. Cada membro é testado isoladamente, começando na perna não parética. Apenas no caso de amputação ou anquilose da anca o item poderá ser considerado como não testável (NT), e uma explicação deve ser escrita fundamentando esta escolha	0 = Sem queda; mantém a perna a 30° por um período de 5 segundos 1 = Queda parcial antes de completar o período de 5 segundos; não chega a tocar na cama ou noutro suporte 2 = Algum esforço contra a gravidade; a perna acaba por cair na cama ou noutro suporte antes dos 5 segundos, mas não de forma imediata 3 = Nenhum esforço contra a gravidade; a perna cai logo; pousado, o membro faz algum movimento 4 = Nenhum movimento Observações: Caso a limitação seja por dor (ex. artrite), a pontuação será conforme o observado, mesmo que estimemos que a força do paciente seja maior e esteja limitada pelo quadro álgico

(Continua)

Tabela 14.1 – Escala do National Institute Health Stroke Scale. (*Continuação*)

Item 7) Ataxia	0 = Ausente.
Este teste tenta identificar lesão cerebelar unilateral e diferenciar incoordenação de perda de força. Deve-se realizar teste índex-índex, índex-nariz e calcanhar-joelho em cada um dos lados	1 = Presente e desproporcional a perda de força em 1 membro
	2 = Presente e desproporcional a perda de força em 2 ou mais membros
	Observação: No paciente plégico, pontua-se zero na ataxia
Item 8) Sensibilidade	0 = Normal, sem perda de sensibilidade
Avalie a sensibilidade, ou a mímica facial à picada de alfinete, ou a resposta de retirada ao estímulo doloroso em paciente obnubilado ou afásico. Só a perda de sensibilidade atribuída ao AVC é pontuada, por isso deve-se testar só porção proximal dos membros	1 = Perda de sensibilidade leve a moderada; o doente sente menos a picada, ou há uma perda da sensibilidade dolorosa à picada, mas o paciente sente tocar
	2 = Perda da sensibilidade grave ou total; o paciente não sente que está sendo tocado
Item 9) Melhor linguagem	0 = Nenhuma afasia
Este item representa a melhor resposta que o paciente pode ter e não a primeira resposta do paciente. Caso o paciente use óculos, deve estar de óculos para esta avaliação. O paciente deve nomear figuras, descrever uma figura e ler uma frase	1 = Afasia leve a moderada (se perda óbvia de fluência ou compreensão, mas sem limitação significativa na expressão de ideias ou na compreensão, existe alguma comunicação com esse paciente)
	2 = Afasia grave (quando toda a expressão verbal do paciente é fragmentada ou não consegue identificar o conteúdo do cartão pelas respostas do paciente)
	3 = Se o paciente tem mutismo por alguma razão ou afasia global ou se não houver qualquer discurso ou se não houver compreensão verbal minimamente úteis. Pontua-se 3 se o paciente está estuporoso ou com colaboração muito limitada
Item 10) Disartria	Pontue:
Avalie a motricidade da fala. Em português essas são as palavras validadas para o Brasil: tip-top I cinquenta – cinquenta I obrigado I framboesa I jogador de futebol. Opção: mamãe I tic-tac I paralelo I obrigado I estrada de ferro I jogador de futebol	0 = Normal
	1 = Leve à moderada: paciente com alteração na fala, é entendido com dificuldade
	2 = Grave: fala ininteligível.
	X = intubado ou barreira física
Item 11) Extinção ou desatenção	0 = Nenhuma anormalidade
Avalia a presença de observação a estímulo bilaterais. Toque de um lado, do outro e após dos dois em membros e faces. Faça também estímulo visual da mesma forma	1 = Desatenção visual, tátil, auditiva, espacial ou pessoal ou extinção à estimulação bilateral simultânea em uma das modalidades sensórias
	2 = Profunda hemidesatenção ou hemidesatenção para mais de uma modalidade; não reconhece a própria mão e se orienta somente por um lado do espaço

Fonte: Adaptada de Alves MAM. Escalas neurológicas 2020. Disponível em: htpp://www.ineuro.com.br/_para-os-neuros/escalas-neurologicas/.

Escala de Rankin modificada

A escala de Rankin foi originalmente descrita em 1957[5] e modificada em 1980.[6,7] Varia de 0 a 6, tem como objetivo medir grau de incapacidade e é importante para avaliar desfechos clínicos.[3,8,9] Apesar de ter sido descrita para pacientes com AVC, passou a ser utilizada para várias outras doenças a partir da década de 1980, como polirradiculoneuropatia desmielinizante inflamatória crônica e síndrome de Susac. Para outras comorbidades, como Sjögren e Rassmussen, foram criadas escalas específicas e desenvolvidas a partir da escala de Rankin.

0) **Sem sintomas:** paciente que, após o AVC, volta a fazer 100% das atividades que fazia anteriormente e não tem NENHUM sintoma.

1) **Nenhuma incapacidade significativa,** a despeito dos sintomas. Capaz de conduzir todos os deveres e atividades habituais.

2) **Leve incapacidade:** paciente incapaz de realizar todas as atividades prévias, porém é independente para os cuidados pessoais.

3) **Incapacidade moderada:** requer alguma ajuda, mas é capaz de caminhar sem assistência (pode usar bengala ou andador).

4) **Incapacidade moderadamente severa:** incapaz de caminhar sem assistência e incapaz de atender às próprias necessidades fisiológicas sem assistência. Pacientes que precisam de alguém orientando verbalmente, acompanhando ou vigiando, pontua-se 4. O paciente classificado grau 4 é capaz de pedir ajuda e é capaz de ficar algumas horas por dia sozinho.

5) **Deficiência grave:** confinado à cama, incontinente, requerendo cuidados e atenção constantes de enfermagem.

6) **Óbito.**

Escore do Medical Research Council (MRC) de força motora

Criada originalmente em 1943, essa escala avalia a força motora em graus de 0 a 5. Apresenta-se como uma ferramenta de baixo custo, sem necessidade de instrumentos e bastante difundida na prática clínica.[10,11] Pontua-se:

0) Ausência de contração muscular.

1) Contração muscular visível, sem realização de movimento do membro.

2) Paciente realiza movimento do membro na horizontal, sem movimento contra a gravidade.

3) Paciente consegue realizar movimento do membro contra a gravidade, mas não vence resistência.

4) Paciente consegue realizar movimento contra a gravidade e vence alguma resistência.

5) Força normal.

Escalas para mensuração de sedação: RASS (Richmond Agitation Sedation Scale) e RAMSAY

As escalas de RASS e RAMSAY são utilizadas para mensuração da sedação de pacientes em estado crítico ou em vigilância de agitação psicomotora.[12] Não são exclusivas para pacientes internados devido a doenças neurológicas.

Escala RASS

A escala varia de +4 a –5. Pontua-se zero ao paciente alerta, sem agitação ou sedação aparente.[12,13]

Tabela 14.2 – Escala RASS.

Pontuação	Classificação	Descrição
+ 4	Combativo	Violento, levando a risco imediato à equipe de saúde
+ 3	Muito agitado	Agressivo, puxa ou remove tubos e cateteres
+ 2	Agitado	Movimentos não intencionais frequentes, briga com o ventilador
+ 1	Inquieto	Paciente não é agressivo, mas permanece ansioso e inquieto
0	Alerta e calmo	Paciente sem aparente agitação ou agressividade
– 1	Sonolento	Paciente desperta facilmente ao chamado e mantem contato por mais de 10 segundos
– 2	Sedação leve	Paciente desperta facilmente ao chamado, porém mantêm contato por menos de 10 segundos
– 3	Sedação moderada	Paciente movimenta ou abre os olhos ao chamado verbal, mas não mantêm contato visual
– 4	Sedação intensa	Sem resposta ao estímulo verbal, mas movimenta ou abre os olhos ao estímulo físico
– 5	Não desperta	Sem resposta a estímulos verbais e físicos

Fonte: Adaptada de Namigar T, Serap K, Esra AT, Özgül O, Can ÖA, Aysel A, *et al.*, 2017; Ely EW, Truman B, Shintani A, Thomason JWW, Wheeler AP, Gordon S, *et al.*, 2003. [12,13]

Escala de RAMSAY

A escala de RAMSAY[14,15] avalia a sedação do paciente em graus de 0 a 6 e foi inicialmente publicada em 1974 pelo médico Michael Ramsay.[12]

- **Grau 1:** Ansioso e/ou agitado
- **Grau 2:** cooperativo, orientado, tranquilo
- **Grau 3:** sonolento, obedece a comandos

- **Grau 4:** sonolento, responde rapidamente ao estímulo glabelar ou ao estímulo sonoro vigoroso
- **Grau 5:** sonolento, responde lentamente ao estímulo glabelar ou ao estímulo sonoro vigoroso
- **Grau 6:** Não responde a leve estímulo glabelar ou estímulo auditivo alto

Escala Full Outline of UnResponsiveness (FOUR)

A escala FOUR foi publicada em 2005 pelo grupo de neurointensivismo da Mayo Clinic[16] e tem substituído em guidelines[17] e em alguns cenários práticos o uso da escala de Glasgow fora do contexto do trauma.[18] Nessa escala, são avaliados 4 parâmetros principais: resposta ocular, resposta motora, reflexos de tronco cerebral e respiração, como a seguir.[19]

Resposta ocular

4) Pálpebras abertas, paciente acompanha com o olhar ou pisca ao comando

3) Pálpebras abertas, mas paciente não acompanha com o olhar

2) As pálpebras permanecem fechadas, porém abrem com estimulo auditivo forte

1) As pálpebras permanecem fechadas, mas abrem apenas com dor

0) Não há abertura ocular, mesmo em resposta à dor

Resposta motora

4) Faz sinal de OK com as mãos, fecha o punho, ou "sinal de paz em V"

3) Localiza a dor

2) Resposta em flexão à dor

1) Resposta em extensão à dor

0) Sem respostas à dor ou mioclonias generalizadas

Reflexos de tronco cerebral

4) Reflexos pupilares e corneanos presentes

3) Uma pupila é fixa e midriática

2) Reflexos corneanos ou pupilares ausentes

1) Ambos os reflexos corneanos e pupilares ausentes

0) Ausência de reflexos corneanos, pupilares e da tosse

Respiração

4) Em ventilação espontânea, com padrão respiratório regular, normal

3) Em ventilação espontânea, com padrão respiratório de Cheyne-Stokes

2) Em ventilação espontânea, com padrão respiratório irregular

1) Respira com frequência respiratória acima do ventilador mecânico

0) Respira com a frequência respiratória do ventilador mecânico ou apneia

Escore ABCD2

Escore de risco usado em pacientes que tiveram sintomas de ataque isquêmico transitório (AIT) nos primeiros sete dias após o evento, para prognóstico de AVCi na fase aguda.[20] É importante ressaltar que um ABCD2 baixo não justifica isoladamente alta hospitalar. Varia de 0 a 6.

Tabela 14.3 – Escore ABCD2.

Fator de risco	Categoria	Escore
Age (idade)	≥ 60 anos	1
	< 60 anos	0
Blood pressure (pressão arterial)	PAs ≥ 140 ou PAd ≥ 90	1
Clinical Symptoms (sintomas clínicos)	Fraqueza unilateral, com ou sem alteração de linguagem	2
	Distúrbio de linguagem	1
	Qualquer outro sintoma	0
Diabetes	Presente (insulino dependente ou não)	1
	Ausente	0
Duration of symptoms (duração dos sintomas)	≥ 60 minutos	2
	10-59 minutos	1

Fonte: Adaptada de Rothwell P, Giles M, Flossmann E, Lovelock C, Redgrave J, Warlow C, *et al.*, 2005.

Escala de Glasgow

A escala de coma de Glasgow tem por objetivo mensurar o nível de consciência do paciente. Ela foi descrita em 1974 e tinha como objetivo inicial mensurar a profundidade do coma e o prognóstico de pacientes com traumatismo craniano. Atualmente, é utilizada fora deste contexto e se tornou a escala de nível de consciência mais difundida na prática clínica. A escala de Glasgow varia de 3 a 15, pontuando em abertura ocular, resposta verbal e resposta motora. Considera-se sempre a melhor resposta do paciente.[21]

Abertura ocular

4) Espontânea

3) Em resposta a um chamado

2) Em resposta à dor

1) Ausente

Resposta verbal

5) Sem alterações (orientado)

4) Confuso e desorientado

3) Palavras inapropriadas ao contexto

2) Sons incompreensíveis

1) Ausente

Resposta motora

6) Obedece a comandos

5) Localiza estímulos dolorosos

4) Movimento de retirada a estímulos dolorosos

3) Flexão anormal (decorticação)

2) Extensão anormal (descerebração)

1) Ausente

Escala de Hunt-Hess

Escala utilizada para pacientes com hemorragia subaracnoidea não traumática. Quanto maior a pontuação, maior a mortalidade. Pacientes com grau V de Hunt-Hess apresentam mortalidade de cerca de 90%.[22,23]

I) Assintomático, cefaleia leve e/ou rigidez nucal leve

II) Cefaleia moderada a intensa, rigidez nucal, sem déficit neurológico (exceto por paralisia de nervos cranianos)

III) Sonolência /confusão mental ou déficit neurológico focal

IV) Hemiparesia moderada a severa e/ou estupor

V) Coma, postura de descerebração

Escala de Fisher modificada

Classificação tomográfica, modificada em 2006 a partir da escala de Fisher, para avaliação de pacientes com hemorragia subaracnoide não traumática. A escala tem valor preditor de vasoespasmos.[24]

1) Não se detecta sangue.

2) HSA fina. Presença de sangue em espessura < 1 mm.

3) HSA espessa. Presença de sangue em espessura ≥ 1 mm, sem hemorragia intraventricular.

4) HSA espessa. Presença de hemorragia(s) intraparenquimatosa(s) ou intraventriculare(s).

Escore ICH

O escore ICH serve para avaliação prognóstica de pacientes com acidente vascular hemorrágico de etiologia hipertensiva. Esse escore varia de 0 a 6. Quanto maior a pontuação, maior a taxa de mortalidade dos pacientes em 30 dias.[25]

Glasgow da admissão:

3-4 – 2

5-12 – 1

13-15 – 0

Idade:

≥ 80 anos – 1

< 80 anos – 0

Local do hematoma:

Infratentorial – 1

Supratentorial – 0

Volume do hematoma:

≥ 30 mL – 1

< 30 mL – 0

Presença de hemoventrículo:

SIM – 1

NÃO – 0

Conclusão

Os escores e as escalas são úteis na prática clínica e influenciam beneficamente as decisões diagnósticas e terapêuticas, desde que adequadamente indicados, aplicados e interpretados. O avanço de estudos sobre métodos de aferição em Neurologia promove maior acurácia e precisão. Faz-se, pois, necessário o conhecimento sobre o uso dessas escalas no contexto da sala de emergência.

Referências bibliográficas

1. Hobart J. Rating scales for neurologists. J Neurol Neurosurg Psychiatry. 2003;74:22-6. Disponível em: www.jnnp.comhttp://jnnp.bmj.com/.
2. Alves MAM. Escalas neurológicas 2020. Disponível em: http://www.ineuro.com. br/_para-os-neuros/escalas-neurologicas/.

3. Guimarães RB. Validação e adaptação cultural para a língua portuguesa de escalas de avaliação funcional em doenças cerebrovasculares: uma tentativa de padronização e melhora da qualidade de vida. Rev bras neurol. 2004;5-13.

4. Caneda MAG de, Fernandes JG, Almeida AG de, Mugnol FE. Confiabilidade de escalas de comprometimento neurológico em pacientes com acidente vascular cerebral. Arq Neuropsiquiatr. 2006;64(3A):690-7. Disponível em: http://www.scielo.br/j/anp/a/sqvWXWgbpm4cHq75PQVXnHz/abstract/?lang=pt.

5. Rankin J. Cerebral vascular accidents in patients over the age of 60. I. General considerations. Scott Med J. 1957;2(4):127-36.

6. Swieten JC van, Koudstaal PJ, Visser MC, Schouten HJ, Gijn J van. Interobserver agreement for the assessment of handicap in stroke patients. Stroke. 1988;19(5):604-7. Disponível em: https://www.ahajournals.org/doi/abs/10.1161/01.str.19.5.604.

7. Bonita R, Beaglehole R. Recovery of motor function after stroke. Stroke. 1988;19(12):1497-500. Disponível em: https://www.ahajournals.org/doi/abs/10.1161/01.str.19.12.1497.

8. Wilson JTL, Hareendran A, Grant M, Baird T, Schulz UGR, Muir KW, et al. Improving the assessment of outcomes in stroke. Aha Journal. 2002;33(9):2243-6. Disponível em: https://www.ahajournals.org/doi/abs/10.1161/01.STR.0000027437.22450.BD.

9. Santos AS. Validação da escala de avaliação da qualidade de vida na doença cerebrovascular isquêmica para a língua portuguesa. 2007 Mar 16; Disponível em: http://www.teses.usp.br/teses/disponiveis/5/5138/tde-28052007-145033/.

10. Kleyweg RP, van der Meché FGA, Schmitz PIM. Interobserver agreement in the assessment of muscle strength and functional abilities in Guillain-Barré syndrome. Muscle Nerve. 1991;14(11):1103-9. Disponível em: https://onlinelibrary.wiley.com/doi/full/10.1002/mus.88014111.1.

11. Aids to the examination of the peripheral nervous system. Med Res Counc. 1976.

12. Namigar T, Serap K, Esra AT, Özgül O, Can ÖA, Aysel A, et al. Correlação entre a escala de sedação de Ramsay, escala de sedação-agitação de Richmond e escala de sedação-agitação de Riker durante sedação com midazolam-remifentanil. Brazilian J Anesthesiol. 2017;67(4):347–54.

13. Ely EW, Truman B, Shintani A, Thomason JWW, Wheeler AP, Gordon S, et al. Monitoring sedation status over time in ICU patients: Reliability and validity of the richmond agitation-sedation scale (RASS). JAMA. 2003;289(22):2983-91. Disponível em: https://jamanetwork.com/journals/jama/fullarticle/196696.

14. Mendes CL, Vasconcelos LCS, Tavares JS, Fontan SB, Ferreira DC, Diniz LAC, et al. Escalas de Ramsay e Richmond são equivalentes para a avaliação do nível de sedação em pacientes gravemente enfermos. Rev Bras Ter Intensiva. 2008;20(4):344-8. Disponível em: http://www.scielo.br/j/rbti/a/wdG9NLvWzPnK6bZ9SZCgPFQ/?lang=pt.

15. Dias FS. Choque. 2002.

16. Wijdicks EFM, Bamlet WR, Maramattom BV, Manno EM, McClelland RL. Validation of a new coma scale: The Four score. Ann Neurol. 2005;58(4):585-93. Disponível em: https://onlinelibrary.wiley.com/doi/full/10.1002/ana.20611.

17. Kondziella D, Bender A, Diserens K, Erp W van, Estraneo A, Formisano R, et al. European Academy of Neurology guideline on the diagnosis of coma and other disorders of consciousness. Eur J Neurol. 2020 May 1;27(5):741-56. Disponível em: https://onlinelibrary.wiley.com/doi/full/10.1111/ene.14151.

18. Iyer VN, Mandrekar JN, Danielson RD, Zubkov AY, Elmer JL, Wijdicks EFM. Validity of the FOUR Score Coma Scale in the Medical Intensive Care Unit. Mayo Clin Proc. 2009;84(8):694. Disponível em: /pmc/articles/PMC2719522/.

19. Damiani D. Disorders of consciousness: Practical management in an emergency room. Arq Bras Neurocir Brazilian Neurosurg. 2016 Nov 23;38(04):263-71. Disponível em: http://www.thieme-connect.de/products/ejournals/html/10.1055/s-0036-1594251.

20. Rothwell P, Giles M, Flossmann E, Lovelock C, Redgrave J, Warlow C, et al. A simple score (ABCD) to identify individuals at high early risk of stroke after transient ischaemic attack. Lancet. 2005 Jul 2;366(9479):29-36. Disponível em: http://www.thelancet.com/article/S0140673605667025/fulltext.

21. Teasdale G, Jennett B. Assessment of coma and impaired consciousness. A practical scale. Lancet. 1974 Jul 13;2(7872):81-4. Disponível em: https://pubmed.ncbi.nlm.nih.gov/4136544/.

22. Hunt W, Meagher J, Hess R. Intracranial aneurysm. A nine-year study. Ohio State Med J. 1966;62(11):1168-71.

23. Hunt WE, Hess RM. Surgical risk as related to time of intervention in the repair of Intracranial aneurysms. J Neurosurg. 1968;28(1):14-20. Disponível em: https://thejns.org/view/journals/j-neurosurg/28/1/article-p14.xml.

24. Frontera JA, et al. Prediction of symptomatic vasospasm after subarachnoid hemorrhage: the modified fisher scale. Neurosurgery. 2006;59(1):21-6. Disponível em: https://pubmed.ncbi.nlm.nih.gov/16823296/.

25. Hemphill 3rd JC, et al. The ICH Score. A simple, reliable grading scale for intracerebral hemorrhage. Stroke 2001.

Seção 6

Pneumologia

15 | Intubação Orotraqueal e Medicações na Sala de Emergência

João Alfredo Lenzi Miori

- Manejo de vias aéreas é um tema extremamente prevalente e em constante evolução.
- Habilidade primordial que requer treinamento e aperfeiçoamento constantes.
- A decisão da necessidade de intubação de um paciente é o primeiro passo numa série complexa de eventos e ações que requerem que o profissional:
  - Considere quão urgente é a necessidade de intubação.
  - Determine qual é a melhor técnica e método a serem utilizados.
  - Considere os agentes farmacológicos mais bem indicados.
  - Prepare planos de contingência a serem aplicados caso o método inicial venha a falhar.

Indicações de via aérea avançada

- 3 avaliações clínicas fundamentais:
- Paciente não consegue manter ou proteger sua via aérea.
  - Paciente consciente usa a musculatura da via aérea superior e reflexos protetores para proteger e manter a patência da via aérea.
  - Fala clara e desobstruída é um bom indicador de patência e proteção de vias aéreas e de perfusão cerebral.
  - Deglutição espontânea é outro bom indicador, sendo o achado de secreções em orofaringe um indicador de falha de capacidade de proteção de vias aéreas.
  - Reflexo de vômito não é um método fidedigno de avaliação de patência e proteção de vias aéreas.
- Não é possível ventilar ou oxigenar o paciente.

- Falha no processo de troca gasosa impede funcionamento de órgãos vitais, mesmo se a patência e proteção de vias aéreas estejam preservadas.
- Considerar métodos não invasivos se a causa for rapidamente reversível.
- Qual é a evolução clínica esperada para este caso?
  - Pacientes inicialmente estáveis que podem evoluir rapidamente para falência de oxigenação, ventilação ou manutenção e proteção de vias aéreas necessitam de avaliação para possível intubação.
  - Por exemplo, lesões rapidamente expansivas na via aérea, como hematomas cervicais, mesmo que inicialmente estáveis podem evoluir para obstruções e falências de via aérea, e impossibilitar algumas intervenções.
  - Pacientes limítrofes necessitando transporte fora do ambiente hospitalar também recaem neste grupo de consideração para intubação.

Via aérea difícil

- Na sala de emergência é importante considerar ambos os tipos de vias aéreas difíceis:
- **Via aérea difícil anatômica:**
  - Envolve 4 dimensões:
    1) Laringoscopia difícil: visão glótica inadequada, primordialmente associada a laringoscopia direta, não afetando videolaringoscopia com a mesma intensidade.
       - *Comark-Lehane* é o principal sistema de identificar graus de dificuldade na manipulação de vias aéreas através da laringoscopia direta.
       - *LEMON* é o mnemônico de predição de laringoscopia difícil:
         Look – Olhar externamente buscando alterações anatômicas;
         Evaluate 3-3-2 – Avaliar abertura oral, tamanho da mandíbula e posição da laringe, correlacionados com chance de sucesso;
         Mallampati – Avaliar a visualização de estruturas posteriores da orofaringe.
       - Obstrução/Obesidade
       - *Neck* – Avaliar habilidade de mobilizar o pescoço e posicionar a cabeça, incluindo mobilização ou posições viciadas
    2) Ventilação difícil com Bolsa-Válvula-Máscara: dificuldade em ventilar com BVM durante pré-oxigenação ou como método de resgate após falha de intubação.
    3) Dispositivo extraglótico difícil: dificuldade de passagem de dispositivo extraglótico para resgate de vias aéreas e para pré-oxigenação.

4) Cricotireoidostomia difícil: Condições que dificultem a realização do procedimento como resgate de via aérea falha ou como primeira intervenção.

- Mnemônico *SMART* para predição:

    Surgery – Cirurgias cervicais recentes ou remotas
    Mass – Presença de massas causando desvio da anatomia
    Access – Condições anatômicas, como obesidade, edema, infecção que dificultem identificação ou acesso a estruturas
    Radiation – Tratamento radioterápico prévio
    Tumor – Interno ou externo a via aérea

- **Via aérea difícil fisiológica**
    - Pacientes instáveis hemodinamicamente ou incapazes de manter troca gasosa apropriada antes da intubação podem apresentar descompensação rápida durante e após a intubação.
    - Estes pacientes são comuns no Departamento de Emergência, necessitando de otimização e cuidados críticos antes do início, durante e após o procedimento.
    - Confirmação de posicionamento do tubo orotraqueal
    - Capnografia por onda ou colorimétrica são as maneiras mais fidedignas de confirmação de posição e devem ser utilizadas imediatamente após a intubação.
    - Ultrassonografia durante a intubação também pode ser utilizada para confirmar o posicionamento correto do tubo.
    - Aspiração vigorosa do tubo causando colabamento do esôfago, ou passagem de *bougie* pelo tubo sem resistência se posicionamento incorreto, podem ser considerados como técnicas de suporte.
    - Ausculta, exame físico e oximetria de pulso são úteis, porém podem demorar diversos minutos para detectar o mal posicionamento do tubo.
    - Raio X de tórax AP ainda que recomendado para avaliar profundidade correta do tubo abaixo das cordas vocais e acima da carina, pode não ser suficiente para detectar o posicionamento dentro da via aérea.

Via aérea falha

- Caracterizada pelas seguintes condições:
    - Incapacidade de manter saturação de oxigênio aceitável durante ou após uma ou mais tentativas de intubação falhas.
    - Três tentativas falhas de intubação por um provedor experiente, mesmo se oxigenação mantida.
    - A "melhor tentativa" de intubação possível falha em situações que o provedor foi forçado a agir imediatamente.

- Clinicamente isso se apresenta como 2 situações:
  - **Não intubo, não oxigeno:** não há tempo hábil para avaliar outras opções de resgate, e a via aérea deve ser protegida imediatamente;
  - **Não intubo, oxigeno:** há tempo hábil para avaliar e executar outras manobras, porque o paciente está oxigenado, ainda.
- A via aérea falha deve ser reconhecida prontamente, para evitar maiores danos ao paciente por tentativas falhas recorrentes que atrasam outras medidas, como vias aéreas cirúrgicas.

Algoritmos de intubação de emergência

- No Departamento de Emergência, pacientes podem ter diversas apresentações diferentes com necessidade de vias aéreas definitivas, diversos algoritmos existem para atender situações específicas.
- Algoritmo **Universal de Via Aérea de Emergência**: direciona a melhor estratégia de intervenção para VA avançada em pacientes de Emergência.
- Algoritmo de **Via Aérea de Crash**: direcionado para pacientes inconscientes, em situações de PCR ou peri-PCR.
- Algoritmo de **Via Aérea Difícil**: direcionado para pacientes com VA predita como difícil sem necessidade de intervenção imediata por Crash.
- Algoritmo de **Via Aérea Falha**: em pacientes após atingir critérios de Via Aérea Falha em qualquer outro algoritmo.

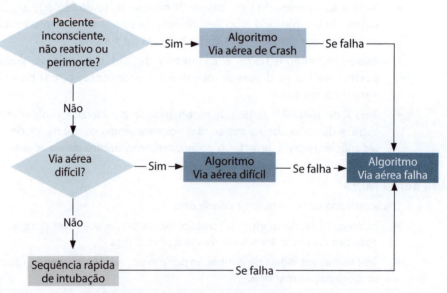

Figura 15.1 – Algoritmo Universal de Via Aérea de Emergência.
Fonte: Desenvolvida pela autoria.

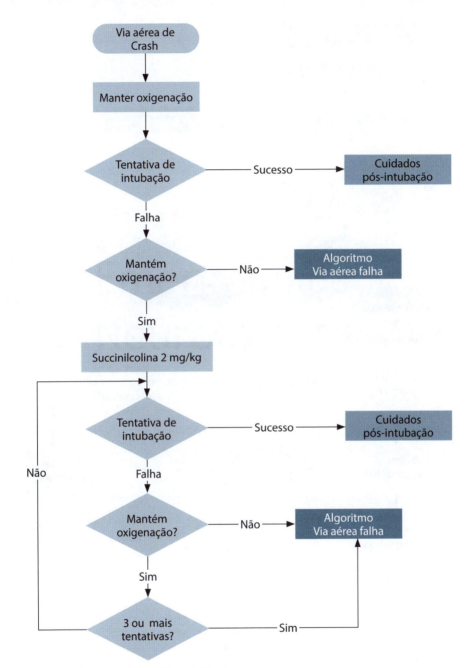

Figura 15.2 – Algoritmo de Via Aérea de Crash.
Fonte: Desenvolvida pela autoria.

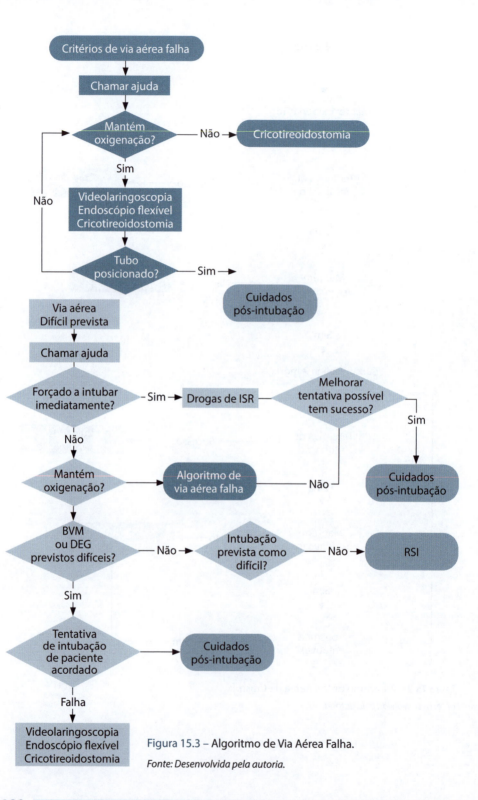

Figura 15.3 – Algoritmo de Via Aérea Falha.
Fonte: Desenvolvida pela autoria.

Sequência rápida de intubação

- Técnica de escolha para manejo de via aérea avançada na Emergência.
- Não se refere a velocidade com que a intubação é realizada, mas sim a utilização de um bloqueador neuromuscular de ação rápida imediatamente após o uso de um agente de indução potente, em pacientes devidamente pré-oxigenados e otimizados.
- Prevê que pacientes não estão em jejum e têm alto risco de aspiração, e busca reduzir ventilação com bolsa-válvula-máscara para diminuir o risco.
- Técnica em constante evolução e reavaliação. A última atualização trocou o terceiro passo previamente chamado de "pré-tratamento", pois as drogas que faziam parte dessa fase falharam em demonstrar evidência de benefício, exceto se usadas para otimização do paciente, sendo assim o passo foi substituído por otimização do paciente pré-intubação.
- Uma sequência de passos, os **7 Ps**:
  - **Preparação**: Antes do início da sequência, o paciente deve ser avaliado para dificuldade, planos de intubação, incluindo plano de resgate da Via Aérea caso falha, e todo material necessário para ambos os planos deve ser separado e checado pela equipe. O paciente deve ser alocado em uma área equipada para monitorização e ressuscitação. Acessos venosos devem ser estabelecidos.
  - **Pré-oxigenação**: Deve-se estabelecer reservatório de oxigênio em tecidos, sangue, e pulmões do paciente de modo a garantir alguns minutos de apneia sem necessidade de ventilação com bolsa-válvula-máscara. Administração de Oxigênio a 100% por 3 minutos, associado com manutenção de Cânula de Nasal de Alto Fluxo durante apneia permitem manutenção de saturação de hemoglobina > 90% por períodos maiores. A velocidade de dessaturação é influenciada por diversos fatores, incluindo presença de doença crítica, obesidade, idade jovem, e gestação, e deve ser considerada durante a preparação para intubação.
  - Otimização **Pré-intubação**: Identificação e intervenção em vulnerabilidades cardíacas, vasculares ou pulmonares que possam complicar esforços ressuscitativos durante a intubação. Dessa forma, intervenções devem ser realizadas para buscar estabilização do paciente no máximo da capacidade da equipe antes de iniciar o processo de intubação. O exemplo mais clássico sendo o paciente hipotenso, que deve receber fluidos, agentes vasopressores, ou transfusão sanguínea buscando estabilização antes de receber drogas para indução que podem piorar o quadro de hipotensão.

    Fentanil era previamente indicado durante a fase de pré-tratamento para controle do tônus simpático da intubação, pesquisas não demonstram melhor prognóstico neurológico e sugerem possível aumento de pressão intracraniana. Neste momento não existem evidências que suportem uso de opioides para controle catecolaminérgico em SRI.

- **Paralisia e indução**: Administração de agente rápido de indução para promover perda de consciência, seguido imediatamente de bloqueador neuromuscular.

- **Posicionamento do paciente**: Após 20-30s do uso das drogas, o paciente deve se tornar apneico e flácido. Deve-se manter equipamento de pré-oxigenação posicionado, para manter reserva de oxigênio, e o paciente deve ser posicionado para otimizar a intubação. Mobilizar paciente até o topo da cama. Altura da cama deve ser confortável para o profissional que vai realizar a intubação. Se possível, manter elevação da cabeceira ~30° reduz risco de aspiração e facilita intubação em pacientes com fatores de risco para via aérea difícil, como obesidade.

- **Posicionamento** do tubo e confirmação: Após 45-60s do uso de bloqueador neuromuscular deve-se testar flacidez da mandíbula e seguir com intubação. Recomendamos o uso de *bougie* em todas as tentativas desde a primeira, pela maior chance de sucesso. Após cada tentativa a posição deve ser confirmada, preferencialmente com uso de capnografia contínua. Outros métodos de confirmação são discutidos acima.

- Manejo **Pós-intubação**: Uma vez confirmado posicionamento, o tubo deve ser fixado externamente. A profundidade do tubo deve ser checada contra a arcada dentária, uma vez que lábios e tecido moles periorais podem sofrer edema e alterar a medida. Radiografia de tórax deve ser realizada para avaliar o *status* pulmonar. Hipotensão é o evento adverso mais comum pós intubação, associado a menor retorno venoso pelo aumento de pressão intratorácica e drogas de indução e sedação contínua, ou pneumotórax causado pela intubação. Intervenções imediatas devem ser realizadas de acordo com a causa.

  Analgesia e sedação contínuas devem ser bem monitoradas, pesquisas mostram que sedação e especialmente analgesia pós intubação são subutilizadas ou não utilizadas em grande quantidade de casos.

- **Sequência atrasada de intubação**: Em pacientes persistentemente hipoxêmicos, muito combativos a pré-oxigenação ou com risco de dessaturação rápida, pode-se utilizar a sequência atrasada. Nessa técnica todos os passos são semelhantes, exceto pela velocidade que as drogas são administradas e o período de pré-oxigenação. O agente de indução deve ser dado após a preparação e otimização pré-intubação, Cetamina em dose dissociativa (1,0 mg/kg IV) deve ser usado por não causar depressão respiratória. Seguida de diversos minutos de oxigenação, até a melhor oxigenação possível. Deve-se então aplicar bloqueador neuromuscular e seguir a intubação como na sequência rápida.

Agentes de indução

- Agente de indução ideal deve apresentar:
  - Início de ação rápida
  - Ação analgésica e sedativa

- Manter estabilidade da perfusão cerebral
- Manter estabilidade hemodinâmica
- Reversibilidade imediata se necessário.

- **Cetamina**:
  - Dose na emergência: 1,0-1,5 mg/kg; (0,3-0,5 em paciente chocado)
  - Início de efeito: 45-60 segundos
  - Duração: 10-20 minutos
  - Mecanismo de Ação: antagonista não competitivo de receptor N-metil--D-aspartato (NMDA) e antagonista de receptor glutamato. Promovendo ação dissociativa, e analgesia e anestesia profundas.
  - Vantagens:
    - Estabilidade hemodinâmica
    - Efeito broncodilatador
    - Efeito analgésico/anestésico
    - Manutenção de reflexos faríngeos e laríngeos permitindo respiração espontânea permitindo sequência atrasada de intubação
  - Contraindicações:
    - Hipersensibilidade
    - Suspeita ou Diagnóstico de Esquizofrenia
    - *Efeitos não estudados durante gestação, amamentação
    - *Não existe evidência de efeitos deletérios em pacientes com Hipertensão Intracraniana, estudos sugerem, na realidade, efeito neuroprotetor.

- **Etomidato**:
  - Dose na Emergência: 0,3 mg/kg
  - Início de Efeito: 15-45 segundos
  - Duração: 3-12 minutos
  - Mecanismo de ação: Derivado de imidazol com efeito hipnótico por aumento da atividade GABA no complexo GABA-receptor.
  - Não apresenta efeito analgésico/anestésico.
  - Vantagens:
    - Estabilidade hemodinâmica
  - Contraindicações:
    - Hipersensibilidade
    - *Etomidato afeta produção de cortisol e pode causar supressão adrenal com uso prolongado, porém não existem evidências de efeitos adversos em pacientes sépticos na indução para intubação.

- **Propofol**:
  - Dose na Emergência: 1,5 mg/kg
  - Início de Efeito: 15-45 segundos

- Duração: 5-10 minutos
- Mecanismo de Ação: Derivado de alquifenol com efeito hipnótico por interação não completamente compreendida no complexo GABA-receptor.
- Não apresenta efeito analgésico/anestésico
- Vantagens:
  - Categoria B para uso em gestação, mas cruza barreira placentária e pode causar depressão neurológica e respiratória neonatal.
- Contraindicações:
  - Hipersensibilidade
  - *Propofol não é indicado para pacientes instáveis por potencial elevado de hipotensão
  - *Reações alérgicas a componentes da emulsão (ovo e soja) são possíveis
- **Midazolam:**
  - Dose na Emergência: 0,2-0,3 mg/kg
  - Início de Efeito: 60-90 segundos
  - Duração: 15-30 minutos
  - Mecanismo de Ação: Benzodiazepínicos têm efeito hipnótico, sedativo, ansiolítico por ligação a receptor droga-específico no complexo GABA.
  - Não apresenta efeito analgésico/anestésico.
  - Vantagens:
    - Efeito anticonvulsivo
    - Rapidamente reversível com Flumazenil
  - Contraindicações:
    - Glaucoma de ângulo fechado
    - Hipotensão e choque

Bloqueadores Neuromusculares
- Parte integral de SRI
- Promovem otimização das condições de intubação, e reduzem risco de aspiração
- Não proporcionam analgesia, sedação ou amnésia, por isso devem sempre ser associados previamente a agente de indução
- **Succinilcolina:**
  - Dose de Intubação: 1,5 mg/kg
  - Início de efeito: 45 segundos
  - Duração: 6-10 minutos

- Mecanismo de ação: agonismo não competitivo com receptores colinérgicos pós-juncionais da placa motora causando despolarização, resultando em resposta inibitória a acetilcolina. Resultando em fasciculações ou contratura muscular involuntária seguido de paralisia muscular.
- Vantagens:
  - Hiperdosagem não é associado a aumento de efeitos colaterais ou da duração pelo efeito da pseudocolinesterase plasmática.
- Contraindicações:
  - Pacientes não sedados
  - Pacientes queimados após 3-5 dias
  - Denervação após 3 dias até 6 meses
  - Lesões por esmagamento após 3 dias
  - Miopatias
  - Hipertermia Maligna prévia ou história familiar
  - Hipoatividade de pseudocolinesterase plasmática conhecida
  - * Hipercalemia não é por si só não contraindicação de Succinilcolina, evidência sugere elevação mínima de Potássio pela droga (0,0-0,5 mEq), mas o risco deve ser considerado.
- **Rocurônio**:
  - Dose de intubação: 1,0-1,2 mg/kg
  - Início de efeito: 60 segundos
  - Duração: 40-60 minutos
  - Mecanismo de ação: bloqueio competitivo de subunidades alfa de receptores nicotínicos
  - Vantagens:
    - Reversível com inibidores de acetilcolinesterase
    - Apropriado para manutenção de paralisia pós intubação
  - Contraindicações:
    - Hipersensibilidade conhecida.

Bibliografia

Brown CA 3rd, et al. Techniques, success, and adverse events of emergency department adult intubations. Ann Emerg Med. 2015;65:363-370.

Brown CA, Walls RM. Walls RM (ed-in-chief). Rosen's Emergency Medicine. 9th ed. Philadelphia: Elsevier; 2018.

Caro DA, Tyler KR. Neuromuscular blocking agents. Brown CA (ed-in-chief). The walls manual of emergency airway management. 5th ed. Philadelphia: Lippincott Williams & Wilkins; 2018.

Caro DA, Tyler KR. Sedative induction agents. Brown CA, ed-in-chief. The Walls manual of emergency airway management. 5. ed. Philadelphia: Lippincott Williams & Wilkins; 2018.

Chou HC, et al. Tracheal rapid ultrasound exam (T.R.U.E.) for confirming endotracheal tube placement during emergency intubation. Resuscitation. 2011;82:1279-1284.

de Nadal M, Ausina A, Sahuquillo J, Pedraza S, Garnacho A, Gancedo VA. Effects on intracranial pressure of fentanyl in severe head injured patients. Acta Neurochir Suppl. 1998;71:10-2.

de Nadal M, Munar F, Poca MA, Sahuquillo J, Garnacho A, Rossello J. Cerebral hemodynamic effects of morphine and fentanyl in patients with severe head injury: absence of correlation to cerebral autoregulation. Anesthesiology. 2000;92(1):11-9.

Dmello D, et al. Outcomes of etomidate in severe sepsis and septic shock. Chest. 2010;138:1327-1332.

Gu WJ, et al. Single-dose etomidate does not increase mortality in patients with sepsis: a systematic review and meta-analysis of randomized controlled trials and observational studies. Chest. 2015;147:335-346.

Kropf JA, Grossman MA, et al. Ketamine versus etomidate for rapid sequence intubation in traumatically injured patients: An exploratory study. Annals of Emergency Medicine. 2012;60(4):S117:10-01.

Norskov AK, et al. Diagnostic accuracy of anaesthesiologists' prediction of difficult airway management in daily clinical practice: a cohort study of 188 064 patients registered in the Danish Anaesthesia Database. Anaesthesia. 2015;70:272-281.

Ramachandran SK, et al. Apneic oxygenation during prolonged laryngoscopy in obese patients: a randomized, controlled trial of nasal oxygen administration. J Clin Anesth. 2010;22:164-168.

Rudlof B, Faldum A, Brandt L. Aventilatory mass flow during apnea : investigations on quantification. Anaesthesist. 2010;59:401-409.

Saglam C, Unluer EE, Karagoz A. Confirmation of endotracheal tube position during resuscitation by bedside ultrasonography. Am J Emerg Med. 2013;31:248-250.

Sperry RJ, Bailey PL, Reichman MV, Peterson JC, Petersen PB, Pace NL. Fentanyl and sufentanil increase intracranial pressure in head trauma patients. Anesthesiology. 1992;77(3):416-20.

Sperry RJ, Bailey PL, Reichman MV, Peterson JC, Petersen PB, Pace NL. Fentanyl and sufentanil increase intracranial pressure in head trauma patients. Anesthesiology. 1992;77(3):416-20.

Tachibana N, Niiyama Y, Yamakage M. Incidence of cannot intubate-cannot ventilate (CICV): results of a 3-year retrospective multicenter clinical study in a network of university hospitals. J Anesth. 2015;29:326-330.

Touma O, Davies M. The prognostic value of end tidal carbon dioxide during cardiac arrest: a systematic review. Resuscitation. 2013;84:1470-1479.

Walls RM, et al. Emergency airway management: a multi-center report of 8937 emergency department intubations. J Emerg Med. 2011;41:347-354.

Walls RM, Brown CA. Identification of the difficult and failed airway. Brown CA (ed-in-chief). The walls manual of emergency airway management. 5th ed. Philadelphia: Lippincott Williams & Wilkins; 2018.

Walls RM, Brown CA. Rapid sequence intubation. Brown CA (ed-in-chief). The walls manual of emergency airway management. 5th ed. Philadelphia: Lippincott Williams & Wilkins; 2018.

Walls RM, Brown CA. The decision to intubate. Brown CA (ed-in-chief). The walls manual of emergency airway management. 5th ed. Philadelphia: Lippincott Williams & Wilkins; 2018.

Walls RM, Brown CA. The emergency airway algorithms. Brown CA (ed-in-chief). The walls manual of emergency airway management. 5th ed. Philadelphia: Lippincott Williams & Wilkins; 2018.

Weingart SD, et al. Delayed sequence intubation: a prospective observational study. Ann Emerg Med. 2015;65:349-355.

Weingart SD, Levitan RM. Preoxygenation and prevention of desaturation during emergency airway management. Ann Emerg Med. 2012;59:165-175.

Weinstabl C, Spiss CK. Fentanyl and sufentanil increase intracranial pressure in head trauma patients. Anesthesiology. 1993;78(3):622-3.

Windsor J, Varon AJ. Fentanyl should be used with caution in patients with severe brain injury. J Trauma. 1998;45(6):1103.

16 Ventilação Mecânica — O Que o Emergencista Deve Avaliar?

Marcos Cesar Ramos Mello
Denis Cristian Toledo Corrêa

Mecânica respiratória durante a ventilação mecânica

Estudos apontam que as complicações pulmonares, como síndrome do desconforto respiratório (SDRA) e lesão pulmonar induzida pela ventilação (LPIV), estão presentes em mais de 20% dos pacientes ventilados na sala de emergência, e afetam de forma negativa os desfechos e os recursos.[1,2,5] Os principais fatores que influenciam esses dados são: aderência abaixo do ideal às diretrizes de melhores práticas para pacientes sob ventilação mecânica, falta de protocolos e estratégias ventilatórias preventivas e a falta de afinidade do emergencista em manusear o ventilador mecânico.[1,3,4] Neste cenário, é de fundamental importância que o emergencista domine tanto o conhecimento fisiológico e/ou fisiopatológico do parênquima pulmonar, como os princípios da ventilação mecânica (VM), de modo a evitar todos os efeitos colaterais adversos. Ou seja, o emergencista deve compreender completamente o dano potencial de cada componente da VM, frente a fisiopatologia que está sendo tratada, e instituir estratégias para preveni-las.

É de fundamental importância que o emergencista consiga avaliar e entender o comportamento da mecânica respiratória durante a ventilação mecânica. E assim compreender como uma máquina pode ser controlada para substituir ou complementar a função natural da respiração, para isso, primeiramente, é preciso entender algo sobre a mecânica da respiração em si. O estudo da mecânica lida com forças, deslocamentos e a taxa de mudança de deslocamento do ar. Na fisiologia, a força é medida como pressão (pressão = força/área), deslocamento como volume (volume = área × deslocamento) e a taxa de mudança relevante como fluxo [fluxo médio = Δvolume /Δtempo].

Especificamente, estamos interessados na pressão necessária para fazer com que um fluxo de gás entre nas vias aéreas e aumente o volume de ar dentro dos pulmões.[6-7] O ventilador mecânico e a pressão muscular fazem com que o volume e o fluxo sejam entregues ao paciente. (Obviamente, a pressão muscular pode subtrair, em vez de aumentar, a pressão do ventilador no caso de assincronia paciente-ventilador; neste caso, o volume e o fluxo são reduzidos.) Pressão, volume e fluxo são funções de tempo e são chamados de variáveis. Todos são medidos em relação aos seus valores no final da expiração.[8]

Presume-se que a elastância e a resistência permaneçam constantes e são chamadas de parâmetros. Para a expiração passiva, a pressão do ventilador e do músculo está ausente, portanto:

$$-RV = EV$$

O sinal de negativo antes da equação demonstra a direção do fluxo, neste caso expiratório.[5] Essa equação também mostra que o fluxo expiratório passivo é gerado pela energia armazenada no compartimento elástico (isto é, pulmões e parede torácica) durante a inspiração. Essa equação também mostra que, se os músculos respiratórios do paciente não estão funcionando, a pressão muscular é zero e o ventilador deve gerar toda a pressão para se inspirar.[9] Por outro lado, não é necessário um ventilador para respiração espontânea normal (ou seja, pressão de ventilação = 0). Entre esses dois extremos, é possível um número infinito de combinações de pressão muscular (esforço do paciente) e pressão do ventilador sob o título geral de "suporte parcial do ventilador". A equação do movimento também fornece a base para definir uma respiração assistida como aquele em que a pressão do ventilador sobe acima da linha de base durante a inspiração ou cai abaixo da linha de base durante a expiração (Figura 16.1).

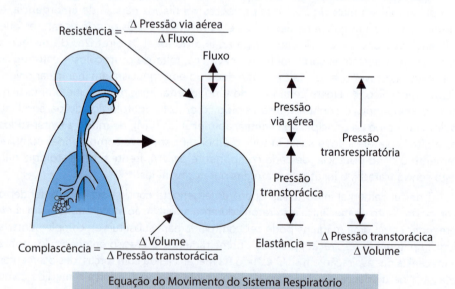

Figura 16.1 – A equação do movimento e suas respectivas pressões e parâmetros na mecânica do sistema respiratório.
Fonte: Adaptada de Mello, Marcos Cesar Ramos; Penna, Helio Guimarães. Manual de Ventilação Mecânica. ISBN 9786586098-43-3).

Modelos de interação paciente-ventilado como uma respiração espontânea, no contexto da ventilação mecânica, é uma respiração pela qual o paciente determina o tempo e o tamanho. O início e o fim da inspiração podem ser determinados pelo paciente, independentemente de quaisquer configurações da máquina para o tempo inspiratório e expiratório. Ou seja, o paciente aciona e alterna a respiração. Em alguns ventiladores, o paciente pode fazer pequenos e espontâneos esforços durante uma respiração mandatória mais longa, como no caso do modo ventilatório pressão regulada com volume controlado (PRVC).[6,8] É importante fazer uma distinção entre respirações espontâneas e respirações assistidas. Uma respiração assistida é aquela em que o ventilador faz algum trabalho para o paciente, conforme indicado por um aumento na pressão das vias aéreas (isto é, Pvent) acima da linha de base durante a inspiração ou abaixo da linha de base durante a expiração. Por exemplo, no modo de pressão de suporte, cada respiração é assistida porque as pressões das vias aéreas aumentam para a configuração de suporte de pressão acima da pressão expiratória final positiva (PEEP) (ou seja, Pvent >0).[5] Cada respiração também é espontânea, porque o paciente aciona e alterna a respiração. O paciente pode alternar a respiração no modo de suporte de pressão expirando ativamente, mas mesmo que o paciente seja passivo na inspiração final, a resistência e a conformidade do paciente determinam o ponto do ciclo e, portanto, o tamanho da respiração para uma determinada configuração de suporte de pressão. De outro ponto de vista, para um paciente com pressão positiva contínua nas vias aéreas, cada respiração é espontânea, mas não assistida. As respirações são espontâneas porque o paciente determina o tempo e o tamanho das respirações sem qualquer interferência do ventilador. As respirações durante a pressão positiva contínua nas vias aéreas não são assistidas porque a pressão das vias aéreas é controlada pelo ventilador para ser o mais constante possível (ou seja, Pvent = 0).[10] Compreender a diferença entre respirações espontâneas assistidas e não assistidas é muito importante clinicamente. Ao fazer medições do volume corrente e da frequência respiratória para o cálculo do índice de respiração rápida e superficial, como as respirações devem ser espontâneas e sem assistência. Se eles são assistidos (por exemplo, com suporte de pressão), um erro de 25% a 50% pode ser induzido.[11] Uma respiração mandatória é qualquer respiração que não atenda aos critérios de uma respiração espontânea, o que significa que o paciente perdeu o controle sobre o tempo e/ou o tamanho. Assim, uma respiração mandatória é aquela para a qual o início ou o fim da inspiração (ou ambos) é determinado pelo ventilador, independente do paciente; isto é, a máquina aciona e/ou alterna a respiração.[13]

Avaliação da interação cardiopulmonar durante a ventilação pulmonar mecânica

Durante a aplicação da ventilação mecânica (VM) há a inversão do padrão fisiológico pressórico (deixa de ser negativa e se torna positiva), e essa situação pode trazer benefícios ou prejuízos ao sistema cardiovascular, principalmente nas pressões intracardíacas, no pré e pós-carga e, consequentemente, na resistência vascular pulmonar. Essas variações são imediatas e muitas vezes são imprevisíveis e comumente envolvem a macro e a microcirculação e, portanto, a monitorização dos sinais vitais comumente utilizadas na unidade de terapia intensiva (UTI) são dados inespecíficos e tardios em muitos casos.

A complexidade dessa relação entre o Sistema Cardiovascular e o Respiratório ocorre desde sua anatomia, assim como por alterações que possam ocorrer em um sistema como no outro. Um exemplo disso são algumas doenças que acometem o Sistema Respiratório, e que por consequência comprometem o Sistema Cardiovascular, como o contrário também é verdadeiro.[13] A ventilação mecânica (VM) é uma das condições que interferem diretamente nessa interação, que, por si só, já compreende uma alta complexidade.

Fisiologia dos sistemas respiratório e cardiovascular

O ar como outros fluidos, move-se de uma região de maior pressão para uma de menor pressão. Esse gradiente ou variação de pressão (GP), como por exemplo a diferença entre a pressão intratorácica (PIT) e a pressão atmosférica (PATM), permite que o ar se mova para dentro ou para fora dos pulmões. Logo, sem GP não existe fluxo aéreo. É importante recapitular que esta variação deve ser suficiente para vencer a resistência oferecida pelo sistema respiratório ao fluxo aéreo e adota-se por convenção, nos estudos relacionados ao tema, a PATM como zero cmH_2O.[13,14]

O GP também é necessário no Sistema Cardiovascular, sistema este que apresenta maior complexidade. É dividido em bomba e circuito. Definimos circuito como a rede vascular, incluindo a resistência arterial e a capacitância venosa. Os ventrículos direito e esquerdo são suas principais bombas, trabalhando ambos em paralelo, dentro do pericárdio, e, ao mesmo tempo, em série com a circulação pulmonar. Ou seja, possui uma bomba pressórica dentro de outro sistema pressurizado. O coração gera variação de pressão através dos ventrículos, este, por sua vez, sofre ação da PIT. A interação entre o sistema respiratório e cardiovascular está intimamente relacionada à anatomia e fisiologia desses sistemas, sendo o coração e os vasos principalmente influenciados pela variabilidade da PIT. Assim como pela complacência pulmonar e da parede torácica, da complacência do próprio sistema vascular e seu preenchimento, que se modifica de acordo com a pressão alveolar, pressão pleural e pressão pericárdica. A PIT na verdade é considerada, por convenção, com o mesmo valor da pressão pleural (PPL), cuja medida é mais complexa, pois sofre modificações cíclicas relacionadas ao ciclo respiratório (inspiração e expiração), comparadas a PATM. Essa oscilação acarreta alterações na pré-carga venosa, bem como na pós-carga.[13] Respiração espontânea: PIT = PPL. As medições de pressões do sistema cardiovascular são realizadas a partir de cateteres cheios de líquido no ambiente clínico, e dependem do nível zero escolhido. O nível zero é, por convenção, o átrio direito e a PATM.[13] Ao realizar a medida da pressão intracavitária do átrio direito (PAD), essa sofre oscilações dentro do ciclo cardíaco e respiratório. A influência do ciclo respiratório sobre a PAD pode ser explicada de acordo com a oscilação que a pressão transmural (PTM) sofre. A PTM refere-se à diferença de pressão entre o interior de uma cavidade e o ambiente externo.[13] PTMAD = PAD − PPL. Dessa forma, durante a inspiração com a redução da PIT pela ação da musculatura respiratória, reduzindo a PPL, e reduzindo, assim, por continuidade a PAD, induzindo um enchimento maior da câmara cardíaca direita, já que essa auxilia no retorno venoso (RV). Na expiração, esta PPL é aumentada, também acarretando o aumento da PAD que reduz o RV.

Respiração Espontânea Inspiração: ↓ PIT → ↓ PPL → ↓ PAD → ↑ RV

Expiração: ↑ PIT → ↑ PPL → ↑ PAD→ ↓ RV

Quando a VM se faz necessária, essa impõe uma pressão positiva, que pode ser em um nível pressórico contínuo nas vias aéreas (CPAP) ou dois níveis, um mais positivo na inspiração e outro menos positivo na expiração. Ou seja, ambas pressões mais positivas do que a PATM. E essa causará um aumento da PIT, e consequente alteração da PPL.[13,15] Observa-se assim uma PIT e consequente PPL sempre mais positiva, que é compensada pelos controles hemodinâmicos de um indivíduo saudável. E assim encontra-se a seguinte dinâmica invertida:

Respiração sob VM inspiração: ↑ PIT → ↑ PPL → ↑ PAD → ↓ RV

Expiração: ↓ PIT → ↓ PPL → ↓ PAD → ↑ RV

Quando em uso de pressão positiva, em muitos casos se diminui a pressão imposta pela VM para identificar o quanto está influenciando ou ainda comprometendo a regulação do sistema cardiocirculatório.[13,15]

Ao constatar comprometimento, utiliza-se drogas vasoativas para compensar esse sistema e assim poder utilizar os valores pressóricos da VM que são necessários. Isso porque alterações de pressão dentro da cavidade torácica durante o ciclo respiratório afetam os sistemas de pressão para o coração e do coração para os espaços extratorácicos, mas não alteram as relações vasculares intratorácicas. A razão para esses efeitos diferentes se dá pois o fluxo através do circuito vascular pulmonar é determinado por gradientes de pressão dentro desse circuito, com GP e fluxos diferentes entre os lados arterial (esquerdo) e venoso (direito) da circulação. A VM é, portanto, um ponto importante nas análises do sistema cardiorrespiratório. Quando se trata de suporte ventilatório com pressão positiva, a PPL é influenciada pela PIT imposta pela VM. O valor da PIT dependerá do valor titulado na VM. E esse poderá influenciar em variáveis PAD, PTMAD, RV, pré-carga, pós-carga e débito cárdico (DC).[5]

Os ciclos respiratórios pela alteração seletiva do PAD também podem influenciar diretamente esse GP. Sendo a PAD influenciada pela PIT, assim como a PMEC e a RSV, pelo tônus vascular e seu volume. Vale ressaltar a importância de acompanhar o estado volêmico e a resposta pressórica mediante às condições de VM e à sedação que podem interferir na estabilidade hemodinâmica.

De modo simplificado e direto, e lembrando-se de que 70% do volume sanguíneo se encontra no sistema venoso, a PAD é a contrapressão ao RV e se opõe à PMEC. A mudança dinâmica da PAD durante o ciclo ventilatório causa mudanças recíprocas nas taxas de fluxo venoso.[13,16] Pensa-se que o PAD seja influenciado pela complacência de sua própria câmara, bem como pelas mudanças na PTM durante os ciclos respiratórios. Em casos de insuficiência do VD e dilatação do AD, pequenas alterações no volume intravascular induzirão aumentos proporcionalmente maiores na PAD. A PTMAD é considerada o gradiente de pressão entre a PAD e a pressão que circunda a parte externa do miocárdio. Na ausência de patologia pericárdica como tamponamento, essa seria efetivamente PPL. Durante a inspiração, a PPL diminui e para uma PTMAD é constante, fazendo com que a PAD diminua. Essa diminuição espontânea da PAD induzida por inspiração espontânea causa um aumento imediato no RV, aumentando o volume diastólico final do VD e, em seguida, o volume de ejeção do VD no próximo batimento. Enquanto durante a expiração, a PPL se torna menos negativo, causando o aumento do PAD no seu valor expiratório final e o RV diminui ligeiramente.[13,15] Em VM, com pressão positiva, ocorre o efeito inverso na PAD durante o ciclo respiratório, aumentando o PAD durante a inspiração e diminuindo durante a expiração. As pressões das vias aéreas, PAD, pericárdicas e pleurais aumentam com o aumento do volume corrente e da PIT de maneira linear.[13,17] Com a inflação mecânica dos pulmões durante a inspiração, PIT e PAD aumentam. Isso, por sua vez, diminui a pressão motriz para RV e volume diastólico final do VD.[17] A compreensão desse conceito de como a alteração da PTI altera o gradiente de pressão para o RV, tanto em respiração espontânea como sob VM, é vital para análise e complicações no débito cardíaco (DC), particularmente no cenário da hipovolemia em pacientes em VM.

Além do efeito direto no coração, a inspiração durante a VM pode influenciar a pré-carga, reduzindo o RV da vasculatura abdominal devido ao aumento da PIT na VM. Durante a VM, esse efeito é importante para atenuar a diminuição da pré-carga do VD, aumentando o PMEC e minimizando os efeitos prejudiciais do aumento do PAD no RV. Isso foi demonstrado em pacientes pós-cirurgia cardíaca após ressuscitação volêmica com pausa inspiratória de 25 segundos e PEEP de 20 mmHg.[5,6] Nesse estudo clínico, o DC permaneceu inalterado durante as pausas inspiratórias e os níveis progressivamente crescentes de PEEP, mesmo com aumento da PAD, isso porque a pressão intra-abdominal aumentou para uma quantidade semelhante, permitindo que os compartimentos venosos intra-abdominais aumentassem proporcionalmente suas pressões venosas.[5]

Avaliação, monitorização e manejo da ventilação mecânica visando uma ventilação protetora, minimizando os ricos de lesão pulmonar induzida pela ventilação mecânica (LPIVM)

A LPIVM resulta da interação entre o que os aparelhos de ventilação fornecem ao parênquima pulmonar e como este parênquima pulmonar recebe esse tipo de ventilação.[18] A VM gera causas da LPIVM tais como: pressão, volume, fluxo e frequência respiratória (FR).[18] Por um outro lado, os fatores preponderantes para o desenvolvimento da LPIVM é o edema pulmonar que leva a diminuição do volume pulmonar, aumento a heterogeneidade das áreas pulmonares.[19] Em termos gerais o mecanismo que leva a LPIVM são: a hiperdistensão alveolar (volutrauma), acarretando instabilidade alveolar, colapso e a reabertura alveolar a cada ciclo (atelectrauma). O processo inflamatório causados por esses mecanismos é conhecido como biotrauma.[20] Em 1992, foi proposto uma estratégia ventilatória que se baseava em "abrir o pulmão e mantê-lo aberto". Como a insuflação pulmonar é heterogênea isso seria um marco na fisiopatologia da síndrome do desconforto respiratório (SDRA), sendo também a maior causa da LPIVM e progressiva lesão pulmonar aguda. O objetivo da estratégia é manter o pulmão aberto, isso resultaria em ventilação pulmonar homogênea, minimizando a LPIVM.[21] Em 1998, um estudo demonstrou que altos volumes correntes levam ao aumento da permeabilidade vascular capilar, inativação do surfactante, ocasionando o edema pulmonar, inundação alveolar com aumento da ativação e infiltração leucocitária.[22]

A Figura 16.2 demonstra a característica evolutiva da LPIVM desde as primeiras descrições.[24]

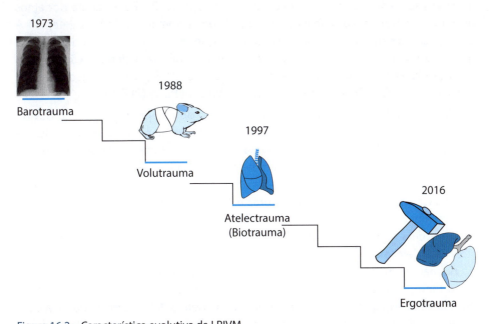

Figura 16.2 – Característica evolutiva da LPIVM.
Fonte: Adaptada de Gattinoni L, Tonetti T, Cressoni M, et al., 2016.[24]

Diferentes mecanismos fisiopatológicos podem estar inclusos da LPIVM. Cada um deles com vias diferentes e manifestações diferentes.

Os novos estudos tentam determinar a causa base da VM que leva a LPIVM, a partir de conceitos de energia e força aplicada no sistema respiratório e seu potencial contribuição para a LPIVM (ergotrauma).[23-26] Em síntese, o ergotrauma é causado pela energia da VM e condicionado a várias formas de stress que ocorre dentro dos mecanismos de lesão pulmonar heterogênea.[6-9] Compreensão do baby lung na SDRA as pressões mais altas nas vias aéreas ocorrem regularmente, apesar dos volumes correntes modestos. Essa complacência do sistema respiratório inferior tem sido frequentemente interpretada como rigidez, mas de fato a perda de volume funcional parece para ser o "carro-chefe".[27] O edema pulmonar, combinado com a desativação do surfactante associado à inflamação, causa atelectasias nas aéreas dependentes da gravidade. O volume aerado funcional do pulmão da SDRA é menor que o normal, esse fenômeno geralmente denominado o "baby lung".[27] Esse volume pulmonar reduzido prejudica na troca gasosa e reduz a insuflação pulmonar. Mecanismo de lesão (*lung strain* e *stress*). Os mecanismos da LPIVM estão divididos em duas categorias com duas subdivisões: (1) deformação global (*global strain*) que podem ser deformações dinâmicas ou estáticas e (2) carga de energia, dinâmica ou estáticas. Essas duas categorias dentro de um volume pulmonar restrito.[29,30] O stress é definido como distribuição de forças internas por unidade de área de uma matéria especifica por uma força externa. O resultado da mudança da forma por esse stress aplicado foi chamado de *strain* (deformação).[31] A deformação é uma resposta por um stress aplicado, no caso seriam o volume corrente (VC) e Peep. Então podemos dizer que a deformação global (*global strain*) seria a somatória do VC e Peep.14 A deformação dinâmica (equação 1) seria a variação que tamanho causado pelo VC que atua sobre a Capacidade residual funcional (CRF), já a deformação estática (equação 2) é a variação do volume da PEEP sobre a CRF.[29,30] Deformação dinâmico = Δ Volume (1) CRF Deformação estática = Δ Volume PEEP (2) CRF

A carga global de energia é uma combinação do componente estático devido à Peep (energia potencial) e do componente cíclico dinâmico devido ao delta de pressão como VC acima da Peep (energia cinética).[29,30] Portanto, podemos resumir que stress é uma força que atua por unidade de área que ocorre devido a uma força externa aplicada, como já elucidado. E a deformação (*Strain*) é uma mudança da forma com relação ao repouso.[28] Outros fatores estão associados ao aumento da pressão transpulmonar (PTP), podendo levar ao "strenching" (estiramento) pulmonar. Isso mostrou uma ligação entre da PTP e das mudanças do volume pulmonar.[32,33] O stress e a deformação estão distribuídos espacialmente heterogeneamente dentro do pulmão na SARA. Os alvéolos adjacentes compartilham um septo interalveolar e, portanto, são mecanicamente interdependentes. Quando um alvéolo fica cheio ou colapsado, o líquido do alvéolo adjacente também é deformado. Durante a insuflação, próximo ao alvéolo alagado, os alvéolos cheios de ar tornam-se mais deformados, presumivelmente predispondo à falha mecânica por alta tensão/tensão de cisalhamento. Por um mecanismo semelhante, a tensão de cisalhamento no pulmão aerado, com bordas regionais em atelectasias. Essas regiões são mais afetadas do que do que outras partes do pulmão, devido à mecânica alveolar.[34]

Causas da LPIVM – Pressão e elastância

O excesso de pressão leva a ruptura macroscópica do parênquima pulmonar, denominada barotrauma. Essa foi a primeira causa descoberta. Suas consequências vão de pneumotórax, pneumomediastino, enfisema subcutâneo e embolia gasosa.[35,36] Na década de 1970, devido ao uso frequente da ventilação controlada a volume (VCV) e a tentativa de manter níveis adequados de $PaCO_2$, eram frequentes a ocorrência de pneumotórax e a inserção profilática de dreno de tórax bilateral. Somente após o estudo ARMA foi sugerido que a pressão máxima tolerada era 30 cmH_2O durante a VMI.[35-38] Atualmente, sabe-se que a causa da LPIVM não é a pressão aplicada nas vias aéreas, mas, sim, a pressão aplicada nos pulmões, isto é a pressão transpulmonar (PTP). A pressão de vias aéreas necessária para inflar o pulmão sobre a capacidade residual funcional (CRF) é chamada de elastância. O mais importante está na relação entre a elastância pulmonar (EP) e a elastância total do sistema respiratório (Etot), ou seja, EP/Etot, seu valor apresenta uma média de 0,6, porém pode vária de 0,2 a 0,8.[22] Isso significa que 60% da pressão é usada para inflar o pulmão, enquanto 40% são usadas para expandir a caixa torácica.[40]

Quando, por exemplo, algumas unidades alveolares estão totalmente insufladas (isso corresponde as fibras de colágeno da matriz extracelular estarem completamente distendidas) teremos um valor de pressão de 21 cmH_2O para PTP, sendo um limiar para LPIVM. Na média dos pacientes temos um valor de (EP/Etot = 0,7) o que corresponde ao valor da PTP equivalente a 30 cmH_2O de pressão nas vias aéreas (valor a ser usado como referência). Porém quando por exemplo a relação EP/Etot = 0,8, uma pressão nas vias aéreas de 30 cmH_2O que resultaria em uma PTP de 24 cmH_2O, que corresponde ao volume pulmonar próximo à capacidade pulmonar total.[41] Quando essa relação EP/Etot está baixa por exemplo 0,2 (como, obesidade ou gravidez), a mesma pressão nas vias aéreas de 30 cmH_2O corresponderá a uma PTP de apenas 6 cmH_2O, que pode estar associada a colapso pulmonar e hipoxemia.[41] Essa mesma alteração pode ser vista em patologia do parênquima pulmonar durante a Síndrome do Desconforto Respiratório Agudo (SDRA) que aumenta drasticamente a elastância do pulmão. Nesse tipo de patologia ocorre uma grande redução do volume pulmonar, na qual a relação EP/Etot ficaria reduzida.[42-44] Mecanismo de ação para prevenção da LPIVM volume corrente baixo. Volumes pulmonares mais baixos atenuam diretamente a hiperdistensão pulmonar no *baby lung*, diminuindo as lesões por ruptura da membrana plasmática. Outro fator que também está ligado aos baixos volumes pulmonares, seria a atenuação da deformação por cisalhamento na heterogeidade mecânica a cada ciclo respiratório.[45-48] Por fim, devem atenuar o atelectrauma, diminuindo o recrutamento corrente a cada ciclo respiratório.[49]

Frequência respiratória (FR)

A FR tem sido objeto de pouca importância frente a LPIVM na prática clínica. Porém se um determinado VC é considerado alto utilizando uma FR, por exemplo, de 15 ciclos por minuto (cpm), esse mesmo VC seria mais deletério caso fosse usado uma FR de 30 cpm.[5,41] A explicação para essa ocorrência se dá ao fato de que o *strain* (deformação), já explicado anteriormente, é uma copilação do VC/CRF e isso gera uma tensão (cisalhamento). Um valor de *strain* > 2,5 resulta em edema generalizado.[29,30] Então, enquanto maior for a FR sobre o *strain*, ou seja, o VC/CRF, maior será a lesão pulmonar. Essa associação entre o VC é a FR foi demonstrada por Vaparidi *et. al.*[50] no qual para um VC reduzido com alta FR previne o desenvolvimento da LPIV, porém isoladamente o aumento da FR culminou em aumento da interleucina 6 (IL-6). Essa é uma importante citocina pró-inflamatória encontrada no lavado broncoalveolar.

PEEP é tradicionalmente considerada como um parâmetro protetor da LPIVM, porém esse efeito primário manifesta-se quando está associado com a redução do volume corrente. Esse efeito pode ser explicado pela lei de Hook, que diz: "Força necessária para estender uma estrutura elástica é proporcional a extensão do deslocamento".[51] Entende-se que a energia gerada para "abrir o pulmão", depende do seu grau de deslocamento, ou seja, CRF. E esse é multiplicado pelo Volume Corrente (VC) representando o nível de energia para se gerar o VC a cada ciclo.[5,41] Entretanto, embora a PEEP não contribua para a carga cíclica de energia associada à ventilação, sua presença aumenta a carga de energia entregue ao sistema respiratório, ou seja, PEEP × ΔV.[24] Dessa forma a PEEP funcionará como um elástico, quanto maior for o ΔV, mais esse elástico vai se estender e maior será sua energia armazenada.[5,24] Esse efeito da PEEP tem sido frequentemente negligenciado, embora um aumento na PEEP de 10% a 20% aumente a potência mecânica em uma extensão semelhante.[5,24] Uma das técnicas mais usadas para o ajuste da PEEP foi a utilização da tabela FiO_2/PEEP (fração inspirada de oxigênio/PEEP). Ela consiste no aumento da PEEP até o limite da pressão de platô em 30 cmH_2O, ajustando um VC 6 mL/kg. Outros métodos de ajuste de PEEP também foram objetivados, porém sem benefício de sobrevida para os pacientes.[52,53] Driving Pressure (DP), isto é, DP = pressão de platô – PEEP, é considerada o atual preditor de LPIVM. Uma interpretação correta desse parâmetro seria assumir que a complacência pulmonar estática (CE) se correlaciona com o tamanho funcional do pulmão, então devemos usar o VC para dimensioná-lo.[54]

A relação do VC com a CE seria a DP (ΔP = VC/CE = Pressão de platô – PEEP). Assumindo que o VC normal seria entre 6 e 8 mL/kg para a ventilação dos pacientes, porém esse mesmo VC seria deletério caso a DP esteja em valores excederem 15-19 cmH_2O.[54,55] Diretrizes extensas enfatizam o uso do VC entre 4 e 8 mL/kg limitando a pressão de platô < 30 cmH_2O.[56]

Dessa forma, a DP fornece dados do *strain* (deformação) global pulmonar. E é interpretada como a proporção do VC normalizado do pulmonar aerado com o *strain* (deformação) global pulmonar. Resumindo, assim, a interpretação da DP por levar a melhores resultados clínicos relacionados com a VM protetora do que somente o

VC isoladamente.[48,54,57] Mechanical Power e, por fim, a LPIVM se originam da interação entre a potência ventilatória (Mechanical Power) que a transfere para o sistema respiratório, parênquima pulmonar e suas características anatomopatológicas.[59] As combinações de VC/Δ pressão de vias aéreas/FR/fluxo e PEEP são elementos unidos que contribui cada uma de maneira diferente, como já descrevemos em isolado para a obtenção do Mechanical Power.[59] Simplificando, o Mechanical Power é definido como o trabalho por unidade de tempo, descrito pela aplicação da intensidade da energia.[5,24] Na Figura 16.3 estão descritas as definições de energia em VMI.

Trabalho = Força × Comprimento (Trabalho = Energia produtiva)

Pressão = Força/Área

Volume = Área/Comprimento

Pressão × Volume = (força/área) × (área × comprimento)

Pressão × Volume = Trabalho

Pressão × (volume/tempo) = Poder

Unidades de medida: Energia (jaules) e Poder (jaules/sec – watts)

Figura 16.3 – Definições para variáveis ventilatórias.
Fonte: Adaptada de Mello, Marcos Cesar Ramos, 2021.[5]

Após todos esses conceitos podemos definir pela equação do movimento dos gases (Figura 16.4).

Equation of Motion: $P_{tot} = V \times [flow\ R + \int flow\ dt/2C = PEEP_{tot}]$

Energy: $V \times P_{tot} = V \times [flow\ R + \int flow\ dt/2C = PEEP_{tot}]$

Power: $V_E \times P_{tot} = V_E \times [flow\ R + \int flow\ dt/2C = PEEP_{tot}]$

Figura 16.4 – Equações dos gases.
V: volume; R: resistência; C: complacência; P_{tot}: pressão de insuflação; $PEEP_{tot}$: PEEP + autoPEEP; VE: volume minuto; dt: intervalo.
Fonte: Adaptada de Marini JJ, 2017.[60]

E pela união desses conceitos foi possível construir uma combinação que "pode" predizer os danos pulmonares provocados pela ventilação mecânica.

$$Power_{rs} = RR \cdot \left\{ \Delta V^2 \cdot \left[\frac{1}{2} \cdot EL_{rs} + RR \cdot \frac{(1+I:E)}{60 \cdot I:E} \cdot R_{aw} \right] + \Delta V \cdot PEEP \right\}$$

Figura 16.5 – Equação Mechanical Power.
RR: frequência respiratória; V: volume; Raw: resistência; ELrs: elastância do sistema respiratório; I: tempo inspiratório; E: tempo expiratório.[5,59]
Fonte: Adaptada de Mello, Marcos Cesar Ramos, 2021 e Gattinoni L, Tonetti T, Cressoni M, Cadringher P, Herrmann P, Moerer O, et. al., 2016.[5,59]

Seção 6 – Pneumologia

197

Mas a que conclusão podemos chegar sobre isso? Por meio dessa combinação de variáveis que podemos entender como cada uma delas se comporta e como elas atuam de maneira conjunta no sistema respiratório propiciando a LPIVM.[59] Por intermédio destes estudos foi possível distinguir o efeito ambíguo da PEEP, ou seja, quando o Mechanical Power aumenta com a PEEP, ela pode contribuir para a LPIVM. Como já explicado anteriormente, ela produz o estiramento das unidades alveolares levando ao aumento do Mechanical Power. E por outro lado, a PEEP pode diminuir as causas da LPIVM quando ela é relacionada com a redução do VC.[5,59] O Mechanical Power elucida o efeito da FR geralmente negligenciado, pois a potência aumenta exponencialmente quando a FR aumenta.[5,59]

Embora a importância e o impacto da ventilação protetora pulmonar sejam amplamente apreciados e bem estabelecidos pelos emergencistas, o conceito de ventilação protetora do diafragma surgiu recentemente como uma potencial estratégia terapêutica complementar. Essa perspectiva, desenvolvida a partir de discussões em uma reunião de especialistas internacionais convocada pelo Grupo de Trabalho de Pressão Pleural da Sociedade Europeia de Medicina intensiva (PLUG), descreve uma estrutura conceitual para uma abordagem integrada de proteção pulmonar e diafragma à ventilação mecânica com base em evidências crescentes sobre mecanismos de lesão. Propondo metas para proteção do diafragma com base no esforço respiratório e sincronia paciente-ventilador. Discute-se o potencial de conflito entre proteção do diafragma e proteção pulmonar sob determinadas condições; eles enfatizam que quando surgem conflitos, a proteção pulmonar deve ser priorizada sobre a proteção do diafragma. O monitoramento do esforço respiratório é essencial para proteger concomitantemente tanto o diafragma quanto o pulmão durante a ventilação mecânica. Para implementar a ventilação protetora do pulmão e do diafragma, serão necessárias novas abordagens para o monitoramento, para a configuração do ventilador e para a sedação titulante. Intervenções adjuntivas, incluindo técnicas extracorpóreas de suporte à vida, estimulação nervosa frênica e sistemas clínicos de apoio à decisão, também podem desempenhar um papel importante em pacientes selecionados no futuro. Avaliar o impacto clínico desse novo paradigma será desafiador, devido à complexidade da intervenção. O conceito de ventilação protetora de pulmão e diafragma apresenta uma nova oportunidade para potencialmente melhorar os resultados clínicos de pacientes gravemente doentes.[61]

Uma abordagem de ventilação mecânica personalizada para pacientes com (SDRA) com base na fisiologia e morfologia pulmonar, etiologia da SDRA, imagens pulmonares e fenótipos biológicos podem melhorar a prática e o resultado da ventilação. Os parâmetros ventilatórios devem ser titulados com base no monitoramento rigoroso de variáveis fisiológicas direcionadas e objetivos individualizados. Embora o baixo volume corrente (VT) seja um padrão de cuidado, mais a individualização do VT pode exigir a avaliação da reserva de volume pulmonar (por exemplo, capacidade inspiratória). O monitoramento da pressão esofágica permite a estimativa de pressão transpulmonar, mas seu uso requer habilidade técnica e correta interpretação fisiológica para aplicação clínica à beira leito. O Mechanical Power considera os parâmetros ventilatórios como um todo na otimização da ventilação mecânica, porém mais estudos são necessários para avaliar sua relevância clínica.

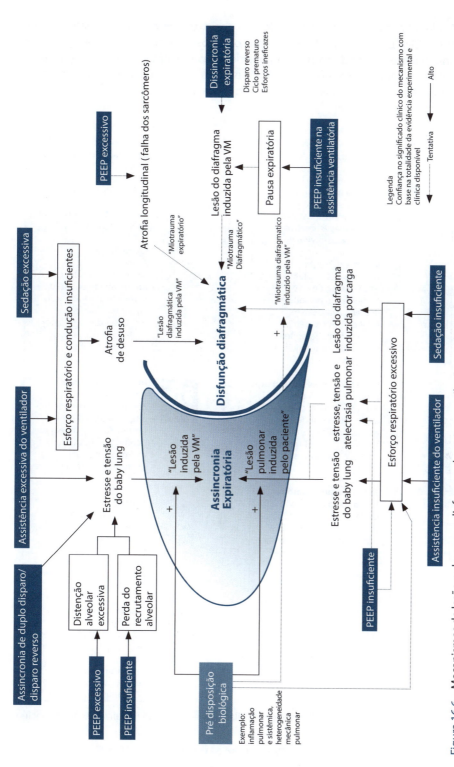

Figura 16.6 – Mecanismos de lesão pulmonar e diafragma durante a ventilação mecânica.

Fonte: Adaptada de Goligher, E. C., Dres, M., Patel, B. K., Sahetya, S. K., Beitler, J. R., Telias, I, 2020).[61]

A identificação de recrutabilidade em pacientes com ARDS é essencial para titular e individualizar a PEEP. Para definir os alvos de troca gasosa para pacientes individualmente, os médicos devem considerar as questões relacionadas ao transporte de oxigênio e ao espaço morto.[62] A seguir, a Figura 16.7 com os pontos-chave da ventilação mecânica individualizada para os pacientes com ARDS do Prof. Paolo Pelosi et al.

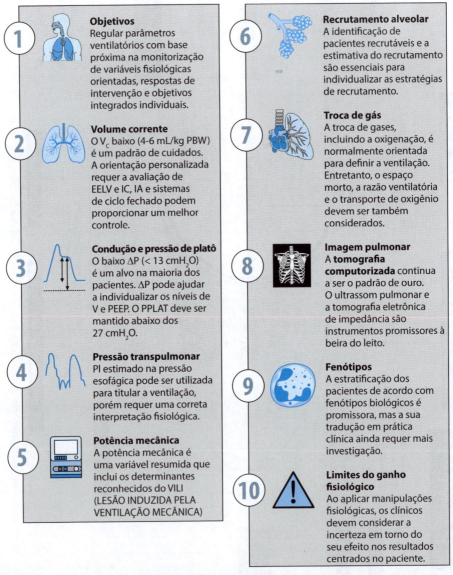

Figura 16.7 – Apresenta os pontos-chave da ventilação mecânica individualizada para os pacientes com ARDS.

Fonte: Adaptada de Paolo Pelosi, Lorenzo Ball, Carmen S. V. Barbas, et al., 2021.[62]

Referências bibliográficas

1. Fuller BM, Ferguson IT, Mohr NM, Drewry AM, Palmer C, Wessman BT. Lung-Protective Ventilation Initiated in the Emergency Department (LOV-ED): A quasi-experimental, before-after trial. Ann Emerg Med. 2017;70(3):406-418.e4.

2. Fuller BM, Mohr NM, Miller CN, et al. Mechanical ventilation and acute respiratory distress syndrome in the emergency department: a multi-center observational, prospective, cross-sectional study. Chest. 2015;148:365-374.

3. Boyer AF, Schoenberg N, Babcock H, et al. A prospective evaluation of ventilator-associated conditions and infection-related ventilator associated conditions. Chest. 2015;147:68-81.

4. Neto A, Cardoso SO, Manetta JA, et al. Association between use of lung- protective ventilation with lower tidal volumes and clinical outcomes among patients without acute respiratory distress syndrome: a meta-analysis. JAMA. 2012;308:1651-1659.

5. Mello MCR, Guimarães HP. Manual de ventilação mecânica. 1. ed. São Paulo: Editora dos Editores; 2021.

6. Mead J. Evidence for local variations in intrapleural. 2019;(5).

7. Georgopoulos D, Roussos C. Control of breathing in mechanically ventilated patients. Eur Respir J. 1996;9(10):2151-60.

8. García-Prieto E, Amado-Rodríguez L, Albaiceta GM. Monitorization of respiratory mechanics in the ventilated patient. Med Intensiva. English Ed. 2014;38(1):49-55.

9. Chatburn RL, El Khatib MF, Smith PG. Respiratory system behavior during mechanical inflation with constant inspiratory pressure and flow. Respir Care. 1994;39(10):979-88.

10. Tobin MJ. Principles and practice of mechanical ventilation. 3. ed. Tobin MJ, editor. Chicago: McGraw-Hill; 2015.

11. Tobin MJ, Jubran A, Laghi F, et al. The ventilator. Critical Care Perspective. Crit Care Med. 2001;163:1059-63.

12. Moens Y. Mechanical ventilation and respiratory mechanics during equine anesthesia. Vet Clin North Am – Equine Pract. 2013

13. Grübler MR, Wigger O, Berger D, Blöchlinger S. Basic concepts of heart-lung interactions during mechanical ventilation. Swiss Med Wkly. 2017;147:w14491. doi:10.4414/mw.2017.14491. eCollection 2017.

14. Barbas CSV, Bueno MAS, Amato MBP, Hoelz C, et al. Interação cardiopulmonar durante a ventilação mecânica. Rev. Soc. Cardiol. 1998;8.

15. Levitzky MG. Fisiologia Pulmonar. 6. Barueri: Ed. Manole; 2004.

16. Hall JE, Guyton AC, Guyton H. Tratado de fisiologia médica. 13. ed. Rio de Janeiro: Elsevier; 2017.

17. Mahmood SS, Pinsky MR. Heart-lung interactions during mechanical ventilation: the basics. Ann Transl Med. 2018;6:349.

18. Gattinoni L, Tonetti T, Cressoni M, Cadringher P, Herrmann P, Moerer O, et al. Ventilator-related causes of lung injury: the mechanical power. Intensive Care Med. 2016;42(10):1567-1575.

19. Gattinoni L, et al. Pressure-volume curve of total respiratory system in acute respiratory failure. 1987.

20. Uhlig U, Uhlig S. Ventilator-induced lung injury. Compr Physiol. 2011,1:635-61.

21. Nieman GF, Gatto LA, Bates JH, Habashi NM. Mechanical ventilation as a therapeutic tool to reduce ARDS incidence. Chest. 2015;148(6):1396-404.

22. Dreyfuss D, Saumon G. Ventilator-induced Lung Injury. Am J Respir Crit. Care Med. 1998;157:294-323.

23. Gattinoni L, Marini JJ, Collino F, et al. The future of mechanical ventilation: lessons from the present and the past. Crit Care. 2017;21:183.

24. Gattinoni L, Tonetti T, Cressoni M, et al. Description of the evolution of present day understanding of VILI and its causes ventilator-related causes of lung injury: the mechanical power. Intensive Care Med. 2016;42:1567-1575.

25. Tonetti T, Vasques F, Rapetti F, et al. Rationale for considering machine-delivered power as the modifiable integrating cause of VILI. Driving pressure and mechanical power: new targets for VILI prevention. Ann Transl Med. 2017;5:286.

26. Maia LA, Samary CS, Oliveira MV, et al. Excellent synthesis of dynamic concepts relating to mechanical causes of VILI. Impact of different ventilation strategies on driving pressure, mechanical power, and biological markers during open abdominal surgery in rats. Anesth Analg. 2017;125:1364-1374.

27. Gattinoni L, Pesenti A. The concept of 'baby lung'. Intensive Care Med 2005;31:776-784. Beitlera JR. Lung protection in acute respiratory distress syndrome: what should we target? Curr Opin Crit Care. 2019.

28. Protti A, Andreis DT, Monti M, et al. Lung stress and strain during mechanical ventilation: any difference between statics and dynamics? Crit Care Med. 2013;41(4):1046-55.

29. Protti A, Andreis DT, Milesi M, et al. Lung anatomy, energy load, and ventilator-induced lung injury. Intensive Care Med Exp. 2015;3(1):34.

30. Blankman P, Hasan D, Bikker IG, Gommers D. Lung stress and strain calculations in mechanically ventilated patients in the intensive care unit. Acta Anaesthesiol Scand. 2016;60(1):69-78.

31. Slutsky AS, Ranieri VM. Ventilator-induced lung injury. N Engl J Med. 2013;369:2126-2136.

32. Chiumello D, Brochard L, Marini JJ, Slutsky AS, Mancebo J, Ranieri VM, et al. Respiratory support in patients with acute respiratory distress syndrome: An expert opinion. Crit Care. 2017;21:240.

33. Mead J, Takishima T, Leith D. Stress distribution in lungs: a model of pulmonary elasticity. J Appl Physiol 1970;28:596-608.

34. Kumar A, Pontoppidan H, Falke KJ, et al. Pulmonary barotrauma during mechanical ventilation. Crit Care Med. 1973;1:181-6.

35. Zimmerman JE, Dunbar BS, Klingenmaier CH. Management of subcutaneous emphysema, pneumomediastinum, and pneumothorax during respirator therapy. Crit Care Med. 1975;3:69-73.

36. Ammon RB, Shin MS, Buchalter SE. Pulmonary barotrauma in mechanical ventilation. Patterns and risk factors. Chest 1992;102:568-72.

37. Tobin MJ. Culmination of an era in research on the acute respiratory distress syndrome. N Engl J Med. 2000;342:1360-1.

38. Chiumello D, Carlesso E, Cadringher P, et al. Lung stress and strain during mechanical ventilation for acute respiratory distress syndrome. Am J Respir Crit Care Med. 2008;178:346-55.

39. Gattinoni L, Vagginelli F, Chiumello D, et al. Physiologic rationale for ventilator setting in acute lung injury/acute respiratory distress syndrome patients. Crit Care Med. 2003;31(4):S300-4.

40. Tonetti T, Vasques F, Rapetti F, Maiolo G, Collino F, Romitti F, et. al. Driving pressure and mechanical power: new targets for VILI prevention. Ann Transl Med. 2017;5(14):286.

41. Pelosi P, Cereda M, Foti G, et al. Alterations of lung and chest wall mechanics in patients with acute lung injury: effects of positive end-expiratory pressure. Am J Respir Crit Care Med.1995;152(2):531-537.

42. Bone RC. The ARDS lung. New insights from computed tomography. Jama. 1993;269(16):2134-2135.

43. Gattinoni L, D'Andrea L, Pelosi P, et al. Regional effects and mechanism of positive end-expiratory pressure in early adult respiratory distress syndrome. JAMA. 1993;28;269(16):2122-2127.

44. Oeckler RA, Lee WY, Park MG, et al. Determinants of plasma membrane wounding by deforming stress. Am J Physiol Lung Cell Mol Physiol. 2010;299:L826-L833.

45. Fu Z, Costello ML, Tsukimoto K, et al. High lung volume increases stress failure in pulmonary capillaries. J Appl Physiol. 1992;73:123-133.

46. Vlahakis NE, Hubmayr RD. Cellular stress failure in ventilator-injured lungs. Am J Respir Crit Care Med. 2005;171:1328-1342.

47. Vlahakis NE, Schroeder MA, Pagano RE, Hubmayr RD. Role of deformation induced lipid trafficking in the prevention of plasma membrane stress failure.Am J Respir Crit Care Med. 2002;166:1282-1289.

48. Beitler JR. Lung protection in acute respiratory distress syndrome: what should we target? Curr Opin Crit Care. 2020;26(1):26-34.
49. Vaporidi K, Voloudakis G, Priniannakis G, Kondili E, Koutsopoulos A, Tsatsanis C, et. al. Effects of respiratory rate on ventilator-induced lung injury at a constant PaCO2 in a mouse model of normal lung. Crit Care Med. 2008;36(4):1277-83.
50. Webb HH, Tierney DF. Experimental pulmonary edema due to intermittent positive pressure ventilation with high inflation pressures. Protection by positive end-expiratory pressure. Am Rev Respir Dis. 1974;110:556-65.
51. Acute Respiratory Distress Syndrome N, Brower RG, Matthay MA, et al. Ventilation with lower tidal volumes as compared with traditional tidal volumes for acute lung injury and the acute respiratory distress syndrome. N Engl J Med. 2000;342(18):1301-1308.
52. Beitler JR, Sarge T, Banner-Goodspeed VM, et al. Effect of titrating positive end-expiratory pressure (PEEP) with an esophageal pressure-guided strategy vs an empirical high PEEP-Fio2 strategy on death and days free from mechanical ventilation among patients with acute respiratory distress syndrome: a randomized clinical trial. JAMA. 2019;321(9):846-857.
53. Amato MB, Meade MO, Slutsky AS, et al. Driving pressure and survival in the acute respiratory distress syndrome. N Engl J Med. 2015;372(8):747-755.
54. Villar J, Martin-Rodriguez C, Dominguez-Berrot AM, et al. A quantile analysis of plateau and driving pressures: effects on mortality in patients with acute respiratory distress syndrome receiving lung-protective ventilation. Crit Care Med. 2017;45(5):843-850.
55. Fan E, Del Sorbo L, Goligher EC, et al. An official American Thoracic Society/European Society of Intensive Care Medicine/Society of Critical Care Medicine clinical practice guideline: mechanical ventilation in adult patients with acute respiratory distress syndrome. Am J Respir Crit Care Med. 2017;195(9):1253-1263.
56. Neto AS, Hemmes SN, Barbas CS, Beiderlinden M, Fernandez-Bustamante A, Futier E, et. al. PROVE Network Investigators: Association between driving pressure and development of postoperative pulmonar complications in patients undergoing mechanical ventilation for general anaesthesia: A meta-analysis of individual patient data. Lancet Respir Med. 2016;4:272-80.
57. Ladha K, Vidal Melo MF, McLean DJ, Wanderer JP, Grabitz SD, Kurth T, Eikermann M. Intraoperative protective mechanical ventilation and risk of postoperative respiratory complications: Hospital based registry study.BMJ. 2015;351:h3646.
58. Gattinoni L, Tonetti T, Cressoni M, Cadringher P, Herrmann P, Moerer O, et al. Ventilator-related causes of lung injury: the mechanical power. Intensive Care Med. 2016;42:1567-1575.
59. Marini JJ. Dissipation of energy during the respiratory cycle: conditional importance of ergotrauma to structural lung damage. Curr Opin Crit Care 2017.
60. Goligher EC, Dres M, Patel BK, Sahetya SK, Beitler JR, Telias I. Lung and diaphragm-protective ventilation. American Journal of Respiratory and Critical Care Medicine. 2020. doi:10.1164/rccm.202003-0655cp.
61. Pelosi P, Ball L, Barbas CSV, et al. Personalized mechanical ventilation in acute respiratory distress syndrome. Crit Care. 2021;25:250.
62. Perlman CE, Lederer DJ, Bhattacharya J. Micromechanics of alveolar edema. Am J Respir Cell Mol Biol. 2011;44:34-39.

Seção 7

Emergências Clínicas Gerais

17 | Emergências Clínicas em Geriatria

Egídio Lima Dorea

Há, atualmente, segundo dados da Organização Mundial da Saúde, mais de 727 milhões de pessoas maiores que 65 anos no mundo e estima-se que em 2050 esse número aumentará para mais de 1,5 bilhão.[1] Acrescido a isso, temos um aumento da longevidade como um todo. No Brasil, a expectativa média de vida subiu de 45,5 anos em 1945 para os 76,7 anos em 2020. Apesar da queda projetada de 1,94 ano para as crianças nascidas em 2020 decorrente da pandemia da COVID-19,[2] houve um acréscimo de mais de 30 anos em um século, maior do que todos os ganhos dos 5 mil anos anteriores. Essa mudança demográfica impacta diretamente nos sistemas de saúde. As pessoas idosas, quando comparadas com os outros segmentos etários, geralmente procuram mais o atendimento emergencial e frequentemente com quadros clínicos mais graves; apresentam o dobro de probabilidade de internação e tempo de hospitalização para uma mesma situação clínica; uma maior possibilidade de desfechos adversos; maior uso de recursos e uma pior qualidade de atendimento, decorrente da falta de evidências científicas de qualidade e do preconceito pela idade do profissional da saúde. As principais causas de internação em idosos, segundo dados do DATASUS, foram relacionadas às doenças cérebro-cardiovasculares, respiratórias, neoplásicas e ósteomioarticulares.

As emergências clínicas em geriatria, por todos os fatores citados, requerem habilidades especiais no manuseio desses pacientes. O atendimento médico deve ser pautado em uma avaliação ampla que inclua o histórico do paciente e seu impacto sobre a doença aguda, bem como o conhecimento dos processos inerentes ao envelhecimento e que podem interferir na evolução do seu quadro clínico e desfechos. A atenção para esses fatores e as particularidades de cada caso requerem avaliações mais frequentes e maior atenção para as iatrogenias, como o uso de medicações inapropriadas. Neste capítulo abordaremos duas situações clínicas específicas: *delirium* e síncope.

Atendimento do paciente idoso no setor de emergência

O atendimento ao paciente idoso deve levar em consideração os aspectos fisiológicos do envelhecimento, bem com as particularidades de cada indivíduo, independentemente da sua idade cronológica, como a presença de múltiplas morbidades, polifarmácia, dificuldade de comunicação, precariedade das condições de vida e apresentação atípica das doenças. Esses fatores impactam na epidemiologia, apresentação, interpretação dos achados no exame físico e exames complementares, e na terapêutica. Elementos importantes da história e que influenciam no plano de cuidados, podem não ser fornecidos de forma confiável pelo paciente e a necessidade de complementar a história com outro informante faz-se necessária.

Dentre as alterações fisiológicas do processo de envelhecimento podemos citar (Tabela 17.1):[3,4]

Tabela 17.1 – Alterações fisiológicas do envelhecimento.

Local	Alteração	Consequência
Fígado	Redução de 30-40% da massa e fluxo sanguíneo hepáticos	Maior risco de RAM e menor produção de albumina
Osteomuscular	Perda de 30-50% de massa muscular e perda da densidade óssea	Maior risco de quedas e fraturas
Respiratório	Aumento de ductos e bronquíolos e redução do septo alveolar. Redução da complacência pulmonar, da depuração mucociliar e da sensibilidade aos quimioceptores	Aumento do espaço morto com queda da PaO_2. Maior esforço inspiratório. Menor depuração de secreções com aumento do risco de infecção e menor sensação de dispneia
Cardiovascular	Diminuição na complacência ventricular e aumento da rigidez arterial; aumento do átrio esquerdo em 50% dos 30-80 anos; diminuição da resposta cronotrópica e sensibilidade dos barorreceptores	Aumento de disfunção diastólica e da pressão sistólica. Maior risco de fibrilação atrial, isquemia assintomática e hipotensão ortostática; e menos taquicardia compensadora
Hematológico	Diminuição da celularidade medular; da capacidade proliferativa de linfócitos e neutrófilos e aumento da atividade plaquetária	Maior risco de infecções, inclusive sem febre e leucocitose. Aumento de eventos trombóticos
Urinário	Perda da massa e do fluxo sanguíneo renal; da capacidade de diluição e concentração urinárias; da contração do detrusor, e da complacência vesical. Aumento do tamanho prostático e incapacidade de esvaziamento vesical	Necessidade para a correção das doses de algumas drogas. Maior risco de desidratação, sobrecarga de volume, distúrbios eletrolíticos, incontinências e infecção
Sistema Nervoso	Redução do volume cerebral, sobretudo em áreas pré-frontais e hipocampo; perda de sinapses e redução do conteúdo de acetilcolina, dopamina	Aumento do tempo de reação, declínio da memória episódica e dificuldade na realização de duas ou mais tarefas simultaneamente. Maior risco de estados confusionais

TSC: tecido subcutâneo; TGI: trato gastrointestinal; RAM: reações adversas medicamentosas.

Fonte: Adaptada de McLean, AJ; Le Couter, DG, 2004 e Salles, N., 2007.

O diagnóstico diferencial de um paciente idoso em um setor de emergência deve ser amplo e precoce, pois esses pacientem tendem a evoluir mais rapidamente na gravidade das suas doenças. Alteração do estado geral e funcional pode ser a primeira manifestação de uma doença e da sua gravidade, logo o questionamento sobre mudanças nesses estados deve ser sempre feito. A relação entre gravidade e piora da funcionalidade tende a ser bidirecional (Tabela 17.2). Com relação aos sinais vitais, a primeira manifestação de uma doença ou de gravidade dela pode ser a taquipneia. Infecções e bacteriemias são causas frequentes de procura às unidades de emergência, mas geralmente os idosos não apresentam a resposta febril esperada. Entretanto, a presença de hipertermia é altamente preditora de infecção. E quando presente, assim como a leucocitose e taquidispneia, correlaciona-se com gravidade. Os indicadores mais comuns de infecção em idosos são: *delirium*, quedas e astenia. A hipotermia é frequente e também uma indicadora de gravidade.

Um exame normal não afasta uma patologia, bem como achados que poderiam ser considerados patológicos podem decorrer do processo de envelhecimento, como a presença da quarta bulha cardíaca e estertores finos em bases pulmonares ou a redução do turgor e elasticidade. O exame físico deve ser detalhado e criterioso. A mensuração da pressão arterial em decúbito e ortostase, bem como nos dois membros torna-se necessária.

Os idosos podem ter poucos achados no exame físico abdominal, mesmo em casos de peritonite, nos quais os sinais de defesa podem estar ausentes. Deve-se atentar para os quadros de suboclusão por impactação fecal.

Os fatores associados a pior evolução de um paciente idoso são: maior idade biológica; presença de déficits funcionais, hospitalização ou entrada recente em serviço de emergência, morar sozinho e perda de suporte social

A presença de confusão mental, trauma, hipotensão requer uma avaliação imediata do paciente em sala de emergência. Nessa situação, a avaliação deve constar de glicemia capilar; oximetria de pulso; parâmetros hemodinâmicos (frequência cardíaca; pressão arterial; perfusão periférica); eletrocardiograma de repouso de 12 derivações e coleta de exames como perfil eletrolítico, função renal e gasimetria.

Tabela 17.2 – Atividades básicas e instrumentais de vida diária.

Atividades básicas de vida diária (ABVDs)	Atividades instrumentais de vida diária (AIVDs)
Tomar banho	Usar telefone
Vestir-se	Fazer compras
Ir ao banheiro, higiene	Organizar e preparar refeições
Transferência (deitar; sentar e levantar)	Fazer tarefas domésticas
Controle esfincteriano	Lavar roupa
Alimentar-se	Usar transporte público ou táxi
	Organizar o plano medicamentoso
	Cuidar das suas finanças

Fonte: Adaptada do World population ageing 2020 highlights. Disponível em: https://www.un.org/development/desa/pd

> ## Delirium

Introdução

1) *Delirium* ou estado confusional agudo é definido como uma alteração cognitiva de início agudo (geralmente de horas a dias), curso flutuante ao longo do dia e distúrbios da consciência, atenção, orientação, memória, pensamento, percepção e/ou comportamento.

2) Incidência de até 30% em idosos internados em setor de emergência e até 82% em unidade de terapia intensiva.[5]

3) Recentemente, pesquisa realizada em 69 UTIs em 14 países, mostrou que no contexto da pandemia pela COVID-19, *delirium* foi mais frequente e mais duradouro em pacientes acometidos com COVID-19 e que os principais fatores precipitantes evitáveis foram maior uso de benzodiazepínicos e o isolamento.[6]

4) *Delirium* está associado a aumento do tempo de internação, reinternação e mortalidade.[7] O não reconhecimento de *delirium* duplica o risco de morte.

5) *Delirium* persistente que perdura por semanas a meses, não é raro. Pode ocorrer em até 20% dos casos.

Quadro clínico

Pode se apresentar na forma hiperativa, hipoativa ou mista. Na hiperativa, predomina a agitação e a confusão, com potencial risco de agressão. Na hipoativa, nível de consciência rebaixado, apático, prostrado, sonolento e pouco contactuante. Essa forma é de mais difícil diagnóstico, pode passar despercebida e está associada a pior prognóstico. Pode ocorrer ainda a forma mista, com alternância entre os dois polos.

Diagnóstico

Atentar para os fatores predisponentes como idade avançada e sexo masculino, doença grave associada ou não a outras morbidades; fragilidade; depressão; baixa acuidade auditiva e visual, doença cerebrovascular, desnutrição, terminalidade, perdas funcionais. E os precipitantes, como desidratação, dor, uso de opioides, sedativos, anti-histamínicos e anticolinérgicos, infecção, trauma, distúrbios eletrolíticos, hipoglicemia, hipóxia, hipercapnia, restrição física, privação de sono, choque e estresse psicológico. O risco total de *delirium* depende do número de fatores predisponentes e, quando justificado, da sua severidade. Estudo realizado em 406 pacientes no setor de emergência mostrou que a alteração do estado mental foi o achado mais importante para o seu diagnóstico com 38% de sensibilidade e 98,9% de especificidade.[8]

Escalas diagnósticas de rastreamento podem ser empregadas, dentre elas, a *Confusion Assessment Method* (CAM). Recente revisão sistemática encontrou valores de 94% para sensibilidade e 89% para especificidade.[9] Ela baseia-se nas quatro características do DSM III de 1987 revisadas em 2007: início agudo e curso flutuante; perda da atenção; desorganização do pensamento e nível de consciência. A aplicação da escala em média leva de 5-10 minutos (Tabela 17.3).

Tabela 17.3 – Escala CAM – Diagnóstico de *delirium*.

1. Início agudo e evolução flutuante	Pode ser obtido por informação de familiares ou cuidadores ou enfermagem "Há alguma mudança no estado mental basal?" "O comportamento variou durante o dia?"
2. Perda da atenção	Dificuldade de atenção ou concentração. Distrai-se com frequência e tem dificuldade em manter entendimento do que foi dito
3. Pensamento desorganizado	Presença de pensamento desorganizado ou incoerente, como fluxo de ideias ilógico ou mudança imprevisível do assunto
4. Nível de consciência alterado	Qualquer nível de consciência, exceto o alerta (normal): hiperalerta (vigilante); sonolento, mas facilmente despertável (letárgico); dificuldade de despertar (estupor) e não despertável (coma)

Para o diagnóstico: 1 e 2 mais 3 ou 4.

Fonte: Adaptada do World population ageing 2020 highlights. Disponível em: https://www.un.org/development/desa/pd

O exame físico do paciente com *delirium* deve objetivar o reconhecimento das suas possíveis causas. Assim, além da pesquisa de hipertermia (infecção; exposição ambiental, tireotoxicose)/hipotermia (infecção, exposição ambiental, coma mixedematoso hipoglicemia); hipotensão (infecção, choque cardiogênico; choque hemorrágico; desidratação; choque anafilático) hipertensão (encefalopatia hipertensiva; hemorragia intracraniana); taquipneia (acidose metabólica; pneumonia; edema pulmonar; embolia). A realização de um exame neurológico detalhado é de fundamental importância, pois permitirá diferenciá-lo de outras síndromes neurológicas

Tratamento

1) O tratamento do *delirium* envolve a prevenção, por meio de medidas não farmacológicas, como fisioterapia, reorientação, estimulação cognitiva, mobilização precoce, promoção do sono, correção das funções sensoriais, como as adotadas pelo programa HELP (Hospital Elder Life Program) protocolo de intervenção multifatorial, que aborda estimulação cognitiva e reorientação; mobilização precoce; aparelhos de visão e audição; hidratação; nutrição e estratégias para o sono e que determinou uma redução de 5% do risco absoluto de desenvolver *delirium*.

2) Com relação ao tratamento farmacológico, a maior parte das evidências recentes não mostrou benefícios no uso dos agentes antipsicóticos tanto na prevenção de complicações associadas quanto na redução do tempo de *delirium* e da sua severidade. O seu uso deve ser reservado para os pacientes com agitação mais grave com risco em relação à própria segurança, de outros pacientes e da equipe médica. Qualquer droga usada no tratamento do *delirium* causará efeitos psicoativos, podendo piorar ainda mais o estado mental do paciente. Por esse motivo, deve-se usar a menor dose, pelo menor período possível. A classe dos neurolépticos é a preferida para o tratamento, sendo o haloperidol o agente mais utilizado e adequado. Benzodiazepínicos devem ser evitados para o tratamento de *delirium*, exceto em

casos de abstinência alcoólica ou quando os medicamentos neurolépticos são contraindicados (Tabela 17.4).

Tabela 17.4 – Tratamento medicamentoso do *delirium*.

Droga	Dose	Reações adversas	Observações
Haloperidol (antipsicótico típico)	1-2,5 mg via oral (titular até sedação leve – novas doses a cada 1 a 2 horas). IM se agitação extrema (2,5-5,0 mg, novas doses a cada 30-60 min)	Efeitos extrapiramidais; aumento do intervalo QT; síndrome neuroléptica maligna	Evitar uso IV – diminui duração e aumenta risco de arritmias Evitar em síndrome de abstinência e insuficiência hepática
Antipsicóticos atípicos (risperidona, quetiapina, olanzapina)	**Via oral:** Risperidona: 1-2 mg. Início de ação em 1-2 horas. Pode ser repetida até dose máxima de 6-8 mg em 24 horas. Quetiapina: 12,5-50 mg. Início de ação em 30-60 min. Dose máxima de 600-800 mg/dia Olanzapina: 5-10 mg. Início de ação em 30-60 min. Dose repetida até 30 mg/dia **Via IM:** Olanzapina: 5-10 mg. Efeito em 15-45 min. Pode ser repetida após 2 e 6 horas. Máximo de 30 mg em 24 horas. Não usar associada a benzodiazepínico pelo risco de depressão respiratória. Ziprasidona: dose de 10-20 mg. Efeito em 30-45 minutos. Repetir a cada 2 a 4 horas. Máximo de 40 mg/24 horas.	Efeitos extra-piramidais (mais raros do que com o haloperidol) Prolongamento do intervalo QT	Possível maior risco de morte em idosos com demência Quetiapina – indicação preferencial em pacientes com doença de Parkinson e *delirium* hipoativo

Fonte: Adaptada do World population ageing 2020 highlights. Disponível em: https://www.un.org/development/desa/pd

Síncope

Introdução

1) Perda súbita e transitória da consciência e do tônus postural, decorrentes de uma rápida hipoperfusão cerebral global e seguidas de uma rápida recuperação ao estado basal.

2) Incidência ajustada pela idade é 7.2 por mil pessoas-anos em homens e mulheres. É mais prevalente em mulheres e aumenta com a idade, com um pico aos 70 anos.[10]

3) Responsável por 1% a 3% de todas as visitas a emergência e 6% das hospitalizações. A probabilidade de ser internado por síncope aumenta com a idade.[11]

4) Principais causas na população idosa: neuromediadas, incluindo a vasovagal, hipersensibilidade de seio carotídeo e situacional. A secundária, hipotensão ortostática é responsável por 20% a 30% dos casos. A síncope de causa cardiovascular é mais comum com o envelhecimento, com a fibrilação/*flutter* atrial acometendo 9% da população aos 80 anos.[12]

Avaliação

1) História adequada é fundamental. É a ferramenta isolada mais importante. Reduz a necessidade de exames adicionais, diminui custos, tempo de permanência na emergência e melhora a satisfação do paciente.

2) Limitações na aquisição de informações do paciente: amnésia associada à síncope, decorrente da redução do fluxo sanguíneo cerebral e que pode acometer 40% dos pacientes; e atividade convulsiva que pode ocorrer entre 4% a 10% dos casos, o que dificulta o diagnóstico diferencial.[13] Sistema de probabilidade pode ser usado para essa diferenciação, apresentando uma sensibilidade e especificidade de 94%[14] (Tabela 17.5).

Tabela 17.5 – Diferenciação entre síncope e convulsão.

Questão	Pontos
Mordedura de língua?	2
Sensação de *déjà-vu* antes do episódio?	1
Associação com estresse emocional?	1
Evidência de virar a cabeça durante o episódio?	1
Presença de postura incomum, movimento de membros e perda de memória?	1
Confusão posterior?	1
Episódios de *lightheadedness*	−2
Sudorese antes do episódio?	−2
Ortostase e decúbito prolongados?	−1

Fonte: Adaptada de Kaufmann H., 1997; Sheldon R., 2013.[13,14]

Convulsão mais provável se escore maior ou igual a 1 e síncope escore menor que 1.

3) Na presença de sensação de calor, náusea, sudorese e *lightheadedness*, a etiologia vasovagal é mais provável.

4) Palpitações, síncope na posição supina ou durante o exercício sugerem causa cardíaca.

5) Sinais e sintomas condizentes com infecção, descondicionamento, decúbito prolongado, uso de diuréticos, anti-hipertensivos, álcool e outros que possam afetar a volemia apontam para a hipotensão ortostática.

6) Questionar sobre doença estrutural cardíaca, história familiar de morte súbita e doenças que cursam com disautonomia, como Parkinson, diabetes mellitus, esclerose múltipla e abuso de álcool.

7) No exame físico deve-se averiguar os sinais vitais, incluindo a determinação de hipotensão ortostática; sinais compatíveis com insuficiência cardíaca ou doença estrutural cardíaca, como atrito pericárdico, edema de membros inferiores, sopros, bulhas acessórias, distensão venosa jugular e estertores; e sinais de trauma, que podem estar presentes em 39% das síncopes em idosos.

8) Investigação complementar: eletrocardiograma com possíveis achados associados à síncope: BAV de 2° grau Mobitz 2; BAV de 3° grau; bloqueio de ramo com BAV 1° grau; bloqueio de ramo direito com hemibloqueio anterior ou posterior, mudanças isquêmicas recentes, ritmo não sinusal, desvio do eixo para esquerda. Esses critérios de Otawa atestam para uma maior possibilidade de lesão estrutural cardíaca e arritmia com uma sensibilidade de 96% e especificidade de 76%.[15] Outro achado importante é a presença de síndrome de Brugada. Nesses casos, a solicitação de um ecocardiograma é apropriada.

9) Investigação laboratorial deve ser pertinente a cada caso. A tomografia de crânio não é recomendada para pacientes sem sinais de trauma e exame neurológico normal.[14]

Tratamento

1) O principal objetivo na abordagem de um paciente idoso com síncope é identificar, estabilizar e reconhecer os diagnósticos que coloquem o paciente em risco de vida, diferenciando-os das causas benignas.

2) Os critérios associados a maior risco de desfechos adversos são: eletrocardiograma alterado; sinais e sintomas de insuficiência cardíaca ou arritmia; sinais vitais anormais e que não são corrigidos por intervenções rotineiras; e idade maior que 60 anos.

3) O tratamento será direcionado para a causa específica da síncope. Nos casos de síncope neuromediada, a educação do paciente sobre os fatores precipitadores; hidratação; evitar uso de álcool; exercícios posturais benéficos;

evitar mudanças súbitas de posição; evitar ambientes muito quentes; ortostase prolongada; evitar situações de risco no caso nas síncopes situacionais e revisão detalhada do plano medicamentoso.

Referências bibliográficas

1. World population ageing 2020 highlights. Disponível em: https://www.un.org/development/desa/pd/.
2. Castro MC, Gurzenda S, Turra CM, Kim S, Andrasfay T, Goldman N. Reduction in life expectancy in Brazil after COVID-19. Nature Medicine. 2021;27:1629-1635.
3. McLean AJ, Le Couter DG. Aging biology and geriatric clinical pharmacology. Pharmacol Rev. 2004;56:163-184.
4. Salles N. Basic mechanisms of the aging gastrointestinal tract. Dig Dis. 2007;25:112-117.
5. Inouye SK, Westendorp RGJ, Saczynski J. Delirium in elderly people. Lancet. 2014;383:911-922.
6. Pun BT, La Calle GH, Orun MO, Chen W, et al. Prevalence and risk factors for delirium in critically ill patients with COVID-19 (COVID-D); a multicentre cohort study. Lancet Respir Med, 2021;9:239-250.
7. Kennedy M, Enander RA, Tadiri SP, et al. Delirium risk prediction, healthcare use and mortality of elderly adults in the emergency department. J Am Geriatr Soc. 2014;62(3):462-9.
8. Han JH, Wilson A, Graves AJ, et al. Validation of the confusion assessment method for the intensive care unit in older emergency department patients. Acad Emerg Med. 2014;21(2):180-7.
9. Wei LA, Fearing MA, Sternberg EJ, et al. The confusion assessment method: a systematic review of current usage. J Am Geriatr Soc. 2008;56(5):823-30.
10. Savage DD, Corwin L, McGee DL, et al. Epidemiologic features of isolated syncope: the Framingham Study. Stroke. 1985;16(4):626-9.
11. Kapoor WN. Evaluation and management of the patient with syncope. JAMA. 1992;268(18): 2553-60.
12. McIntosh SJ, da Costa D, Kenny RA. Outcome of an integrated approach to the investigation of dizziness, falls and syncope in elderly patients referred to a syn-cope clinic. Age Ageing. 1993;22:53-8.
13. Kaufmann H. Syncope: a neurologist's viewpoint. Cardiol Clin. 1997;15:177-94.
14. Sheldon R. How to differentiate syncope from seizure. Card Electrophysiol Clin. 2013;5(4):423-31.
15. Thiruganasambandamoorthy V, Hess EP, Turko E, et al. Defining abnormal electrocardiography in adult emergency department syncope patients: the Ottawa Electrocardiographic Criteria. CJEM. 2012;14(4):248-58.

18 | Emergências Psiquiátricas

Flávia Ismael Pinto
João Carlos da Silva Bizario

Introdução, conceito e epidemiologia

Emergência psiquiátrica (EP) é definida como toda situação de alteração de comportamento em que haja potencial catastrófico e que necessite de intervenção imediata.

No mundo, aproximadamente 450 milhões de pessoas apresentam, ao longo da vida, algum transtorno psiquiátrico, neurológico ou comportamental. O impacto causado por esses quadros na vida do indivíduo e daqueles que o cercam é bastante importante.

Do ponto de vista epidemiológico, estima-se que de 6% a 17% dos casos atendidos pelo SAMU sejam para atender pacientes com transtornos psiquiátricos ou de comportamento. Com esses números, os transtornos mentais estão dentre os principais motivos de demanda do serviço móvel de urgência. Além disso, há dados na literatura internacional de que cerca de 5% dos casos que chegam a emergência apresentam-se agitados ou agressivos, sendo, muitas vezes, essa a causa da ida ao serviço de saúde. Os transtornos psíquicos agudos incluem-se no quadro das urgências e emergências atendidos no Sistema Único de Saúde (SUS), e correspondem a cerca de 10% de todos os atendimentos de emergência e urgência de hospitais gerais e dos serviços de pronto-socorro do país. Casos de emergência psiquiátrica vem aumentando ao longo do tempo. Apesar das evidências, o preparo das equipes de atendimento, muitas vezes é insuficiente para dar conta de casos graves e complexos. É fundamental que o emergencista esteja preparado para reconhecer e manejar de forma adequada as principais EP.

As emergências psiquiátricas mais comuns são comportamento suicida, episódios depressivos ou maniformes, automutilação, autonegligência grave, intoxicação ou abstinência e agitação psicomotora e agressividade. Apesar de não ser considerada uma emergência psiquiátrica, o transtorno mental orgânico (TMO) ou quadro confusional agudo são muito presentes na prática clínica das emergências psiquiátricas e deve sempre ser considerado ou descartado nos quadros de alteração de comportamento ou agitação psicomotora (APM).

O local de atendimento de uma EP deve ser preferencialmente um lugar privativo, com pouco estímulo, calmo, com controle adequado de luminosidade e temperatura. O médico deve estar atento ao ambiente e se há objetos no espaço que possam ser usados para ferir ou machucar o paciente ou alguém que esteja no local. O consultório para atendimento desses casos deve contar com rota de fuga. Caso isso não seja possível, o profissional deve se posicionar na sala de forma a não ficar sem a possibilidade de sair, caso o paciente se torne agressivo. A postura do profissional deve ser firme e acolhedora e sempre evitar provocações ou zombaria. Para se atender adequadamente uma EP, o local deve contar com maca (de preferência que possa ir ao chão) com grades laterais, medicações para tranquilização rápida, faixas de contenção física adequadas e material para reanimação.

Em uma emergência psiquiátrica, a primeiras perguntas que o médico deve se fazer são: há como diferenciar crise de emergência, há modos de diferenciar se o quadro é orgânico ou de natureza psiquiátrica e se há como definir uma necessidade de internação ou não.

Crise × Emergência

Crise é definida como a incapacidade do indivíduo em lidar com o estresse por meio de mecanismos habituais. É quando alguém se defronta com um problema novo ou insuportavelmente angustiante e responde com um temporário estado de desequilíbrio emocional. Em saúde mental, considera-se crise qualquer momento de vida em que o sofrimento é tão intenso que gera uma desestruturação da vida psíquica, familiar e social do indivíduo. Podemos considerar uma crise quando o indivíduo recebe a notícia da morte de um ente querido no hospital por exemplo e se apresenta, por algum tempo, desesperada e sem saber o que fazer. Diferente da EP, a crise pode ser manejada com acolhimento, escuta e suporte ao indivíduo, não precisando necessariamente de abordagem medicamentosa. Já na EP, há um transtorno psiquiátrico agudo e que coloque em risco a vida do indivíduo ou de suas adjacências, necessitando, na maioria das vezes, de abordagem comportamental e medicamentosa.

TMO × Transtornos psiquiátricos

Para se diferenciar um quadro cérebro-orgânico de um quadro de alteração de comportamento por transtorno psiquiátrico, a anamnese e o exame físico e psíquico são fundamentais. Nos quadros orgânicos, o paciente apresenta uma alteração súbita de comportamento. Esse quadro ocorre mais comumente em pessoas mais idosas em pessoas que já sofrem de processos degenerativos cerebrais. Podem acontecer nos jovens principalmente em quadros de intoxicação ou abstinência de substâncias. No TMO há alteração do nível de consciência, alteração da orientação temporo-espacial e pode haver alteração de atenção e memória. Além disso, nos quadros orgânicos acompanhados de alucinações, essas costumam ser visuais, enquanto nos quadros psiquiátricos são mais comuns as alucinações auditivas. Para se diferenciar os quadros orgânicos dos comportamentais, os exames subsidiários (laboratoriais e de imagem) são de suma importância. São causas comuns de TMO infecções, alterações hidroeletrolíticas, metabólicas e endocrinológicas, doenças do SNC, intoxicações e abstinência entre outras. O TMO se resolve quando se descobre e se faz o manejo adequado da causa do quadro confusional. Medicações antipsicóticas podem ser usadas, mas não vão alterar o curso ou o prognóstico do caso.

Internação psiquiátrica

A internação psiquiátrica é necessária em momentos de início de agudização de quadro psiquiátrico ou por riscos envolvidos. Ela pode ser voluntária ou involuntária. Quando o paciente concorda com esse procedimento, fazemos o que se chama internação voluntária. A internação involuntária é indicada quando há presença de transtorno psiquiátrico (exceto personalidade antissocial) associado a risco de autoagressão, risco de heteroagressão, risco de agressão à ordem pública, risco de exposição social, incapacidade grave de autocuidados. Toda internação involuntária deve ser comunicada ao Ministério Público em 72 horas. Para pacientes dependentes de substâncias, esses critérios devem ser mantidos. Muitas vezes lidamos com a pressão dos familiares para internar o usuário. Porém, isso só pode ser feito de forma involuntária se ele corre risco de vida ou coloca realmente alguém em risco.

Agitação Psicomotora (APM)

A agitação pode ser definida como a atividade motora aumentada associada com sensação subjetiva de tensão. Esses pacientes tendem a ter uma baixa capacidade de discernimento sobre seu quadro e julgamento prejudicado da realidade. Pela dificuldade em reconhecer que estão doentes, não vão reconhecer a necessidade de ajuda externa. A avaliação e manejo clínico de um paciente agitado, agressivo ou violento são tarefas complexas que exigem habilidades dos profissionais de saúde em agir de forma coordenada e eficaz. A primeira medida para se tentar conter a agitação psicomotora são as medidas comportamentais. A técnica de desescalada verbal consiste em orientações simples e que podem ser muito eficazes, evitando em muitos casos a contenção física. As orientações dessa técnica são:

- Respeite o espaço pessoal: ao aproximar-se do paciente agitado, manter pelo menos 1,5 metro de distância entre vocês. Caso o paciente tente agredir, deve-se aumentar a distância. Se o paciente lhe diz para ficar mais longe, faça imediatamente.

- Não seja provocativo: deve-se demonstrar calma e empatia. Evitar encarar o paciente ou manter olhar fixo. Qualquer tipo de atitude que possa parecer humilhante é proibida.

- Estabeleça contato verbal: o ideal é que apenas um membro da equipe interaja verbalmente com o paciente. Ser educado e diminuir as preocupações do paciente, explicando que seu papel principal é mantê-lo seguro.

- Seja conciso: use frases curtas e vocabulário simples, além de dar tempo ao paciente para pensar e interpretar o que lhe é dito. Muitas vezes é preciso repetir várias vezes uma informação, principalmente regras e acordos.

- Identifique necessidades e sentimentos: exemplos de necessidades são ser ouvido de forma empática, querer tomar uma medicação, querer entregar algo a alguém etc. Mesmo que o pedido não possa ser atendido, deve-se dar a chance de ele expor seus desejos.

- Ouça com atenção o que o paciente está dizendo: prestar atenção no paciente é fundamental. Não há necessidade de concordar com o paciente, mas o exercício de tentar acreditar que o que ele diz seja verdade facilita a empatia, mesmo que se trate de um quadro delirante.

- Concorde para discordar ou discorde de forma respeitosa: se o paciente diz que está sendo perseguido, por exemplo, pode-se dizer: "Deve ser muito angustiante sentir-se dessa forma", ou se ele diz que ouve vozes pode-se dizer: "Isso deve te perturbar muito" ou "Acredito que você esteja ouvindo, mas eu não ouço essa voz que você me descreve".

- Estabeleça as regras e defina limites claros: deixar claro que comportamento agressivo, por exemplo, não é tolerável. O limite deve ser dado em conjunto com a informação de que você está tentando protegê-lo.

- Ofereça escolhas: deve-se oferecer a chance para o paciente de ser conduzido de forma espontânea ou de tomar uma medicação voluntariamente por exemplo.

- Instrua paciente e equipe: caso seja tomada alguma intervenção involuntária, isso deve ser comunicado durante o ato ao paciente. A discussão em equipe, após a intervenção é fundamental, assim como abrir a discussão para que membros da equipe sugiram melhores abordagens futuras.

Quando a abordagem comportamental não for suficiente ou quando o paciente não tem escuta ou se torna agressivo e violento, a contenção física e medicamentosa se torna necessária. Para uma contenção adequada o ideal são 5 pessoas, mas é possível se fazer com 4 pessoas. O ideal é usar 4 faixas para os membros de preferência com "janela", para evitar estrangulamento do membro.

Cada um se posiciona a segurar um dos membros (se houver 5 um fica próximo a cabeça do paciente e conduz a contenção) e procede-se contendo punhos e tornozelos usando as faixas corretamente. Braços, coxas e tórax devem ser contidos apenas se houver necessidade. Durante a contenção, deve-se esclarecer ao paciente a necessidade do procedimento. O ideal é fazer um contrato para retirada da contenção. A contenção química sempre deve acompanhar a contenção física. Dar preferência a medicações de início rápido, com menos interação medicamentosa e por via fácil e segura.

Quadros mais comuns na emergência psiquiátrica

Comportamento suicida

No comportamento suicida, devemos avaliar fatores de risco e de proteção, assim como a intencionalidade ou planejamento do ato. Os principais fatores de risco são tentativas prévias e transtorno mental. Além desses, temos: sexo masculino, jovens ou idosos, pessoas que moram sozinhas, desempregados, pessoas com doenças crônicas, perdas recentes, desesperança. Fatores de proteção são: religiosidade ou razão para viver, senso de responsabilidade, resiliência, boa autoestima e vínculos familiares e sociais fortes. Com relação à intencionalidade, quanto mais planejado estiver, maior o risco. Além disso, pacientes que tentaram e não se arrependeram são considerados graves. Quando há muitos fatores de risco, pouco fatores de proteção e alta intencionalidade, a internação é necessária.

Transtorno depressivo

Na depressão, o indivíduo apresenta tristeza a maior parte do tempo, desânimo, falta de prazer em suas atividades, aumento ou diminuição de sono e apetite, desesperança e pode ter pensamentos de morte. Há risco de suicídio e quadros graves podem apresentar sintomas psicóticos associados. Esses pacientes podem estar malcuidados, emagrecidos, isolados. O tratamento é com antidepressivos e a primeira linha são os inibidores seletivos de recaptação de serotonina. Caso haja ideação suicida estruturada, falha no tratamento ambulatorial, comorbidade clínica grave ou recusa alimentar, a internação pode ser indicada.

Transtorno afetivo bipolar (TAB)

O TAB é um quadro psiquiátrico no qual ocorrem episódios depressivos alternados com episódio de mania, além de fases de eutimia. Na fase de mania, o paciente apresenta alegria, humor excitável ou irritabilidade, diminuição de necessidade de sono, gastos excessivos, hipersexualidade, aceleração psíquica. Podem estar agressivos, mas quando abordados com uma atitude amigável, costumam acatar as orientações. O tratamento medicamentoso é feito com estabilizadores de humor (lítio, ácido valproico entre outros) e se necessário associados a antipsicóticos e benzodiazepínicos. A internação é indicada quando há exposição social, falha no tratamento ambulatorial, risco de agressividade. O tratamento da depressão bipolar é feito preferencialmente com estabilizadores e antipsicóticos de segunda geração, mas antidepressivos podem ser usados com cautela.

Transtornos ansiosos

O transtorno ansioso mais comum na emergência é o transtorno de pânico. As crises de pânico são caracte0rizadas por sintomas adrenérgicos acompanhados de sensação de morte ou de perda de controle. É diagnóstico diferencial com emergência clínicas e a investigação é necessária. O tratamento, no momento da crise, se faz com benzodiazepínicos e no longo prazo, com antidepressivos.

Transtorno por uso de substâncias

O álcool leva a diversos quadros que podem levar o paciente ao pronto-socorro (PS). Na intoxicação aguda, o indivíduo pode ficar agitado, agressivo, inadequado e com pouca crítica de seu estado. Hidratação oral, observação e orientações são suficientes. Entre os dependentes de álcool, é mais comum que cheguem ao PS em abstinência alcoólica. Esse é um quadro grave que pode necessitar de observação por alguns dias. Os sintomas mais comuns são tremor de mãos e língua, sudorese, taquicardia, piloereção, irritabilidade ou ansiedade. Quadros complicados cursam com confusão mental, alucinações e crises convulsivas. Há necessidade de investigar traumas, desidratação ou distúrbios hidroeletrolíticos. Quadros graves devem ser internados. O tratamento de escolha são os benzodiazepínicos: lorazepam ou diazepam. Em casos graves, a medicação pode ser dada de hora em hora até sedação leve. Reposição de tiamina (intramuscular), ácido fólico e complexo B são indicadas.

O uso de cocaína é bastante comum nas emergências, tanto clínicas quanto psiquiátricas. Paciente usuário tem risco alto de eventos cardiovasculares como isquemia miocárdica, infarto e acidentes vasculares cerebrais. Também é comum apresentarem sintomas ansiosos importantes e agressividade, além de quadros psicóticos transitórios. Nesses casos os benzodiazepínicos são indicados. Já a maconha está bastante associada ao desencadeamento de sintomas psicóticos, que podem evoluir para um quadro de esquizofrenia.

É importante que a equipe aja de forma empática e livre de julgamentos, focando que esses pacientes estão doentes e precisam de ajuda. Caso o paciente esteja armado, o apoio policial se torna necessário.

Transtornos psicóticos

Sintomas psicóticos são delírios, alucinações, desorganização psíquica. Alucinações são alterações da senso-percepção. Delírio é uma alteração do conteúdo do pensamento. É uma ideia que não corresponde à realidade. Sintomas psicóticos são típicos da esquizofrenia, do transtorno delirante persistente, do transtorno esquizoafetivo, mas podem ocorrer nos transtornos de humor, na demência avançada, entre outros. Não se deve convencer o paciente de que aquilo não existe e nem reforçar o sintoma. A atitude mais adequada é procurar acalmá-lo e se mostrar empático com o sofrimento. O tratamento medicamentoso é feito com antipsicóticos. Na recusa de medicação via oral, pode-se usar intramuscular. Em casos de agitação, associa-se benzodiazepínico.

Bibliografia

Baldaçara L, Ismael F, Leite V, Pereira LA, dos Santos RM, Gomes VP Jr, et al. Brazilian guidelines for the management of psychomotor agitation. Part 1. Non-pharmacological approach. Braz J Psychiatry. 2019;41:153-167. http://dx.doi.org/10.1590/1516-4446-2018-0163.

Baldaçara L, Diaz AP, Leite V, Pereira LA, dos Santos RM, Gomes VP Jr, et al. Brazilian guidelines for the management of psychomotor agitation. Part 2. Pharmacological approach. Braz J Psychiatry. 2019;41:324-335. http://dx.doi.org/10.1590/1516-4446-2018-0177.

Ismael F. Agitação psicomotora: abordagem e tratamento. In APH: Resgate. Emergência em Trauma. 1ª. Ed. Rio de Janeiro: Elselvier; 2019:311-318 p.

Kawakami D, Prates JG, Teng CT. Propostas para o futuro: estrutura física e equipe ideal nas emergências psiquiátricas. RDP. 31º de agosto de 2016 2021;6(4):28-33. Disponível em: https://revistardp.org.br/revista/article/view/125.

19 | Sepse e Choque Séptico no Departamento de Emergência

Aécio Flávio Teixeira de Góis
Nilton Freire de Assis Neto
Alan Mercadante Isoldi

Conceitos iniciais

A primeira definição de sepse ocorreu no início dos anos 1990, quando juntamente o American College of Chest Physicians e a Society of Critical Care Medicine emitiram o primeiro consenso para uniformizar as síndromes sépticas dentro de um mesmo contexto clínico de abordagem e tratamento. Nesse período, sepse era caracterizado como a presença de Síndrome da Resposta Inflamatória Sistêmica (SIRS) como resposta a uma infecção, sendo SIRS definida por dois ou mais dos seguintes sinais: taquicardia, taquipneia, hipertermia ou hipotermia e leucocitose ou leucopenia desviando a esquerda. Neste mesmo cenário, existia o conceito de sepse grave, definida como o diagnóstico de sepse associado a presença de disfunção orgânica e choque séptico foi definido como sepse associado a hipotensão refratária a ressuscitação volêmica, sendo necessário o uso de drogas vasoativas para manter uma pressão arterial sistólica maior do que 90 mmHg.

Inicialmente, o grande problema desse conceito consistia na alta sensibilidade e baixa especificidade do SIRS, uma vez que SIRS pode estar presente em outros processos inflamatórios como trauma, pancreatite, entre outros; além de outras afecções infecciosas que não necessariamente desencadeariam sepse. A partir disso, a tendência das grandes organizações era amadurecer, desconstruir, construir e reconstruir as definições de sepse, a fim de uniformizar seu conceito; até que em 2016 foi amarrado o conceito que temos hoje, no qual sepse foi definida como presença de disfunção orgânica ameaçadora à vida causada por uma resposta desregulada do organismo a uma infecção, sendo a disfunção orgânica definida como uma variação de 2 ou mais pontos no score SOFA. Com esse novo conceito, tivemos algumas mudanças, no qual SIRS já não fazia mais parte, sepse grave não passa mais existir e a definição de choque séptico ganhou uma nova variável. Dessa maneira, choque séptico ocorre no contexto de não resposta a reposição volêmica associado ao lactato maior do que 2 mmol/l (equivalente a 18 mg/dl). Entretanto, nenhum escore deve substituir a avaliação à beira leito, portanto, devemos diagnosticar sepse na presença de uma única disfunção orgânica na presença de febre.

Tabela 19.1 – Escore SOFA.

Sistema	Escore 0	Escore 1	Escore 2	Escore 3	Escore 4
Respiratório **PaO$_2$/FiO$_2$ (mmHg)**	≥ 400	< 400	< 300	< 200	< 100
Coagulação **Plaquetas (×10^3/µL)**	≥ 150.000	< 150.000	< 100.000	< 50.000	< 20.000
Fígado **Bilirrubinas (mg/dL)**	< 1,2	1,2-1,9	2,0-5,9	6,0-11,9	> 12,0
Cardiovascular **PAM (mmHg)**	≥ 70	< 70	Dopamina < 5 ou Dobutamina	Dopamina 5,1-15 ou Adrenalina ≤ 0,1 ou Noradrenalina ≤ 0,1	Dopamina > 15 ou Adrenalina > 0,1 ou Noradrenalina > 0,1
Neurológico **Escala de coma de Glasgow**	15	13-14	10-12	6-9	< 6
Renal **Creatinina (mg/dL) Débito Urinário**	< 1,2	1,2-1,9	2,0-3,4	3,5-4,9 < 500 mL/d	5,0 < 200 mL/d

Fonte: Adaptada de Surviving Sepsis Campaign: International Guidelines for Management of Sepsis and Septic Shock 2021, Critical Care Medicine.

Embora o qSOFA seja escore muito falado, não deverá ser usado como escore de triagem uma vez que tenha baixa sensibilidade para pacientes graves. Se trata de uma ferramenta que usa variáveis clínicas como aumento da frequência respiratória, redução da pressão arterial sistólica e alteração do nível de consciência, não usando qualquer variável laboratorial. Duas pontuações nesse escore aumenta o risco de vida nesse paciente, portanto, deverá ser usado como escore de gravidade, avaliando desfecho, sendo pouco específico e muito sensível para avaliar o paciente séptico. Dessa maneira, a partir do momento em que esse escore é aplicado, muitos pacientes sépticos acabariam passando e não seriam avaliados devido à baixa sensibilidade que o escore apresenta.

Tabela 19.2 – Escore qSOFA.

Sistema	Alterações	Escore
Pressão arterial sistólica	≤ 100 mmHg	1
Frequência respiratória	≥ 22	1
Alteração do nível de consciência	Escala de coma de Glasgow < 15	1

Fonte: Adaptada de Surviving Sepsis Campaign: International Guidelines for Management of Sepsis and Septic Shock 2021, Critical Care Medicine.

Epidemiologia

Atualmente, a sepse assinala mortalidade de quase 30% no mundo inteiro, porém esse valor varia em função da situação econômica de cada país e isso ocorre devido a disparidade de recursos em cada lugar.

No Brasil, a mortalidade da sepse é maior do que 50% e a incidência de choque séptico chega aos 60%. Esses valores acabam sendo mais diferentes de outros países exatamente porque em países em desenvolvimento e subdesenvolvidos há uma limitação na disponibilidade de recursos e isso vai desde a presença de antibióticos até exames como o lactato que impacta nesses valores.

Além desse elevado risco de morte durante a internação, sobreviventes da sepse comumente tem sequelas importantes tanto físicas quanto psicológicas. Por isso a importância das estratégias de reabilitação e reintegração que justificam o planejamento de ações voltadas à redução dessa mortalidade. A partir do momento que políticas e programas de qualidade de vida sejam implantados, há impacto na informatização e redução de mortalidade nesses pacientes. Tudo isso graças ao reconhecimento da Organização Mundial de Saúde (OMS), mostrando ao mundo que a sepse é um problema de saúde pública mundial, visando melhorar a prevenção, o diagnóstico e o tratamento adequado da sepse.

Fisiopatogenia

Como em todo evento infeccioso, primeiramente o hospedeiro mobilizará células inflamatórias, particularmente macrófagos e neutrófilos, para o local da infecção através de um processo inflamatório local. No entanto, se houver falha dessa resposta ou se essa resposta for exagerada, o processo inflamatório sofrerá interferência, havendo perda da homeostase. Quando isso acontece, citocinas e outras células desencadeiam a síntese de componentes da cascata de outros mediadores inflamatórios, cuja desregulação desencadeia a Sepse.

A sepse é uma resposta inflamatória desequilibrada a infecção. O definidor de gravidade, que inclusive caracteriza a sepse, é a disfunção orgânica. A disfunção orgânica nada mais é que um produto da grande resposta inflamatória causada pela doença, existindo nos mais diversos órgãos e não tem caráter homogêneo, sendo as mais importantes: cardiovasculares, respiratórias e pulmonares. Esses órgãos compartilham de um elemento comum: todos têm endotélio. Como há disfunção de microcirculação e o endotélio entra em disfunção, todos os órgãos estão em risco na vigência da ativação endotelial desregulada frente a um quadro infeccioso.

Patógenos são potentes produtores de mediadores inflamatórios, mas antes desse paciente se agravar, é percebido o boom inflamatório que o processo faz. Esse estado de hiperinflamação sistêmica acaba levando à disfunção endotelial, havendo perda de equilíbrio entre as funções procoagulantes e anticoagulantes. Se de um lado há ativação da cascata de coagulação junto aos mecanismos de fibrinólise endógena e microtrombos sendo formados; no outro, há a tempestade inflamatória que ocasiona essa disfunção endotelial que interfere no tônus vascular, levando à vasodilatação e diminuindo a resistência vascular. Por mecanismo de compensação, haverá aumento da frequência cardíaca.

Todos os órgãos são perfundidos e recebem fluxo sanguíneo do débito cardíaco para manter homeostase. Então o ponto comum entre todas as disfunções é que a desregulação frequente da microcirculação e do endotélio gera alterações de microcirculação e ao mesmo tempo ocorre disfunção de macrocirculação devido às alterações de fluxo e prejuízo de perfusão periférica.

Essa má perfusão periférica leva à produção de oxido nítrico, tendo grande produção desse grande vasodilatador periférico, além do que há depleção dos estoques de vasopressina endógena e finalmente abertura de canais de K-ATP dependente, culminando na vasoplegia excessiva associada ao quadro inflamatório que resulta na hipotensão.

Pela ativação da cascata de coagulação haverá formação de microtrombos na microvasculatura, e se isso ocorre levará à obstrução, interferindo no fluxo sanguíneo. Se falta fluxo, as células sofrem pela falta de oxigênio, entrarão em anaerobiose produzirão lactato. Aqui é importante perceber que além da microcirculação alterada do ponto de vista endotelial, há prejuízo de fluxo periférico.

O desfecho é o fenômeno de associação de macro-hemodinâmica que culmina na hipotensão arterial + fenômeno de alteração na micro-hemodinamica com a trombose favorece a hipoperfusão tecidual. O que as células periféricas precisam é o contato adequado com a microcirculação, que é a parte do sistema cardiovascular que mantém a homeostase periférica, mantendo oferta contínua de oxigênio conforme a demanda periférica e a remoção de excretas que não são mais necessárias devem ser removidas, então a manutenção de microcirculação em última análise a finalidade do sistema CV em termos de perfusão e isso é muito prejudicado no quadro séptico ocasionando a hipoperfusão tecidual e disfunção orgânica.

Quadro clínico

Embora a sepse seja resultado da interação entre órgãos, sistema de coagulação mediadas por marcadores inflamatórios, a resposta não é homogênea e, portanto, os órgãos vão responder de maneiras e tempos diferentes. Em virtude disso, disfunções respiratórias, neurológicas e cardiovasculares são mais frequentes e que mais implicam no risco de morte.

O grande objetivo é a detecção precoce para início da terapia, porém a fonte nem sempre é facilmente e rapidamente detectada. A presença de uma disfunção orgânica que ameaça a vida causada pela resposta desregulada do organismo a infecção diagnostica sepse.

Devido ao estado de vasoplegia, o intuito é aumentar a frequência cardíaca para que o débito cardíaco seja aumentado e assim manter a perfusão periférica, por isso a taquicardia é o sinal mais comum e inicial do paciente séptico. Poderá cursar também com taquipneia com o objetivo de aumentar o clearance de hidrogênio e lactato provocado pela hipoperfusão fruto da respiração anaeróbia. Como esse paciente está infectado e há uma resposta desregulada do organismo, outro sintoma que esse paciente vai apresentar é hipertermia ou hipotermia. Ainda falando sobre o estado de hiperinflamação sistêmica e aumento da permeabilidade vascular, haverá perdas no espaço e esse paciente pode apresentar hipotensão.

Alguns sintomas vão aparecer em função do sítio acometido, entretanto, a função pulmonar pode estar alterada mesmo na ausência de pneumonia, pelo aumento da permeabilidade capilar, pode haver edema e prejudicar função e trocas, podendo ser visto nas relações PaO_2/FiO_2.

Hipotensão é a manifestação mais comum devido a redução de pressão de perfusão orgânica, uma vez que perpetue disfunções secundárias nos mais diversos órgãos. Embora alguns pacientes por algum motivo tenham perfil normotenso, temos alguns marcadores de hipoperfusão como alargamento de tempo de enchimento capilar, oligúria, delirium e a hiperlactatemia que pode ser um grande fator no início da sepse.

Pelo estado de hipoperfusão e diminuição da eficiência da bomba, disfunção renal pode aparecer e esse paciente apresentar diminuição da diurese. Caso o paciente tenha alguma doença preexistente, como desidratação, drogas e/ou substâncias nefrotóxicas, essa disfunção poderá ser perpetuada.

Do ponto de vista hepático, é possível ter hiperbilirrubinemia e colestase, que quando está presente, já denota sinais de piores prognósticos. Disfunção hepática também poderá ser explicada por hipoperfusão e mediadores inflamatórios, sendo avaliados pelo aumento de transaminases, bilirrubinas e fosfatase alcalina. O trato gastrointestinal mais comumente apresentará íleo paralítico, que pode permanecer por dias após a resolução do quadro e sangramento gastrointestinal não é comum.

Hipoxemia é o principal achado decorrente do comprometimento da hematose; em sua forma mais grave é a disfunção respiratória é caracterizada como SARA, redução da complacência e volume pulmonar, acidose metabólica leva a outros sinais e sintomas como taquidispneia e desconforto respiratório. Radiologicamente há evidências de infiltrado pulmonar bilateral.

No que diz respeito ao sistema hematológico pode apresentar múltiplas alterações, como neutropenia ou neutrofilia, plaquetopenia ou em formas mais graves apresentar coagulação intravascular disseminada. O aumento do turnover de plaquetas ocorre pela disfunção endotelial, havendo consumo.

Embora não sejam agregadas ao SOFA, manifestações GI se fazem presentem como o comprometimento da motilidade, pancreatite, colecistite acalculosa, estase biliar, úlcera gástrica, sangramento digestivo.

Tabela 19.3 – Disfunções orgânicas.

Hipotensão (mmHg)	PAS < 90 mmHg ou PAM < 65 mmHg
Relação PaO$_2$/FiO$_2$	< 300 (ou O$_2$ para manter PaO$_2$ > 90%)
Creatinina (mg/dL)	> 2 mg/dL (ou oligúria ≤ 0,5 mL/kh/h)
Plaquetas (×10^3/µL)	< 100.000/mm^3
Bilirrubinas (mg/dL)	Aumento maior que duas vezes o valor de referência
Rebaixamento do nível de consciência	Escala de coma de Glasgow < 15 ou *delirium*

Fonte: Adaptada de Surviving Sepsis Campaign: International Guidelines for Management of Sepsis and Septic Shock 2021, Critical Care Medicine.

Os outros sintomas que vão vir a aparecer serão em função de seu foco que pode ser pulmonar (tosse, dispneia, taquipneia), urinário (disúria, dor lombar, dor abdominal, urgência miccional com baixo volume urinário), sistema nervoso central (alteração do nível de consciência, náuseas, vômitos, rigidez de nuca), pele (hiperemia, saída de secreção purulenta, edema, dor), gastrointestinal (dor abdominal, náuseas, vômitos, diarreia), cateter (tunelites, hiperemia, presença de secreção, ruborização) e inclusive focos inicialmente que não serão esclarecidos.

Atendimento ao paciente com sepse

Avaliação de perfusão tecidual à beira do leito na emergência

Embora tenhamos variáveis responsáveis na avaliação desses pacientes é importante saber que existe uma avaliação integrada que engloba todo o contexto do paciente.

O livedo que também é chamado de índice de Mottling, que nada mais é do que a coloração arroxeada local. Se há uma extensão que vai do joelho até a raiz de coxa se associada a menor sobrevida, tendo mortalidade até 7 dias. Da mesma maneira que também existe um fator tempo, onde uma demora > 12 horas tem associação do risco de óbito, ou seja, quanto mais demorado, maior a mortalidade desse paciente. O que é bem verdade também que sua ausência não seja necessariamente sinônimo de hipoperfusão.

Existe avaliação do tempo de enchimento capilar, na qual tempos de enchimento superiores a 3 segundos sugerem queda de perfusão tecidual.

O lactato também é uma importante variável que podemos ter acesso durante o atendimento inicial e fazer parte da avaliação de marcadores de perfusão tecidual. Na sepse, estamos falando de estados hipoperfusionais e de hipóxia, ou seja, o contexto é anaeróbico e essa concentração sérica fica à custa do metabolismo aeróbio. Embora o lactato seja um marcador de lesão tecidual, pode ser à custa de aceleração da via glicolítica e ser um marcador de disfunção mitocondrial; além disso, seus valores podem aumentar no uso de adrenalina. Em virtude disso, o ideal é fazer uma análise conjunta aos demais marcadores de perfusão e sempre levar em consideração de um paciente na vigência de uma afecção infecciosa.

O uso do ultrassom à beira deve estar presente no seu atendimento, avaliando função cardíaca além do *status* volêmico do paciente, avaliando diâmetro da veia cava e sua variabilidade do momento que chega até mensuração de acordo sua reanimação.

Exames gerais

No primeiro atendimento ao paciente, exames deverão ser solicitados como hemograma completo, função renal (ureia e creatinina), eletrólitos (sódio, potássio), bilirrubinas, gasometria arterial com lactato, além de culturas direcionadas para o foco. O pedido de exames deve ser racional, porém sempre lembrando dos diagnósticos diferenciais e excluindo demais diagnósticos, por isso é necessário também solicitar radiografia de tórax e eletrocardiograma.

Disfunções orgânicas

O reconhecimento precisa ser precoce e se sepse é caracterizada pela presença de disfunção orgânica, é preciso identificar essa disfunção orgânica. Quanto mais precoce diagnosticar e intervir, o sucesso terapêutico será maior.

Pacotes de primeira hora

Os pacotes de primeira hora são os pilares na abordagem. Seu uso de maneira conjunta ao quadro do paciente, revela a importância de suas ações. Quando realizadas coletivamente de forma consistente, associam-se com melhora de resultados para os pacientes.

O lactato faz parte do protocolo de primeira a fim de avaliar a *performance* tecidual. Caso o lactato esteja inicialmente alterado, uma segunda amostra deverá ser coletada em duas horas. A hiperlactatemia persistente está presente em outros cenários de manifestações e marcadores de perfusão. Na presença de infecção, o paciente com hiperlactatemia deverá ser interpretado como perfusão alterada, nos quais níveis persistentemente altos serão sinônimo de má perfusão. Entretanto a avaliação do lactato deverá ser feita de maneira conjunta aos demais marcadores de perfusão tecidual.

Um par de hemoculturas deverá ser coletado antes do antibiótico. Caso a coleta atrase a administração do antibiótico, a prioridade sempre será a administração do antibiótico, porém se houver tempo o exame deverá ser coletado. A coleta de hemoculturas permite isolar o agente que está levando a infecção além da possibilidade de escalonar a droga, diminuindo a resistência de drogas e aumentando a eficiência do tratamento.

O antibiótico também faz parte da abordagem inicial, sendo necessário a prescrição de antibiótico na primeira hora. Terapia antimicrobianas administrados de maneira precoce se associa a melhor desfecho do paciente. A cada hora em que atraso a entrada do antibiótico, aumenta a mortalidade em quase 5%. Se este ATB entra de maneira rápida, que reduz a carga bacteriana, eu tenho uma estratégia que muda a sobrevida do meu paciente.

O alvo pressórico é manter uma pressão arterial média (PAM) > 65 mmHg. Quando se fala em reposição, a ideia é repor 30 mL/kg nos hipotensos ou lactato acima de duas vezes seu valor de referência (Lactato > 4 mMol ou 36 mg/dL ou hipotensão – PAM < 65) na presença de hipoperfusão, além do que, níveis intermediários precisem também e reposição volêmica. A maioria dos pacientes está hipovolêmico e fluido responsivo nas fases iniciais da sepse. O paciente séptico estará hipoperfundido e hipovolêmico. Como estamos atuando ao nível de pré-carga, ou seja, caso esse paciente não seja fluido-responsivo, não haverá aumento de volume sistólico, não aumentando DC e não terá aumento de DO_2 para inclusive tratar hipoxemia tecidual, porém isso acontece mais tardiamente no ambiente de terapia intensiva. Entretanto, o paciente precisa ser individualizo e nem todos os pacientes receberão o mesmo volume como doentes renais crônicos, cardiopatas e cirróticos. A predileção da solução prescrita será por ringer lactato, a fim de prescrever uma solução cristaloide e menos osmolar.

Uso de droga vasoativa

Se não houver resposta a reposição volêmica, a droga vasoativa (DVA) deverá ser instalada. Uma vez que seja prolongado esse tempo de baixa pressão teremos desfechos piores que se correlacionam a hipoperfusão, portando a DVA deverá ser instalada. Se essa hipotensão responder ao volume, eu desligo meu vasopressor assim que fizer a quantidade de volume que o paciente efetivamente precisava. A DVA pode ser iniciada em acesso periférico, sendo posteriormente migrada para acesso venoso central.

A droga de escolha é a nodradrenalina por ter menos efeito colateral, ser mais barata e mais disponível. Se houver evidência de diminuição de contratilidade cardíaca, podemos associar a dobutamina.

É usada para choque séptico refratário, aumentando RVS, aumentando alfa-1 adrenérgico, ela é benéfica quando comprada as outras drogas. Tem ação alfa1 adrenérgico na dose de 0,01-1,5 mcg/kg/min, aumentando RVS, diminuindo fluxo renal/mesentérico/coronariano, choque séptico/refratário e efeitos colaterais por vasoconstrição.

Nos pacientes que estão caminhando para o choque refratário, onde já dei muita Nora e devo adicionar uma nova droga, o que eu faço? Vaso porque ela age nos receptores V! Imagina que se tenha uma droga que já age nos receptores a (Nora) e há um caminhão de Nora circulante e há os receptores alfa com *down regulation* com ação diminuída e os poucos ativos estão saturadas de Nora e se deu der adrenalina, estarei dando adrenalina em cima disso e eu não vou ter efeito benéfico adicional de se usar a Adrenalina. A vaso agindo nos receptores V, eu terei outra ação no cenário do paciente com choque circulatório, podendo associar Vaso a Nora. Os estudos não mostraram o uso associado de Nora a mortalidade. Por isso, geralmente, usamos a Vaso como segunda escolha.

O tempo e hipotensão tem correlação com o prognóstico e devemos evitar hipotensão importante por mais de 1 hora, podendo ser necessário ligar a DVA.

Choque séptico

Conceitualmente, choque séptico é a não resposta do paciente a hidratação venosa prescrita para manter uma pressão arterial média acima de 65 mmHg e lactato sérico > 18 mg/dL e o alerta deverá ser mantido. A busca pelas alterações de perfusão deverá ser mantida, sempre buscando pela coloração das extremidades, presença de livedo, diminuição da diurese, tempo de enchimento capilar prolongado, aumento do lactato, nível de consciência alterado.

O tempo que esse paciente está sendo mal perfundido faz diferença no prognóstico, por isso a instalação da DVA não deverá ser adiada, sempre buscando manter a PAM > 65 mmHg.

Uso do corticoide

O uso do corticoide deverá ser aplicado no contexto de choque refratário, que os estudos correlacionam seu uso com diminuição de tempo de ventilação mecânica e desmame de droga vasoativa. A dose recomendada para esses casos é de hidrocortisona 200 mg/dia.

Mensagem final

- Sepse: reconhecimento precoce, controle do foco e tratamento imediato.
- Avaliação à beira leito substitui protocolo.
- É doença de micro e macrocirculação.
- Avaliação de perfusão não pode ser feita individual, é conjunta.
- qSOFA não é escore de triagem, é escore de gravidade.
- Os pacotes são medidas simples, fáceis e precisam ser rápidas.
- Cristaloide é seu fluido de escolha.
- Antibioticoterapia de amplo espectro.
- Vasopressor deve ser prontamente iniciado na falta de fluidoresponsividade.
- Corticoide diminui tempo de ventilação e de vasopessor.

Apêndice

Baseado no Surviving Sepsis Campaign: International Guidelines for Management of Sepsis and Septic Shock 2021, Critical Care Medicine.

Antibioticoterapia guiada por focos

Respiratório	Urinário
Comunidade Ceftriaxona 2 g (1 g 12/12 horas) + Claritromicina 500 mg 12/12 horas **OU** Levofloxacina 500-750 mg 24/24 horas **OU** Cefepime 2 g 8/8 horas *Aspirativa? Clindamicina 600 mg 6/6 horas* **Hospital** Piperacilina-Tazobactan 4,5 g 6/6 horas **OU** Meropenem 1-2 g (1-2 g 8/8 horas) **OU** *MRSA? Vancomicina 25-30 mg/kg (15-20 mg/kg 8-12 horas)* **OU** *Resistente a Vanco? Linezolida 600 mg 12/12 horas* *Multirresistente? Poliximina 25 mil U/kg (15-25.000 12/12 horas)*	**Comunidade** Ceftriaxona 2 g (1 g 12/12 horas) **OU** Ciprofloxacino 500 mg 12/12 horas **Hospital** Cefepime 2 g 8/8 horas **OU** Meropenem 1-2 g (1-2 g 8/8 horas

Associado a cateter	Abdominal
Meropenem 1-2 g (1-2 g 8/8 horas) **OU** Piperacilina-Tazobactan 4,5g 6/6 horas + *Vancomicina 25-30 mg/kg (15-20 mg/kg 8-12 horas)*	**Comunidade** Ceftriaxona 2 g (1 g 12/12 horas) + Metronidazol 1 g (500 mg 8/8 horas) **Hospital** Cefepime 2 g 8/8 horas + Metronidazol 500 mg 8/8 horas + Gentamicina 5-7 mg/kg 24/24 horas

Partes moles	Foco desconhecido
Comunidade Oxacilina 1-2 g a cada 4-6 horas. Necrose? Associa a Clindamicina **Hospital** *Vancomicina 25-30 mg/kg (15-20 mg/kg 8-12 horas)* + Cefepime 2 g 8/8 horas	**Comunidade** Cefepime 2 g 8/8 horas + Metronidazol 500 mg 8/8 horas **Hospital** Meropenem 1-2 g (1-2 g 8/8 horas) + *Vancomicina 25-30 mg/kg (15-20 mg/kg 8-12h)* **OU** *Linezolida*

Bombas de droga vasoativas

Noradrenalina	Vasopressina
Bomba: 4 ampolas (16 mL) em 234 mL de SG 5% ou SF 0,9% Dose: 0,01-1,5 mcg/kg/min	Bomba: 1 ampola (1 mL) em 100 mL de SG 5% ou SF 0,9% Dose: 0,01-0,04 U/min
Adrenalina Bomba: 6 ampolas (6 mL) em 94 mL de SG 5% ou SF 0,9% Dose: 2-10 mcg/min	**Dobutamina** Bomba: 4 ampolas (80 mL) em 170 mL de SG 5% ou SF 0,9% Dose: 2-20 mcg/kg/min

Bibliografia

AC Heffner, JM Horton, MR Marchick, et al. Etiology of illness in patients with severe sepsis admitted to the hospital from the emergency department. Clin Infect Dis. 2010;50:814-820.

Angus DC, van der Poll T: Severe sepsis and septic shock. N Engl J Med. 2013;369: 840. [PMID: 23984731].

ARISE Investigators, ANZICS Clinical Trial Group. Goal-directed resuscitation for patients with early septic shock. N Engl J Med. 2014;371:1496. [PMID: 25272316].

Assessment of Global Incidence and Mortality of Hospital-treated Sepsis. Current Estimates and Limitations. Am J Respir Crit Care Med. 2016;193(3):259-72. doi: 10.1164/rccm.201504-0781OC. PMID: 26414292.

Brady WJ, et al. Cardiac rhythm disturbances. In: Tinti-nalli JE. Tintinalli's emergency medicine. 8. ed. New York: McGraw-Hill; 2016.

C Pierrakos, JL Vincent: Sepsis biomarkers: a review. Crit Care. 14:R15 2010 20144219

CC Sheu, Gong MN, Zhai R, et al. Clinical characteristics and outcomes of sepsis-related vs non-sepsis-related ARDS. Chest. 2010;138:559-567.

E Rivers, B Nguyen, S Havstad, et al. Early goal-directed therapy in the treatment of severe sepsis and septic shock. N Engl J Med. 2001;345:1368-1377.

Evans L, Rhodes A, Alhazzani W, et al. Surviving sepsis campaign: international guidelines for management of sepsis and septic shock 2021. Intensive Care Med. 2021.

Hotchkiss RS, Karl IE. The pathophysiology and treatment of sepsis. N Engl J Med. 2003;348:138. [PMID: 12519925].

Jones A, Tayal V, Sullivan D, Kline J. Randomized controlled trial of immediate versus delayed goal-directed ultrasound to identify the cause of nontraumatic hypotension in emergency department patients. Crit Care Med. 2004;32:1703. [PMID: 15286547].

Levy MM, Evans LE, Rhodes A. The surviving sepsis campaign bundle: 2018 update. Intensive Care Med. 2018;44,925-928.

Machado FR, et al. Getting a consensus: advantages and disadvantages of Sepsis 3 in the context of middle-income settings. Revista Brasileira de Terapia Intensiva. 2016;28(4):361-365.

Marx JA, Rosen P. Rosen's Emergency Medicine: Concepts and clinical practice. 8th ed. Philadelphia: Elsevier/Saunders; 2014.

MD Howell, D Talmor, P Schuetz, et al. Proof of principle: the predisposition, infection, response, organ failure sepsis staging system. Crit Care Med. 2011;39:322-327.

Rangel-Frausto MS, Pittet D, Costigan M, Hwang T, Davis CS, Wenzel RP. The natural history of the systemic inflammatory response syndrome (SIRS). A prospective study. JAMA. 1995;273:117. [PMID: 7799491] .

Romero-Bermejo FJ, Ruiz-Bailen M, Gil-Cebrian J, Huertos-Randchal MJ. Sepsisinduced cardiomyopathy. Curr Cardiol Rev. 2011;7:163. [PMID: 22758615].

RP Dellinger, MM Levy, A Rhodes, et al. Surviving Sepsis Campaign: international guidelines for management of severe sepsis and septic shock, 2012. Intensive Care Med. 2013;39:165-228.

Seymour CW, Liu VX, Iwashyna TJ, et al. Assessment of clinical criteria for sepsis: for the third international consensus definitions for sepsis and septic shock (Sepsis-3). JAMA. 2016;315(8):762-774.

Sharma B, Sharma M, Majumder M, Steier W, Sangal A, Kalawar M. Thrombocytopenia in septic shock patients: a prospective observational study of incidence, risk factors and correlation with clinical outcome. Anaesth Intensive Care. 2007;35:874. [PMID: 18084977].

Singer M, Deutschman CS, Seymour CW, et al. The Third International Consensus Definitions for sepsis and septic shock (Sepsis-3). JAMA. 2016;315(8):801-810. doi:10.1001/jama.2016.0287.

SPREAD. Mortalidade por sepse no Brasil em um cenário real: projeto UTIs Brasileiras. Revista Brasileira de Terapia Intensiva. 2019;31:1.

Sterling SA, Puskarich MA, Glass AF, Guirgis F, Jones AE. The impact of the sepsis-3 septic shock definition on previously defined septic shock patients. Crit Care Med. 2017;45:1436. [PMID: 28542029].

Surviving Sepsis Campaign: International Guidelines for Management of sepsis and septic shock 2021. Critical Care Medicine. 2021 Nov;49(11):e1063-e1143. doi: 10.1097/CCM.0000000000005337.

Venkatesh B, Finfer S, Cohen J, et al. Adjunctive glucocorticoid therapy in patients with septic shock. N Engl J Med. 2018;378.

Vincent JL, Yagushi A, Pradier O. Platelet function in sepsis. Crit Care Med. 2002;30: S313. [PMID: 12004253].

Zhang Q, Raoof M, Chen Y, et al. Circulating mitochondrial DAMPs cause inflammatory responses to injury. Nature. 2010;464:104. [PMID: 20203610].

20 | Abdome Agudo

Francisco Carillo Neto
Paulo de Araújo Prado

Abdome agudo: aspectos conceituais

Definição

Apesar de existir o entendimento de que abdome agudo é uma situação de provável indicação cirúrgica, em grande parte da literatura sobre o tema e nos serviços de emergência, costuma-se definir abdome agudo como condição dolorosa abdominal que leva o paciente a buscar o médico em caráter de urgência.

É uma definição bastante ampla e inclui eventuais afecções clínicas ou condições potencialmente cirúrgicas, mas ainda sem uma clara indicação cirúrgica na oportunidade; contudo, é válida por trazer em sua essência a mensagem objetiva do que é na prática clínica o equacionamento desses casos.

Assim, poderíamos conceituar abdome agudo como condição dolorosa abdominal que leva o paciente a procurar atendimento médico de urgência e exige uma tomada de decisão também urgente. Com esse escopo em mente, torna-se claro reconhecer e tratar-se de uma situação frequente e com a qual todo médico em algum momento vai se defrontar.

Aspectos fisiopatológicos essenciais

Uma questão crucial no que se refere ao entendimento da gravidade de uma infecção na cavidade abdominal diz respeito ao fato de que a área de absorção da superfície peritoneal equivale à área corpórea total. Assim, numa hipotética situação em que todo o peritônio tivesse sua superfície em contato com um líquido ácido ou de conteúdo séptico, teríamos o equivalente ao indivíduo estar nadando numa piscina contendo essas substâncias, com todas as suas graves repercussões.

Também é crucial o conhecimento de que no sentido de se evitar a generalização dessa situação para toda a cavidade peritoneal consolidou-se como estratégia de sobrevivência de nosso organismo o comportamento inato de tentar bloquear e circunscrever localmente as causas de agravos de diversas naturezas; por exemplo, agressão química no abdome perfurativo, componente séptico no abdome agudo inflamatório (ou nos demais tipos quando numa fase mais tardia e complicada) e assim por diante. Esse fato é da maior relevância tanto no sentido de entender polimorfismos de apresentação clínica como para o acompanhamento evolutivo desses pacientes.

Esses componentes pavimentam a necessária compreensão de que essa avaliação deve ser realizada sem que se permita a evolução do caso para fases mais tardias e de maior morbidade. O doente grave tolera mal a conduta errada, bem como a conduta correta instituída tardiamente e a avaliação e conduta frente a casos de abdome agudo exemplificam amplamente esses conceitos.

Classificação

Excluídas as afecções clínicas que simulam abdome agudo e devem ser afastadas no diagnóstico diferencial, existem diferentes abordagens para classificar o abdome agudo, aqui entendido como uma urgência abdominal cirúrgica. A forma mais usual de se classificar abdome agudo é por sua natureza (Quadro 20.1) e pela presença ou ausência de complicação/generalização da condição cavitária. A discriminação desses componentes é importante ativo para a eleição de conduta e condução de casos de abdome agudo.

Quadro 20.1 – Abdome agudo: classificação.	
Natureza	**Localização**
• Abdome agudo perfurativo	• Localizado
• Abdome agudo obstrutivo	• Generalizado
Simples	
Complicado	
• Abdome agudo hemorrágico	
• Abdome agudo inflamatório	
• Abdome agudo vascular	

Fonte: Desenvolvido pela autoria.

Conhecer os diversos tipos de abdome agudo tem inestimável valor no sentido de orientar a anamnese, pois permite identificar padrões. O início, caráter e irradiação da dor podem sugerir ou tornar menos plausível o diagnóstico de perfuração de víscera oca, por exemplo.

Aspectos diagnósticos

Os dados de anamnese e exame físico constituem o fundamento da avaliação das emergências abdominais e inexiste um exame subsidiário que possa subsidiar tal avaliação, até porque os elementos fornecidos por esses exames não podem ser adequadamente interpretados sem os dados levantados pela propedêutica básica.

É possível ter uma avaliação tomográfica que sugere ou descreve um processo infeccioso no segmento distal do intestino grosso, mas a conduta pode divergir enormemente conforme os outros achados do exame físico do abdome e geral, por exemplo. Existem casos de diverticulite aguda de indicação cirúrgica mandatória e imediata, existem outros em que a compensação de aspectos clínicos antes da cirurgia é formalmente indicada e existem casos de diverticulite aguda que serão tratados clinicamente; nessas três situações a definição de conduta não será feita pelo laudo da tomografia.

O treinamento em simulação é uma fantástica oportunidade para consolidar essas bases na tomada de decisão médica. O instrutor, além de ouvir a resposta do aluno acerca da interpretação dos dados propedêuticos e da conduta de eleição, deve aproveitar para questionar o aluno sobre quais achados são relevantes e o porquê; e também pode questionar outros que não estão presentes e poderiam compor cenários alternativos, bem como quais exames subsidiários também poderiam oferecer subsídios para o raciocínio clínico e definição de conduta.

Decisão de conduta

Existem decisões de estratégia tanto diagnóstica quanto terapêutica que são norteadoras de conduta cruciais e o instrutor deve aproveitar as situações suscitadas no ambiente de simulação para oferecer ao aluno oportunidades para interiorizar esse aprendizado. Como mencionado anteriormente, a tomada de decisão é parte inerente do atendimento a essa situação clínica. Desde os primórdios do ensino até a prática clínica, nossos alunos terão de exercitar a competência de organizar o conjunto de dados coletados conforme critérios norteadores para a devida priorização.

Assim, a caracterização de abdome agudo, classificação de seu tipo ou natureza, entendimento da gravidade em termos do quadro abdominal localizado ou difuso e visão geral das repercussões na esfera global da fisiologia e comorbidades apresentadas são os parâmetros que precisam ser reconhecidos e assimilados para a tomada de decisão frente ao paciente. Essa decisão é responsabilidade médica e precisa ser tomada e sustentada de forma racional, inclusive no que se refere a documentação em prontuário e interações com diversos elementos (outros médicos, familiares, equipe multidisciplinar, inserção e discussão do caso nas instâncias relacionadas à transferência do caso, quando isso é necessário e assim por diante).

Abdome agudo: competências envolvidas

Coleta de dados na anamnese

É interessante ter em mente que o diagnóstico de abdome agudo é efetuado desde o início da era da cirurgia abdominal e muito antes da incorporação de exames de imagens sofisticados. A base da avaliação sempre foi e deverá ser a avaliação clínica, consistindo em uma boa anamnese e um exame físico minucioso, podendo ainda ser reforçados por poucos exames subsidiários que podem ser realizados mesmo em serviços de baixa complexidade e, conforme o caso, pela observação sequencial dos pacientes. Contudo, aqui cabe bem a famosa citação de Claude-Bernard: "Quem não sabe o que procura, não sabe interpretar o que acha".

É mandatório na investigação desses casos ser exaustivo na caracterização evolutiva da dor abdominal, em todos os seus aspectos: sede, irradiação, caráter, intensidade, curso evolutivo, fenômenos que acompanham e modulam sua apresentação são os mais relevantes e é interessante qual a interpretação que o aluno faz com esses elementos.

Obtenção de informações de exame físico

O exame físico desses pacientes não está restrito ao exame do abdome, pois a avaliação global do paciente pode e frequentemente traz informações valiosas para definir diagnóstico e nortear a conduta. Porém, é evidente que o exame do abdome é o foco primário da avaliação nos casos de abdome agudo.

Em termos do exame geral é importante o levantamento de dados de inspeção, palpação e ausculta que sejam capazes de, além do estado geral do paciente, apontar elementos que permitam subsidiar afecções clínicas que possam explicar a condição abdominal ou representar comorbidades que precisam ser também levadas em conta.

No âmbito do exame abdominal, a riqueza de elementos propedêuticos a investigar é muito grande, mas a obtenção desses dados exige que o investigador, além de conhecimento técnico e treinamento para consolidar habilidade e um repertório interiorizado de avaliações referenciais apresente um outro elemento fundamental para compor essa competência. É necessário desenvolver flexibilidade comportamental para identificar e implementar os ajustes necessários a cada situação e cabe aqui dar um exemplo no sentido de esclarecer o que se pretende transmitir.

A técnica de palpação abdominal é a mesma, porém a utilização que dela fazem um iniciante e um indivíduo experiente frente por exemplo a um paciente com comprometimento do seu nível de lucidez ou a indivíduos extremamente ansiosos ou a um terceiro paciente simulador assumem aspectos notadamente diferentes. O iniciante e o examinador experiente podem chegar a um diagnóstico ou uma proposta terapêutica diametralmente opostos nesses casos, pois a utilização do recurso pelo iniciante é menos enriquecida. Existe uma oportunidade de ação muito definida no sentido de desenvolver essa competência através do treinamento com simulação, tanto para o estudante quanto no enriquecimento da abordagem didática e pedagógica do instrutor.

Tomada de decisão conforme o contexto local

Podemos imaginar que os alunos não exercerão sua atividade num único ambiente por toda sua vida e sabemos que embora a medicina não mude em seus fundamentos, a forma como ela é exercida precisa levar em consideração o contexto local. O comum é que ao longo do tempo o médico venha a atuar em situações em que variam amplamente tanto a demanda de pacientes quanto a oferta de serviços que ele terá à sua disposição para o atendimento dessa demanda.

Desde trabalhar em atenção básica a atuar no hospital mais sofisticado e no que existe entre eles, cada ambiente apresenta suas características favoráveis e desfavoráveis. O ambiente de simulação pode e deve levar em conta esses aspectos.

Essas questões envolvem aspectos diagnósticos (solicitação de exames, inter-consulta com outras especialidades) e terapêuticos (preparo do caso com eventual compensação clínica, transferência do caso que pode ou não envolver acompanhar presencialmente o paciente na transferência e assim por diante). Importante enfatizar que falamos aqui de elementos que farão parte da vivência clínica dos estudantes.

Abdome agudo: armadilhas a serem evitadas na avaliação e conduta

Em termos gerais, pode-se elencar e ensinar o aluno a reconhecer algumas das armadilhas evitáveis, que estão associadas a erros graves no atendimento do abdome agudo.

Desconhecimento do que questionar

Interagindo com o paciente ou familiares capazes de fornecer informações, o aluno deve explorar exaustivamente essas fontes a partir da base de conhecimento que possui, e essa é a oportunidade para o instrutor tornar evidente a extensão desse conhecimento.

O instrutor deve aqui reconhecer se a base de dados apresentada pelo aluno é insuficiente, alertá-lo disso e orientá-lo sobre como ampliar essa base, sempre despertando sua curiosidade e explicando a razão prática para isso.

Incapacidade de comunicação

Tem-se uma anamnese prejudicada e deve-se basear primariamente nos dados de exame físico frente a pacientes com os quais, por algum motivo, não se consegue estabelecer uma comunicação.

Outras fontes de informação podem estar disponíveis e devem ser buscadas ativamente. O aluno precisa ser estimulado a realizar essa busca.

Distorção na transmissão

A validação dos dados obtidos por meio da história clínica pode ser um fator crítico em situações em que o paciente, o informante, ou ambos influenciem na informação voluntária ou involuntariamente pelo efeito de drogas ou influência do ambiente familiar ou social (noticiário, vivências anteriores etc.).

Importante ainda ressaltar que essa distorção pode se dar também na recepção da informação por parte desses atores e o aluno deve aprender a identificar essa situação.

Retardo na tomada de decisão

Uma distorção de conduta que pode ser explorada nas simulações é o retardo na tomada de decisão quando as informações necessárias já estão disponíveis. A somatória suficiente e objetiva de dados e informações deve levar ao pronto diagnóstico e conduta respectiva.

Falhas na avaliação global do paciente

Quando o aluno centraliza sua atenção nos aspectos mais evidentes e chamativos da cena, geralmente perde a atenção mais ampla e deixa de obter dados importantes. Na simulação é essencial explorar esse fato, preparando o estudante para aspectos reais e importantes que interferem na tomada de decisão e obtenção de dados objetivos e cruciais para o correto desempenho no cenário. Cenas visualmente impactantes e pacientes fisicamente e verbalmente ativos podem capturar a atenção e prejudicar a avaliação plena, comprometendo o raciocínio e a correta interpretação do caso e, portanto, a tomada de decisão. Esse fato não é incomum no trauma nem nos casos de dor intensa (considerada ainda aqui a sensibilidade subjetiva de cada um) e deve exigir preparo do aluno preferencialmente em cenários simulados.

Reconhecimento da gravidade do caso

O aluno precisa ser treinado a reconhecer os aspectos que traduzem a realidade do caso e comportar-se de maneira responsável e adequada a essa gravidade. Isso deve ser enfatizado no treinamento de forma que o aluno precisa explicitar verbalmente seu julgamento, gerar a tradução disso em prontuário médico e tomar as ações pertinentes a seu nível de responsabilidade (no que se refere ao encaminhamento do caso, por exemplo).

Abdome agudo: elementos da construção de cenários

Diferentes tipos de abdome agudo

Aqui existe uma série de elementos que podem ser explorados como componentes de construção de cenários. Além do impulso mais evidente, que é explorar a caracterização do tipo de abdome agudo por sua natureza, por exemplo perfurativo ou obstrutivo, cabe destacar aqui alguns aspectos muito enriquecedores.

É lugar-comum se afirmar que, além de ser a causa mais comum de abdome agudo, a apendicite aguda representa o diagnóstico mais fácil e o mais difícil em cirurgia de urgência; e que continua a representar significativo fator de morbimortalidade quando sua apresentação clínica não é evidente. Sabemos que as apresentações que geram maior dúvida se devem a diversos fatores, tais como variações na posição do apêndice (retrocecal, por exemplo), certas comorbidades do paciente (diabete melito e condições de imunocomprometimento), presença de alterações neurocomportamentais e outras. Esses elementos devem ser oferecidos aos alunos para explorar e desenvolver a utilização que conseguem fazer a partir desse oferecimento.

Outro aspecto diz respeito ao processo de valorização e tomada de decisão que o aluno consegue desenvolver a partir de elementos-chave que podemos inserir na simulação e cabe citar alguns exemplos aqui. O paciente pode apresentar sinais de comprometimento do estado geral ou disseminação cavitária de uma condição previamente localizada ou ainda exibir a progressão de sinais e sintomas que os alunos deveriam reconhecer como modificação evolutiva de um abdome agudo obstrutivo simples para uma condição complicada (isquemia e necrose). Todas essas condições indicam evolução com piora clínica que o aluno deve valorizar e exigem por parte dele uma modificação de conduta.

Paciente simulador ou com alterações de senso-percepção

Todos vão preferir um paciente de abordagem simples e fácil a um caso cheio de variáveis desafiadoras, mas precisamos desenvolver não só alunos, mas também instrutores capazes de aproveitarem ao máximo as oportunidades de treinamento e ensino para desenvolver nos alunos as competências que se mostrarão os recursos necessários e suficientes para o gerenciamento das situações reais.

Nesse sentido, é de grande valor a introdução de variáveis relacionadas a um paciente simulador ou com alterações neurocomportamentais. Claro que é muito mais fácil e confiável o exame abdominal num paciente lúcido e colaborativo do que numa criança agitada ou num indivíduo com lesão medular e com sensibilidade comprometida a linha mamilar para baixo. Como essas situações são reais e não infrequentes, é importante que façam parte do ensino e treinamento. A abordagem desses pacientes exige flexibilidade comportamental e bom senso; elementos que devem ser desenvolvidos a partir da reflexão suscitada pela vivência de situações, sejam elas reais ou em ambiente de simulação.

Afecções clínicas que simulam abdome agudo

O achado no exame abdominal de rigidez ou dor difusa nem sempre condiz com necessidade real de cirurgia abdominal e cabe aqui lembrar que outros sinais no exame geral ou dados de uma anamnese minuciosa podem apontar na direção de uma doença clínica que pode se apresentar num exame que mimetiza um quadro abdominal que requer cirurgia. São inúmeros os exemplos de tais situações e algumas estão listadas no Quadro 20.2 a seguir.

Quadro 20.2 – Afecções clínicas que podem simular abdome agudo.	
Quadros Infecciosos	**Intoxicações**
• Bacterianos	• (Saturnismo, opioides, outros)
(Pielonefrite, pneumonias, translocação bacteriana, febre tifoide, *tabes dorsalis*, tuberculose, leptospirose, outros)	**Doenças autoimunes**
	• (Lúpus, poliarterite nodosa, vasculites)
• Virais	**Quadros hematológicos**
(Herpes-zóster, pleurodinia, outros)	• (Anemia falciforme, outros)
• Outros	**Congestão hepática aguda**
(Malária, outros)	**Quadros cardiovasculares**
Doenças metabólicas	
• (Cetoacidose diabética, uremia, porfiria, outros)	

Fonte: **Adaptada de** RASSLAN S. Afecções Cirúrgicas de Urgência, São Paulo: Panamed ed., 1985.

Contextos locais diferenciados

A definição de estratégia diagnóstica e também terapêutica dependem primariamente do caso em si, mas também devem necessariamente levar em conta as condições locais oferecidas. É tão problemático vincular o diagnóstico a um exame indisponível quanto deixar de lançar mão de um recurso bem indicado e disponível. Assim, o aluno deve questionar acerca dos recursos disponíveis no ambiente de simulação e mostrar-se capaz de adequar-se à realidade local, que sabemos ser amplamente heterogênea nas diversas regiões do nosso país.

Abdome agudo: aspectos didático-pedagógicos

É viável, com alguma vantagem, embora tal divisão seja artificial, colocar dois momentos da interação com os estudantes. Num primeiro momento apresentar a situação problema e observar sua atuação de forma espontânea. Essa fase permite elucidar o quanto do processo formativo já foi interiorizado e se encontra disponível na esfera comportamental. É a parte ativa da bagagem formativa. Mas cabe ao instrutor um passo mais amplo, que se refere a ativar o que está quiescente e descobrir o que simplesmente não foi incorporado. O ensino em ambiente de simulação sempre será assim algo dinâmico e nunca estará terminado, seja para o instrutor ou para o aluno.

Casos simulados simples e objetivos podem levar à satisfação do instrutor em ver um bom resultado na objetividade diagnóstica e indicação terapêutica, mas levando em consideração as poucas oportunidades de cenários a que os alunos serão expostos em média, e ainda mais especificamente a cenários que envolvam diagnósticos relacionados ao abdome agudo, devemos perceber que é muito mais construtivo para a formação do aluno e o desenvolvimento da autonomia profissional que se busca que os cenários sejam ricos em pontos de divergências de raciocínio passo a passo, abrindo leques de possibilidades antes de definir cada um dos próximos itens a avaliar e somar ao raciocínio. A complexidade bem dosada deve trazer o interesse no estudo mais amplo posterior ao cenário, sem deixar de ser impactante e tanto prazeroso quanto possível no desenrolar e no desfecho.

Encontrar um ponto de equilíbrio entre o cenário que não seja demasiadamente simplificado nem complexo exige conhecimento, planejamento e experiência prática e pedagógica desenvolvida na equipe de instrutores. É indispensável ter em mente o número de encontros que o grupo de alunos terá e em quantos encontros o conjunto de assuntos em tela poderá ser abordado mais uma vez total ou parcialmente num novo nível de complexidade.

Bibliografia

Birolini D, Utiyama E, Steinman E. Cirurgia de emergência, São Paulo: Atheneu Editora; 1993.

Birolini D. O diagnóstico por imagem no abdome agudo. Revista da Associação Médica Brasileira. 2001;47(4):271-272.

De Dombal, FT, et al. Computer-aided diagnosis and decision-making in the acute abdomen. Journal of the Royal College of Physicians of London. 1975;9(3):211.

DI Saverio S, et al. Diagnosis and treatment of acute appendicitis: 2020 update of the WSES Jerusalem guidelines. World journal of emergency surgery. 2020;15(1):1-42.

Ellis H. Diagnosis of the acute abdomen. British medical journal. 1968;1(5590):491.

Jones RS, Claridge JA. Acute abdomen. Townsend. Sabiston Textbook of Surgery. 17th ed. Philadelphia: Saunders; 2004;1219-1240 p.

Lewis FR, et al. Appendicitis: a critical review of diagnosis and treatment in 1,000 cases. Archives of surgery. 1975;110(5):677-684.

Meneghelli UG. Elementos para o diagnóstico do abdômen agudo. Medicina (Ribeirão Preto). 2003;36(2/4):283-293.

Perrone G, Sartelli M, Mario G, et al. Management of intra-abdominal-infections: 2017 World Society of Emergency Surgery guidelines summary focused on remote areas and low-income nations. International Journal of Infectious Diseases : IJID : Official Publication of the International Society for Infectious Diseases. 2020;99:40-148. DOI: 10.1016/j.ijid.2020.07.046. PMID: 32739433.

Pitcher WD, Musher DM. Critical importance of early diagnosis and treatment of intra-abdominal infection. Archives of Surgery. 1982;117(3):328-333.

Rasslan S. Afecções cirúrgicas de urgência. São Paulo: Panamed; 1985.

Rocha PRS, Souza C. Abdome agudo. Rio de Janeiro: Editora Guanabara Koogan; 1982.

Sheridan R. Diagnosis of the acute abdomen in the neurologically stable spinal cord-injured patient. A case study. Journal of clinical gastroenterology. 1992;15(4):325-328.

Siewert B, et al. Impact of CT on diagnosis and management of acute abdomen in patients initially treated without surgery. AJR. American journal of roentgenology. 1997;168(1):173-178.

Seção 8

Habilidades em Comunicação

21 Desenvolvimento de Habilidades em Comunicação – Quais Estratégias Utilizar?

João Carlos da Silva Bizario
José Lúcio Martins Machado

A interação entre os profissionais de saúde e as pessoas que por eles serão cuidadas, assim como o contexto onde ocorrem, torna premente o desenvolvimento de habilidades em comunicação, a exemplo do perfil de competência do médico a ser formado nas escolas brasileiras, pautado nas necessidades em saúde da população na realidade do Sistema Único de Saúde (SUS).[1,2] Qualificar e melhorar o atendimento às pessoas e formar profissionais críticos, reflexivos e comprometidos com o trabalho de promoção, prevenção, tratamento e reabilitação da saúde pelas equipes multiprofissionais, engloba todos os tipos de comunicação, das mais objetivas e protocolares às subjetivas e muitas vezes executadas de maneiras sensoriais e sensitivas, que exigem um aguçado senso de percepção de si e do outro, contexto dependente. Diversos artigos relatam que uma das principais deficiências do médico em suas práticas profissionais é em comunicação, o que interfere na adesão ao tratamento e na própria compreensão do diagnóstico, plano terapêutico e prognóstico pelo paciente.[3,4]

Assim sendo, o desenvolvimento de habilidades em comunicação é fundamental para a melhoria da relação médico ou profissional da saúde-paciente, para a verdadeira abordagem integral das pessoas e, consequentemente, melhoria da resolutividade das necessidades em de saúde das pessoas.[5]

Um dos pilares de sustentação da formação dos profissionais da saúde é o autoconhecimento. Obviamente considerando o profissional como uma pessoa, ou seja, que também possui suas dimensões biológica, psicológica, social e espiritual, afetadas interna ou externamente por sua inerente exposição a vivências que nem sempre são confortáveis ou positivas, que despertam sentimentos e emoções como vaidade, poder, arrogância, intolerância, impotência ou frustração, o processo de autoconhecimento é de extrema importância para o enfrentamento de situações críticas da rotina médica que envolve, por exemplo, a comunicação de más notícias, morte, situações críticas, dentre outras.[6-8]

Assim sendo, o desenvolvimento de habilidades de comunicação deve ser constante durante a vida do educando ou profissional e não só um treinamento mecânico relacional, mas, uma experiência inesgotável de reconhecimento dos próprios valores e crenças e transformação pessoal incorporando os princípios da ética e das melhores práticas profissionais.[9]

No contexto do cotidiano da vida profissional faz-se necessária a comunicação de forma acolhedora, empática e clara com os pares, equipes de saúde, pacientes e familiares, seja ela de forma verbal, não verbal ou escrita.[10-14]

Nas escolas tradicionais os estudantes se deparam nos campos de práticas reais com situações críticas não vivenciadas previamente, que envolvem a necessidade de habilidades em comunicação, insuficientemente estancadas no domínio cognitivo, muitas vezes desenvolvidas seguindo padrões do educador, sem considerar o educando como ser humano complexo e completo envolvido no processo, ou muitas vezes na liderança destes processos específicos de interação social. Na maioria das vezes, essas situações são desenvolvidas de maneira intuitiva e desconfortável tanto para o estudante ou profissional, quanto para as pessoas que estão sendo cuidadas. Percebe-se assim, que os educandos necessitam desenvolver habilidades para lidar com situações-problema de ordem moral, ética e bioética, em todas as relações profissionais e pessoais envolvidas.[15]

Diversas estratégias educacionais ativas têm sido utilizadas para o desenvolvimento de habilidades em comunicação, tendo em vista que as aulas teóricas clássicas são estanques em provocar os processos reflexivos e críticos necessários para o desenvolvimento dessas habilidades. Dentre essas estratégias pode-se destacar, por exemplo, o uso das artes dramáticas, psicodrama,[16-21] filmes,[22-24] *role-playing*,[25] dentre outras.

É importante destacar que essas atividades devem ser desenvolvidas em pequenos grupos, onde é possível avaliar o desenvolver de habilidades relacionadas à autonomia, análise crítica, reflexiva e humanização, considerando para tal, as experiências e histórias de vida prévia de cada membro do grupo, além dos valores, crenças, preconceitos e pré-julgamentos durante os diversos debates disparados nas atividades de desenvolvimento de habilidades em comunicação.[26,27]

O uso das artes dramáticas, bem como o psicodrama tem um excelente valor educacional, visto que ele é desenvolvido centrado nos estudantes (atores ou plateia) para vivenciar situações reais que envolvem o plano dos sentimentos, ideias, funcionalidades e expectativas, levando em consideração a diversidade do grupo.[28,29]

A metodologia dos jogos dramáticos (que aqui genericamente chamaremos de dramatizações, na intenção de abranger as demais metodologias) é um recurso educacional que propicia aos educandos expressar livremente as criações de seu mundo interno, realizando-se na forma de representação de um papel, pela produção mental de uma fantasia ou por uma determinada atividade corporal. Nessa perspectiva, o elemento lúdico é essencial a todo processo de aprendizado e propicia o aquecimento para o aparecimento do processo de espontaneidade, criatividade e aprendizagem.[30]

Justifica-se a utilização da dramatização enquanto recurso didático-pedagógico para o desenvolvimento de habilidades em comunicação, o fato de que uma explicação no plano meramente teórico é insatisfatória e que, aliada a uma vivência dramatizada torna o valor educacional maior, tendo-se em vista que abrange as dimensões cognitiva, afetiva e psicomotora da aprendizagem.[31] Uma das preocupações constantes do educador deve ser o crescimento da pessoa (educando) em relação a si e ao meio em que ela vive. Nessa perspectiva, um "ensino" de comunicação que se atém a "transmissão" de conhecimentos ou relatos de experiências unicamente por meio da linguagem falada ou recursos de aula como apresentações conceituais em projeções, não tem o mesmo alcance em seus objetivos como àqueles aliados aos métodos de vivência em ambientes controlados prévios à realidade, que estimulem o educando no desenvolvimento do comportamento social, seu juízo crítico e sua criatividade.[32]

Há mais de vinte anos, Moreno[33] já apontava a necessidade de cenários simulados para o desenvolvimento de habilidades em comunicação. Especificamente, o autor cita o psicodrama, como um recurso para o desenvolvimento da atuação livre e espontânea da personalidade do estudante. Ainda, apresenta o psicodrama como um instrumento que permite uma associação estreita entre o campo da terapia e o facilitador. O referencial teórico que utiliza das técnicas do psicodrama com finalidade pedagógica, compartilha que a visão da pessoa a partir da sua espontaneidade inerente, cria e recria de forma inesgotável.[33]

No contexto da educação, vários autores contribuíram para uma fundamentação teórica dos métodos dramatizadores (também descrito por alguns autores como "jogos teatrais") e demonstraram a importância de sua aplicação com crianças e adolescentes.[34]

Charles Combs,[35] autor que defendeu tese sobre a *epistemologia piagetiana* aplicada a uma análise da criatividade dramática, conclui que "... a criatividade dramática proporciona um meio de atividade adaptativa para a criança que influencia sua descentralização cognitiva, social e moral. Mais ainda, é uma atividade realizada no contexto das artes, mais especificamente do teatro. Como tal, ela proporciona prazer estético tanto quanto um desafio intelectual através do qual a pessoa humana, como criadora, atora, plateia e crítica, utiliza seus esquemas cognitivos e afetivos para estruturar a realidade objetiva".

Na educação, visam efetivar a passagem do teatro concebido como ilusão para o teatro pensado como realidade, representando assim a passagem ou transformação do egocentrismo para jogo socializado. O desenvolvimento progressivo do sentido de cooperação leva à autonomia da consciência, realizando a "revolução copernicana" que se processa no indivíduo, ao passar da relação de dependência para a de independência. Traduz-se a transformação da subjetividade em objetividade no trabalho do ator quando ele compreende a diferença entre história e ação dramática.

Ao revelar o objeto (emoção ou personagem), ele abandona quadros de referência estáticos e se relaciona com os acontecimentos, em função da percepção objetiva do ambiente e das relações. O ajustamento da realidade às suposições pessoais é superado a partir do momento em que o educando abandona a história de vida (psicodrama) e interioriza a função do foco, deixando de fazer imposições artificiais a si mesmo e permitindo que as ações surjam da relação com o parceiro.[36]

O planejamento apresentado neste capítulo seguiu como protocolo o "desenho" sugerido por Romaña,[18] pioneira no trabalho de aplicação de técnicas dramáticas em educação, que defende que as dramatizações podem auxiliar o educador, tanto diretamente na sala de aula, para a aprendizagem de um conceito, como para a criação de um clima emocional e afetivo que abra o caminho para se chegar a melhor compreensão dele. Tal como o psicodrama terapêutico, o psicodrama pedagógico utiliza cinco instrumentos e três etapas de dramatização, ilustrados nos Quadros 21.1 e 21.2.

Quadro 21.1 – Componentes.	
1. O Protagonista	o próprio estudante
2. O Auditório	todos não envolvidos diretamente na dramatização; (assistir, observar, registrar suas emoções e percepções, e enriquecer as discussões finais a partir dos seus registros)
3. O Diretor	o professor Responsável pelo grupo e pela intencionalidade do jogo; deve ter formaçãoem psicoterapia; motiva o grupo a participar; adapta o jogo às características do grupo; manter o desenvolvimento do jogo em suas fases, evitando a dispersão e desvirtuamento
4. O Ego-auxiliar	o professor – mesma função que o ego-auxiliar no psicodrama
5. O Cenário	que é o espaço onde se dará a dramatização

Fonte: Desenvolvido pela autoria.

Os tópicos disparadores são diversos e envolvem situações como: evento adverso grave, maus tratos, comunicação de más notícias, pacientes depressivos, pacientes de alto risco, adesão ao tratamento, relacionamento Inter profissional nas equipes de saúde, ética e terminalidade, dentre outros que podem emergir da própria vivência com intencionalidade definida. As habilidades em comunicação contribuem para capacitar os estudantes para uma atuação eficaz sob uma visão holística, humana e ética e devem perpassar o currículo de maneira oportuna e oportunística, fazendo com que o educador esteja atento as necessidades individuais e grupais dos educandos.

A avaliação das atividades em geral é realizada através de portfólios e OSCE[37] com foco no fornecimento sistemático de *feedback*.

Quadro 21.2 – Etapas.

Primeira	Aquecimento inespecífico	que começa desde o primeiro contato do professor com os alunos. As primeiras conversas que mantém sobre o que irão fazer naquela aula, respondendo perguntas ou formulando-as aos alunos. O professor aqui, sempre assume o papel de facilitador da aprendizagem, orientando as discussões por meio de boas perguntas que remetam a metacognição e autoconhecimento. Nesse momento, o professor propõe a escolha do jogo e o estabelecimento de regras, isto é, a delimitação do campo no qual o jogo irá se desenvolver, a duração e o papel que cada participante do grupo irá jogar		
	Aquecimento específico	já deve ocorrer no contexto dramático. Seria, mais especificamente, a construção do papel, para que ocorra maior facilidade no seu desempenho		
Segunda	**Dramatização** (grau de participação e desenvolvimento de cada um)	**Níveis** (onde os estudantes dramatizam colocando o que sabem sobre o tema ou o assunto em tela)	Real	estudantes dramatizam colocando o que sabem sobre o tema ou o assunto em tela
			Simbólico	um ou mais participantes assumem de forma estática e simbólica aquilo que se quer representar
			Fantasia	todo grupo de jogadores assume de forma articulada uma situação totalmente irreal originária da imaginação, mas que possa traduzir de alguma forma o tema proposto pelo diretor de cena
Terceira	Comentários	Participantes comentam tudo que observaram e sentiram: análise individual e grupal		
		É a "leitura afetiva", por parte de todos, do que foi expresso dramaticamente		
		Pode-se complementar com considerações mais amplas no campo terapêutico		
		Comentar também os aspectos catárticos de integração, se estes ocorrem durante o jogo		
		Problematização e teorização: disparadores de aprendizagem		
		Essa leitura ou compreensão dá o sentido terapêutico à aplicação do jogo, permitindo enfrentamentos posteriores das tarefas comuns da vida, do mundo do trabalho nas equipes de saúde, possibilitando resolvê-las de forma eficaz, mais segura, sadia e construtiva		

Fonte: Desenvolvido pela autoria.

Exemplos de cenários

O objetivo das atividades relacionadas às habilidades em comunicação envolve a sensibilização dos estudantes acerca de situações e afetividades comuns do dia a dia do profissional de saúde tais como as de empatia, honestidade e autonomia de seus pacientes assim como aspectos da comunicação verbal e não verbal, linguagem adequada, contato visual, gerenciamento de conflitos, resiliência; assim como as relações de confiança necessárias para a elaboração da entrevista médica (anamnese), para a realização o exame físico, da formulação do diagnóstico e da elaboração do plano terapêutico como momentos essenciais da consulta, nos quais as dimensões afetivas estão presentes e devem também ser analisadas e refletidas pois possibilitam a identificação de demandas latentes, e a percepção do processo saúde/doença como socialmente determinado.

Quadro 21.3 – Sugestões de temáticas a serem desenvolvidas nas habilidades em comunicação.

Tema geral	Ambiente	Script do cenário/Dinâmica	Recursos pessoais	Recursos materiais	Principais temas
Comunicação de más notícias	Sala de aula com carteiras em "U"	Consultório UBS + sala de espera. Casal na sala de espera e médico no consultório chama pelo nome o paciente, que se levanta indo em direção ao consultório. A esposa insiste em entrar junto e iniciam uma discussão. Médico vai até a sala reclama da discussão e da perda de tempo e manda entrar os dois, mesmo contrariando o desejo expresso pelo paciente de entrar sozinho. No consultório o médico questiona o motivo da consulta e paciente diz que quer saber o resultado de seu exame, sem mencionar qual. O médico, abrindo o prontuário para lembra-se, diz na frente da esposa que era o exame de HIV e desperta um conflito e discussão entre o casal, onde a esposa começa pela possibilidade de estar contaminada, do marido ser homossexual e de ter sido traída. Paciente se sente acusado e em situação vexatória, frente à ansiedade pelo resultado. Médico interrompe e dá o diagnóstico de HIV positivo em rompante o que amplia a discussão. Paciente chocado e tentando se defender que não traiu a esposa diz que exame pode estar errado. Médico para se livrar da situação diz que o exame pode estar errado e ecaminha os dois para o infectologista para novos exames e seguimento, já se levantando e encaminhando os dois à saída do consultório onde a discussão permanece. Fim de cenário	3 estudantes, sendo um deles obrigatóriamente pelo menos um homem e uma mulher além do terceiro	1 mesa e 3 cadeiras (simular consultório), 2 cadeiras (simular sala de espera)	Direito a privacidade, autonomia do paciente, empatia, acolhimento, protocolo SPIKES (más notícias), resolutividade, preconceito com grupos de risco e doenças, omissão (mentir) sobre diagnóstico, responsabilidade médica, ética médica, notificação compulsória, comunicação e quebra de sigilo em caso de risco à vida de outro ou saúde comunitária (planejamento de ações para os possíveis contactuantes)

(Continua)

Quadro 21.3 – Sugestões de temáticas a serem desenvolvidas nas habilidades em comunicação. (*Continuação*)

Tema geral	Ambiente	*Script* do cenário/Dinâmica	Recursos pessoais	Recursos materiais	Principais temas
O direito ao diagnóstico e demais informações médicas – Autonomia do paciente e sigilo médico	Sala de aula com carteiras em "U"	No consultório estão o médico, um idoso (82 anos) e sua filha que o acompanha em consulta. O médico tem todas boas características de acolhimento, empatia, etc. O idoso se mostra lúcido e pergunta seu emagrecimento, da fraqueza que sente, da inapetência e outras manifestações típicas de um CA de cólon. Quando o médico tenta falar a filha interrompe e diz que é a idade, que é normal. O médico faz tentativas para comunicar o que está acontecendo, mas a filha permanece sinalizando com as mãos e não verbalmente proibindo que o médico revele a doença do pai. O idoso insiste em saber, mas acaba saindo da consulta sem explicações, pois o médico cede aos desejos da filha. Ao sair do consultório a filha volta e pede para o pai esperar do lado de fora. Agradece ao médico por não ter comunicado o diagnóstico de câncer terminal do pai, pois a família decidiu que era melhor não contar pois a doença o consumiria mais rápido. O médico diz a filha que o correto seria contar mas não dá explicações a ela, que sai rapidamente. Fim de cenário	3 estudantes, sendo pelo menos um homem	1 mesa e 3 cadeiras (simular consultório), 2 cadeiras (simular sala de espera)	Autonomia do paciente idoso e suas limitações. Estatuto do idoso. Direito ao diagnóstico. Cuidados paliativos. Omissão de diagnóstico. Papel da família. Papel do médico em relação à família do paciente frente aos diagnósticos de doença terminal. Terminalidade. Processo de morrer como parte do ciclo da vida. Cuidados paliativos. Sigilo médico
Dinâmica da fila	Consultórios de habilidades	Montar nos consultórios de habilidades duas salas de atendimento médico e uma sala de espera com todo conforto (revistas, água, café, TV se possível). Dividir a turma selecionando os mais ansiosos para ficarem na fila em pé no corredor dos consultórios. Na sala de espera também escolher uma mistura de ansiosos e não ansiosos. Entregar senhas numeradas para a sala de espera e enfileirar os demais em pé no corredor. Um estudante fará o médico que vai atender a fila, outro que vai atender a sala de espera. Cada médico deve chamar um por um e ficar 2 minutos com cada sala, sem conversar absolutamente nada com o paciente, apenas informando que ele deve ficar ali por esse tempo. Colocar um aluno observador na sala de espera e um na fila fazendo anotações das observações. Ao terminar os atendimentos, fim de cenário	Todos estudantes	2 consultórios do Laboratório de Habilidade; 1 sala de espera com conforto, corredor para fila	Interferência do ambiente pré-consulta na relação médico paciente. Comunicação de diversas formas (revistas, TV, outros pacientes, secretária) como fator de interferência da relação médico-paciente pré-consulta. Distinção da condição de espera. A fila e as relações entre as pessoas da fila. A sala de espera. O acolhimento

(*Continua*)

Quadro 21.3 – Sugestões de temáticas a serem desenvolvidas nas habilidades em comunicação. (*Continuação*)

Tema geral	Ambiente	*Script* do cenário/Dinâmica	Recursos pessoais	Recursos materiais	Principais temas
Filme "Um Golpe do Destino"	Auditório	Assistir ao filme	Todos estudantes	Projetor + Tela + Filme	Solicitar relatório de observações
Discussão do filme	Sala de aula com carteiras em "U"	Discussão provocada por questões disparadoras à partir dos pontos observados pelos estudantes	6 estudantes	1 mesa e 3 cadeiras (simular consultório)	Debate sobre as observações dos estudantes dos diversos aspectos envolvidos no filme, com ênfase na comunicação de diagnóstico, procedimentos, equipe. Médico-paciente, corpo administrativo, pessoal e familiar. Relação de poder do médico com a equipe e paciente. Vulnerabilidade. Sentimentos de poder, vaidade e orgulho interferindo nas relações. O médico como paciente. Ética e acolhimento

(*Continua*)

Quadro 21.3 – Sugestões de temáticas a serem desenvolvidas nas habilidades em comunicação. (*Continuação*)

Tema geral	Ambiente	*Script* do cenário/Dinâmica	Recursos pessoais	Recursos materiais	Principais temas
Maus tratos	Sala de aula com carteiras em "U"	Durante uma consulta na UBS estão uma criança de 11 anos, a mãe e o médico. O paciente, que é a criança está de cabeça baixa, não faz contato visual nunca e não responde as questões. O médico tenta acolher e usa linguagem amistosa com a criança, mas todas as perguntas que a ela são dirigidas imediatamente a mãe as responde. O médico mesmo ignorando a mãe e voltando-se completamente para a criança (menino), não consegue nenhuma resposta. Percebendo a situação o médico pergunta ao menino se ele gostaria de conversar sozinho com ele. Imediatamente o menino levanta a cabeça e olha o médico. Percebendo a comunicação não verbal positiva, o médico incisivamente, porém de maneira amistosa, pede à mãe que aguarde fora da sala, pois gostaria de conversar com a criança a sós voltando-se ao menino e perguntando se ele quer isso e o menino confirma. A mãe não reluta e sai, dizendo ao menino que está tudo bem com ele e que não tem nada pois ela sempre o protege e faz o que é melhor para ele, e que ele por ser um menino bom não quer ver a mãe sofrendo. Ao sair, o menino revela ao médico que vinha sofrendo abuso sexual do pai e a mãe pegou os dois enquanto isso acontecia, mas estava evitando falar nisso pois ela não queria se separar do marido que prometeu não fazer mais isso. Conta que o abuso continua quando a mãe não está em casa e ele é ameaçado se contar para a mãe e a mãe também o ameaça dizendo que não quer que o filho acabe com o casamento dela. O médico acolhe o menino, diz que vai lá fora conversra com algumas pessoas da UBS e que já volta, dando algo para ele se distrair. a partir daí segue-se a discussão com os estudantes das possíveis condutas a serem tomadas	3 estudantes	1 mesa e 3 cadeiras (simular consultório)	Habilidades de comunicação com crianças. Abordagem infantil perante adulto responsável. Autonomia da criança. Estatuto da criança e do adolescente. Conselho tutelar. Abuso. Maus tratos (sentido geral e específico). Responsabilidade e co-responsabilização do médico perante diagnóstico e conduta de maus tratos. Comunicação com a equipe e medidas a serem tomadas perante cenário de maus tratos, enfatizando a questão da violência sexual

(Continua)

Seção 8 – Habilidades em Comunicação

Quadro 21.3 – Sugestões de temáticas a serem desenvolvidas nas habilidades em comunicação. (*Continuação*)

Tema geral	Ambiente	*Script* do cenário/Dinâmica	Recursos pessoais	Recursos materiais	Principais temas
Filme 1 (Tempo de Despertar)	Auditório	Assistir ao filme	Todos estudantes	Projetor + Tela + Filme	Solicitar relatório de observações
Discussão do filme	Sala de aula com carteiras em "U"	Discussão provocada por questões disparadoras à partir dos pontos observados pelos estudantes	Todos estudantes	Sala de aula com carteiras em "U"	Vocação médica. Obstinação diagnóstica. Estabelecimento de comunicação com pacientes com dificuldades cognitivas ou outras dificuldades. A abordagem do sucesso e do fracasso médico e a comunicação destes aos pacientes e familiares. Lidando com as expectativas dos pacientes e familiares. A importância do consentimento informado e como fazê-lo

(*Continua*)

Quadro 21.3 – Sugestões de temáticas a serem desenvolvidas nas habilidades em comunicação. (*Continuação*)

Tema geral	Ambiente	*Script* do cenário/Dinâmica	Recursos pessoais	Recursos materiais	Principais temas
Encaminhamento Médico	Sala de aula com carteiras em "U"	Os estudantes deverão trabalhar em duplas. Cada aluno será ao mesmo tempo um médico clínico geral e especialista. Cada um receberá uma folha de receituário onde fará intuitivamente um encaminhamento médico para o especialista, que é sua dupla. Assim, todos farão encaminhamento como se fossem clínicos gerais, ao especialista que é seu parceiro. Tudo deve ser feito intuitivamente. Dar um tempo para que executem a tarefa mas proibindo a troca de informações. Ir chamando dupla por dupla à frente da sala. Lá, deverão entregar o encaminhamento como se estivesse recebendo, como especialista, o encaminhamento clínico. Ir desenrolando a discussão e questionamentos à partir da percepção dos estudantes de maneira leve e divertida, porém crítica e reflexivamente, perguntando como se sentiriam ao receber o encaminhamento daquela forma e o que acreditam que poderia melhorar. Ao final, mostrar a forma oficial e os diversos meios existentes para essa comunicação entre médicos de diferentes níveis de atenção	Todos estudantes	Folhas de receituário	A comunicação escrita entre médicos e profissionais da saúde. Documentos mais comuns utilizados, Recomendações do CFM. Formas e necessidades. A necessidade de clareza e seleção de informações relevantes a serem utilizadas na comunicação escrita

(Continua)

Quadro 21.3 – Sugestões de temáticas a serem desenvolvidas nas habilidades em comunicação. (*Continuação*)

Tema geral	Ambiente	*Script* do cenário/Dinâmica	Recursos pessoais	Recursos materiais	Principais temas
Dinâmica das Ilhas	Salão ou sala sem carteiras + Sala de aula com carteiras em "U"	Riscar em giz no chão 3 círculos com espaço de pelo menos 2 metros entre eles. Devem caber 15 pessoas. O círculo central será a ilha dos mudos, a de um lado será a ilha dos cegos e a oposta a ilha grande (normais). Deve-se escolher 5 moradores de cada ilha, sendo que na dos mudos devemos escolher estudantes com perfil de quem fala muito, dos cegos os mais apáticos e da ilha grande os mais egocêntricos. Os cegos são vendados, os mudos proibidos de falar. Cada cego recebe um copinho plástico e ao lado da sua ilha é colocado um cesto de lixo sem que eles vejam. Os mudos recebem os 21 palitos. A primeira orientação é de que a missão de todos é chegar na ilha grande (dos normais), mas há um precipício ao entorno das ilhas e se pisarem fora morrerão e serão retirados da dinâmica pelos observadores. Os mudos podem construir pontes com o rolo de papel. A partir daí cada grupo recebe por escrito um papel com sua missão pessoal, que não é lida alto. A missão dos normais é construir um quadrado com os palitos, dentro de sua ilha. A dos mudos é ajudar os cegos a chegarem na ilha grande sem tocá-los fisicamente, pois caso o faça será eliminado. A dos cegos é jogar o copinho no lixo antes de ir para a ilha grande. É orientado aos observadores que permaneçam mudos e faça anotações sobre suas percepções	Todos estudantes	5 vendas, 5 copos descartáveis, 1 rolo de lençol descartável, 3 folhas de papel e caneta, giz para marcar o chão, 1 cesto de lixo, 21 palitos de sorvete	Liderança e liderados. A comunicação entre equipes. A formação de equipes e o estabelecimento da comunicação entre os membros. Relatividade do conceito de deficiência. Os perfis de personalidade dos membros da equipe. Autruísmo. Egocentrismo. A visão individualista e a busca pelo reconhecimento. Auto-estima e competência. Trabalho em equipe. A necessidade de comunicação para efetivação do trabalho em saúde. Segregação, integração, discriminação e agrupamento
Filme 2 (O Escafandro e a Borboleta)	Auditório	Assistir ao filme/divisão da turma em grupos de 5 estudantes e pedir para que elaborem um métodos de comunicação para pacientes com limitações, baseado no filme assistido		Projetor + Tela + Filme	solicitar relatório de observações + apresentação conforme descrito anteriormente

(*Continua*)

Quadro 21.3 – Sugestões de temáticas a serem desenvolvidas nas habilidades em comunicação. (*Continuação*)

Tema geral	Ambiente	*Script* do cenário/Dinâmica	Recursos pessoais	Recursos materiais	Principais temas
Discussão do filme: elaboração em grupo de métodos de comunicação em casos de deficiências	Sala de aula com carteiras em "U"	Apresentação da produção de cada grupo e discussão	grupos de 5 estudantes	Sala de aula com carteiras em "U"	métodos alternativos e uso da tecnologia para facilitar a comunicação com pacientes com impedimento de utilizar as formas convencionais de comunicação. Consciência e tomada de decisões. A tomada de condutas perante pacientes incapazes de se comunicar
Prescrição Médica	Sala de aula com carteiras em "U"	Cada estudante recebe uma folha de receituário e intuitivamente deverá elaborar uma prescrição médica com o que acha necessário conter. A prescrição pode ser desde algum medicamento até qualquer procedimento leigo ou recomendações caseiras como chás, infusões, etc. Ao terminar são provocados a apresentar sua prescrição e todos, criticamente através de perguntas chaves do professor vão sendo levados a concluir quais seriam as informações necessárias para que a prescrição fosse feita através de uma comunicação escrita precisa e formal. Ao final da dinâmica são apresentadas as normas formais do CFM para prescrição médica	Todos estudantes	Folhas de receituário	O uso da prescrição médica na comunicação médico-paciente-farmacêutico. A necessidade de precisão e exatidão das informações. Formas e formalidades. Tipos de receituários e seus controles. A clareza das informações e necessidade de compreensão pelos pacientes e pelos outros profissionais de saúde

(Continua)

Quadro 21.3 – Sugestões de temáticas a serem desenvolvidas nas habilidades em comunicação. (*Continuação*)

Tema geral	Ambiente	*Script* do cenário/Dinâmica	Recursos pessoais	Recursos materiais	Principais temas
Paciente Depressivo	Sala de aula com carteiras em "U"	O cenário é uma visita domiciliária onde está a agente comunitária e o médico(a) da unidade, visitando Dona Maria, 76 anos. A agente bate palmas e dona Maria está sentada em uma cadeira e debruçada na mesa dentro de casa. Depois da agente e o médico insistirem e chamarem várias vezes, a senhora se levanta lentamente e abre a porta. A agente e o médico anunciam a visita de maneira animada cumprimentando a senhora que não reage. Pedem para entrar, comentam que a casa está desorganizada, suja e está cheirando lixo, se ela está com problemas e a senhora diz que não tem tido tempo para cuidar nem da casa nem dela. Sentados a paciente está apatica, olhando para baixo. O médico pergunta como ela está e emocionada ela conta da perda do marido há 6 meses. Menciona não superar e preferia morrer também. Questionada de não ter ido mais a UBS ela diz que não quer se cuidar, nem sair de casa, nem ver ninguém. Que só abriu a porta porque pensou que poderiam trazer alguma notícia do marido já falecido. Os profissionais de saúde tentam animá-la e propõe tratamento psicológico e medicamentoso. Falam de motivos para ela superar, mas a paciente permanece apática e encerra a conversa deixando apenas os profissionais falando, sem demonstrar o menor envolvimento ou interesse pela conversa. Mesmo assim agendam uma consulta para ela na UBS com psicólogo e com o médico e a agente se propõe ir buscá-la no dia da consulta. A paciente não demonstra animação e o cenário termina com a saída da equipe tentando conforta-la enquanto ela os conduz à porta	3 estudantes	Sala de aula com carteiras em "U"	A dificuldade de comunicação e estabelecimento de vínculo com paciente depressivo. A comunicação não efetiva quando não há adesão dos interlocutores. O planejamento de ações multiprofissionais conjuntas para abordagem e melhoria da adesão de pacientes depressivos. A interferência dos estados psicológicos na efetiva comunicação, planejamento terapêutico conjunto e tomada de decisões

(Continua)

Quadro 21.3 – Sugestões de temáticas a serem desenvolvidas nas habilidades em comunicação. (*Continuação*)

Tema geral	Ambiente	*Script* do cenário/Dinâmica	Recursos pessoais	Recursos materiais	Principais temas
Diagnóstico de morte e Fases do Luto	Sala de aula com carteiras em "U"	Cada estudante vai representar uma das fases do luto (negação, raiva, barganha, depressão e aceitação), porém deve-se avisar à platéia que são representações do mesmo paciente feitas por pessoas diferentes. Não se deve anunciar as fases do luto nesse momento. Consultório médico, com o paciente já dentro da sala, recebendo a notícia que seus exames ficaram prontos e que o diagnóstico é de câncer terminal e que ele tem alguns meses de vida. O paciente deve representar a fase de negação e o médico, com postura adequada deve acolher mas deixar claro a condição real. Depois de desenrolar por alguns instantes esse período o paciente se despede dizendo que vai procurar outra opinião. O professor anuncia como narrador que o tempo passou e o mesmo paciente retorna. Outro estudante faz a representação da segunda fase do luto e assim por diante. No final, com a aceitação, termina o cenário	6 estudantes	Sala de aula com carteiras em "U"	A comunicação do diagnóstico de condições fatais e morte ao paciente e/ou familiares. As fases do luto segundo Elizabeth Kubler Ross e o papel do médico no acolhimento e auxílio da evolução do processo para a aceitação. A observação, análise, avaliação dos estados emocionais do paciente e pessoas relacionadas ao lidar com a morte

Fonte: Desenvolvido pela autoria.

O objetivo das atividades dramatizadas é trazer o educando para o mundo das inter-relações e como aprender a tomar decisões sendo alguém crítico, ético, reflexivo e responsável. Tanto os artigos analisados como a descrita nesse capítulo merecem aprofundamento, visto que no Brasil existem muitas publicações que abordam as diversas metodologias com este propósito

A experiência de utilização das metodologias ativas mostra como elas podem ser plenamente aplicáveis, fazendo uso de tecnologias baratas e bem mais acessíveis do que recursos tecnológicos, que não substituem a reflexão individual e em grupo. A relação positiva não deve se restringir a "aulas de comunicação", mas deve ser uma abordagem contínua e repercutir em todas as demais atividades educacionais. Quanto mais se aprofunda no estímulo e complexidade para solucionar problemas, mais fica claro como as habilidades em comunicação se tornam mais crítica e determinantes. Transmitir uma notícia ruim é algo muito comum da vida profissional e deve ser feito de modo claro e sábio, caso contrário um ruído entre o mensageiro e interlocutor pode trazer consequências desagradáveis.

Por mais óbvio e simples que seja falar tudo isso, é necessário destacar aos estudantes e demais profissionais da área da saúde como deve ser controlado o lado emocional do profissional no momento de conversar com o paciente ou sua família sobre algo delicado, afinal esse será o cotidiano dele e não é porque se torna algo "comum" que a comunicação deve ser posta em segundo plano e o paciente seja visto pela doença e não sua integridade ou integralidade humana.

Assim, o futuro profissional de saúde deve estar preparado para situações de grande conflito pessoal, como transmitir notícias ou atuar de maneira empática frente aos próprios preconceitos, considerando que empatia é a maior capacidade que alguém pode exercer em se aproximar da vivência de outrem, uma vez que ela é única. Assim, torna-se impossível aqui simplesmente definir empatia como "se colocar no lugar do outro", o que se torna precisamente e cientificamente saudável impossível, dada a unicidade das vivências no campo dos sentimentos, emoções e contextos mental, social, físico e espiritual, atual ou pregresso de cada um. Neste campo, o autoconhecimento e a superação do ego se tornam essenciais para o reconhecimento ou acolhimento das outras pessoas.

Há também que se considerar, associado à discussão do parágrafo anterior, o conhecimento claro da moral, da ética, da bioética, associado aos métodos e às ferramentas científicas vivenciadas e comprovadas, como por exemplo o uso do protocolo para comunicação de más notícias SPIKES[38] ou qualquer outro material para auxiliar a comunicação e acolhimento das pessoas a serem cuidadas, sejam os pacientes, familiares, amigos etc., para que não se tenha uma artificialização ou pasteurização das relações.

O objetivo de vivenciar e refletir situações onde a comunicação é fundamental, de maneira simulada, é relativamente simples e de baixíssimo custo[39,40] e é fundamental para o processo de se autoconhecer em termos de dificuldades e potencialidades, respeitando a pluralidade das diversidades inerentes ao ser humano, prévias ao saber se comunicar e assim verdadeiramente compreender o paciente em seu contexto holístico.

Referências bibliográficas

1. Ministério da Educação (BR). Conselho Nacional de Educação. Câmara de Educação Superior. Resolução Cne/Ces n. 4, de 7 de novembro de 2001. Diretrizes Curriculares Nacionais do curso de graduação em Medicina. Diário Oficial da União, 2001;1:38.
2. Ministério da Educação (BR). Diretrizes Curriculares do Curso de Graduação em Medicina. Resolução CNE/CES N° 003, 2014.
3. Grosseman S, Stoll C. O Ensino-aprendizagem da relação médico paciente: Estudo de caso com estudantes do último semestre do curso de medicina. Rev Bras Edu Med. 2008;301-308.
4. Ribeiro SFR, Martins STF. Oficina de teatro espontâneo com trabalhadores do Programa de Saúde da família: um espaço de expressão e reflexão. Pesq Prat Psico. 2007;2(1):221-8.
5. Nunes SOB, et al. O ensino de psiquiatria, habilidades de comunicação e atitudes no currículo integrado do curso de medicina da Universidade Estadual de Londrina. Rev Bras Educ Med. 2008;32(2):210-6.
6. Nunes P, et al. A study of empathy decline in students from five health disciplines during their first year of training. Int J Med Educ. 2011;2:12-7.
7. Diniz NMF, et al. Psicodrama como estratégia pedagógica: vivências no ensino de graduação na área de saúde da mulher. Rev Latino Am Enfermagem. 2000;8(4):88-94.

8. Conceição MIG, Aauad JC. Compreendendo as relações de gênero por meio da vivência socio-dramática. Rev Bras Psicodrama. 2010;18(2):129-43.

9. Ramos-Cerqueira ATA, et al. Um estranho à minha porta: preparando estudantes de Medicina para visitas domiciliares. Rev Bras Educ Med. 2009;33(2):276-81.

10. Rios IC. Comunicação em medicina/Communication skills in medicine. Rev Med (São Paulo). 2012;91(3):159-62.

11. Rossi PS, Batista NA. The teaching of communication skills in medical schools – an approach. Interface – Comunic, Saúde, Educ. 2006;10(19):93-102.

12. Dalla MDB, Moura GAG, Bergamaschi MS. Metodologias ativas: um relato de experiência de estudantes de graduação em medicina da Universidade Vila Velha na disciplina de Interação Comunitária. Rev Bras Med Fam Comunidade. 2015;10(34):1-6.

13. Haidet P, et al. A guiding framework to maximise the power of the arts in medical education: a systematic review and metasynthesis. Medical Education. 2016;50:320-331.

14. Cossetin J, et al. A arte produzindo saúde na população e nos estudantes de medicina. Anais do SEPE-Seminário de Ensino, Pesquisa e Extensão da UFFS 6.1. 2017.

15. Evans D. Imagination and medical education. Med Humanities. 2011;21(1):30-4.

16. Reilly JM, Ring J, Duke L. Visual thinking strategies: a new role for art in medical education. Fam Med. 2005;37(4):250-2.

17. Jacobsen T, et al. Analysis of role-play in medical communication training using a theatrical device the fourth wall. BMC Medical Educ. 2006;6(51):1-8.

18. Romaña MA. Desenvolvendo um pensamento vivo mediante uma didática sócio-psicodramática. Linhas Críticas. 1999;4(7-8):11-6.

19. Moreno JL. Psicodrama. São Paulo: Cultrix; 1975.

20. Ramos-Cerqueira ATA, et al. Era uma vez... contos de fadas e psicodrama auxiliando alunos na conclusão do curso médico. Interface (Botucatu). 2005;9(16):81-9.

21. Saeki T, et al. O psicodrama pedagógico: estratégia para a humanização das relações de trabalho. Rev Bras Enferm. 2002;55(1):89-91.

22. Blasco PG, et al. Cinema para o estudante de medicina: um recurso afetivo/efetivo na educação humanística. Rev Bras Educ Med. 2005;29(2):119-28.

23. Massaro G. Cinema, subjetividade e psicodrama. Rev Bras Psicodrama. 2012;20(2):31-7.

24. Ahsen NF, et al. Developing counseling skills through pre-recorded videos and role play: a pre- and post-intervention study in a Pakistani medical school. BMC Med Educ. 2010;10(7):2-8. DOI:10.1186/1472-6920-10-7.

25. Aragão JCS, et al. O uso da técnica de role-playing como sensibilização dos alunos de medicina para o exame ginecológico. Rev Bras Educ Med. 2009;33(1):80-3.

26. Colares MFA, Andrade AS. Atividades grupais reflexivas com estudantes de Medicina. Rev Bras Educ Med. 2009;33(1):101-14.

27. Pinheiro AS, Moreira MIBG, Freitas MA. Ensino médico e promoção da saúde em creche comunitária. Rev Assoc Med Bras. 2001;47(4):320-4.

28. Canel RC, Pelicioni MCF. Psicodrama pedagógico: uma técnica participativa para estratégias de promoção de saúde. Mundo Saúde. 2007;31(3):426-33.

29. Gomes AMA, et al. Aplicação do psicodrama pedagógico na compreensão do Sistema Único de Saúde: relato de experiência. Psicol Am Lat. 2006.

30. Spolin V. O Jogo teatral no Livro do Diretor. São Paulo: Edit. Perspectiva; 2001:154 p.

31. Ferraz APCM, Belhot RV. Taxonomia de Bloom: revisão teórica e apresentação das adequações do instrumento para definição de objetivos instrucionais. Gest Prod, São Carlos. 2010;17(2):421-431.

32. Pereira IS, Júnior JD. Competência em informação no ensino superior: um estudo com discentes do curso de graduação em Medicina da Escola Multicampi de Ciências Médicas do Rio Grande do Norte. Reciis – Rev Eletron Comun Inf Inov Saúde. 2017;11(1). Disponível em: www.reciis.icict.fiocruz.br. e-ISSN 1981-6278.

33. Monteiro RF. Jogos dramáticos. São Paulo: Edit. Ágora;1994:110 p.

34. Slade P. O Jogo dramático infantil. São Paulo: Summus; 1987:17-24 p.
35. Combs C. A piagetian view of creative dramatics. In: Children's theater rewiew. New York: Ed. Spring. 1981;30(2).
36. Kondela ID. Jogos teatrais. São Paulo: Ed. Perspectiva; 1984.
37. Troncon LEA . Avaliação de habilidades clínicas: os métodos tradicionais e o modelo "OSCE".
38. Bonamigo E, Destefani AS. A dramatização como estratégia de ensino da comunicação de más notícias ao paciente durante a graduação médica. Rev Bioet. 2010;18(3):725-42.
39. Odhayani AA, Ratnapalan S. Teaching communication skills. Can Fam Physician.
40. Kissane DW, et al. Communication skills training for oncology professionals. J Clin Oncol. 2012;30(11):1242-7.

22 | Comunicação de Más Notícias

Aécio Flávio Teixeira de Góis

Qualquer informação que altere de forma drástica e negativa a visão do doente sobre o seu futuro é definição de más notícias.

A gravidade da má notícia depende: do índice de suspeição para a notícia comunicada, de como se sente fisicamente, das experiências de vida individuais, da personalidade, das crenças e do apoio social.

A importância da comunicação de más notícias

É uma competência necessária para o exercício da prática clínica e influencia: o ajustamento emocional, a relação terapêutica posterior, a adesão terapêutica, o prognóstico, a ocorrência de processos litigiosos e o desgaste emocional do médico.

Nos últimos o modelo de comunicação saiu do modelo paternalista tradicional para uma abordagem centrada no doente com maior autonomia.

Todos os doentes mentalmente competentes têm direitos absolutos (éticos, morais e legais) a qualquer informação médica que solicitarem.

Quais são os principais receios do médico de comunicar uma má notícia?

- Medo do desconhecido e do não aprendido
- Medo da reação emocional do doente e familiares
- Medo de retirar a esperança do doente
- Medo de não saber todas as respostas
- Medo pessoal de morte e doenças
- Medo de expressar emoção

Fatores essenciais na comunicação de más notícias

- Realização de forma realista
- Orientado por tópicos como objetivos dos cuidados, controle sintomático, preservação de funcionalidade e recursos de apoio

- Dirigido a objetivos alcançáveis
- Não se basear em expectativas irrealistas

Principais receios dos pacientes acerca de doença terminal e morte

- Medo dos sintomas físicos e incapacidade
- Medo dos efeitos psicológicos
- Medos relacionados com o tratamento
- Medos relacionados com a família e amigos
- Medos relacionados com o emprego, *status* social e questões financeiras
- Medo da morte

Os principais fatores relacionados com o descontentamento são: uma comunicação apessoal, dificuldade em utilizar palavras apropriadas, utilização de linguagem técnica, não lhes ser dado tempo para falar ou colocar questões e pouca disponibilidade do médico para ouvir.

A maioria dos doentes deseja receber informação acerca do seu diagnóstico, sintomas, opções de tratamento, efeitos secundários e prognóstico, e não expressa ao médico sua vontade, desejam que os médicos cuidem deles, não os abandonem e que evitem sofrimento.

Quem deve dar as más notícias?

Habitualmente o médico responsável pelo doente, com quem este tem estabelecido uma relação de confiança e que esteja disponível para responder às questões colocadas após a tomada de conhecimento. No caso de estar mais que um médico ou profissional presente a informação deve ser coordenada a um ente que o doente familiar possa acompanhar.

A maioria dos doentes quer que os médicos sejam: honestos, diretos, sensíveis e valorizem a esperança. Alguns doentes preferem informação extensiva, outros, informação apenas básica e alguns não querem saber de toda informação.

Protocolos de más notícias

SPIKES, ABCDE

Iremos neste capítulo discutir o SPIKES (6 Passos).

Setting up the interview

É importante estar familiarizado com a informação clínica relevante e pensar antecipadamente no doente.

O local deve ser privado e confortável, devemos gerir restrição de tempos e interrupção e deve ter presença de familiares se for vontade do paciente.

Perceber o que o doente sabe

Usar questões abertas

- O que foi lhe foi dito sobre sua doença?
- Tem alguma ideia por que fez uma ressonância nuclear magnética?
- O que pensou sobre seus sintomas?

Corrigir informações erradas

Adequar as más notícias aos conhecimentos do doente

Determinar o que o doente quer saber (Obtaining the patient's INVITATION)

Embora a maioria dos doentes expresse de saber toda informação acerca de seu diagnóstico, prognóstico e detalhes da doença, alguns doentes preferem não saber.

É importante reconhecer que a recusa de informação é um mecanismo psicológico de coping válido e manifesta-se mais frequentemente nas fases iniciais e avançadas da doença.

Caso o doente não pretenda saber detalhes sobre a sua doença, oferecer para responder às questões para um familiar.

Partilha de informação
(Giving the knowledge and information to the patient)

- Adequar o nível de compreensão e vocabulário do doente
- Alertar o doente para o fato que serão dadas más notícias
- Falar com franqueza e com áfeto
- Evitar termos técnicos
- Não recear o uso das palavras câncer ou morte
- Fornecer informação em pequenas porções e confirmar predominantemente que o doente percebeu a informação
- Evitar urgência de falar de forma a atravessar o próprio desconforto
- Permitir o silêncio e as lágrimas
- Oferecer esperança realista
- Quando o prognóstico é desfavorável evitar frases como "Não há nada que se possa fazer"

Responder as emoções do doente

O médico pode oferecer apoio e solidariedade por meio de uma resposta empática

- Observar emoção do doente
- Identificar as emoções
- Identificar as razões para aquela emoção

Plano e follow up (Strategy and Summary)

Antes de discutir um plano terapêutico é importante perceber se o doente está preparado para tal discussão.

É importante que o médico se lembre de que falhar a cura não é falhar o doente.

Conclusão

As evidências crescentes demonstram que atitudes e dotes comunicativos do médico têm uma importância decisiva no modo como o doente lida com más notícias. Um melhor treino clínico na arte de dar más notícias beneficiará tanto os médicos como os doentes. "O contrato terapêutico em medicina é uma obrigação de meio e não de resultado".

Comunicado de más notícias na COVID-19

Cenário difícil

- Equipe não treinada em comunicação
- Paciente não recebe visita
- Isolamento, menor contato afetivo
- Visita médica com familiar à distância
- Escolha de quem vai para UTI
- Luto/enterro em situação especial

Um percentual de 93% dos médicos recém-formados acha que se comunicam adequadamente.

Distanciamento físico ao se comunicar, falta de toque, uso de máscaras.

Comunicação com familiares remota nem sempre consegue usar as plataformas, às vezes a comunicação é telefônica.

Dicas na comunicação na pandemia

- Lide primeiramente com a emoção do paciente e família
- Passe informações aos poucos e inicie com o fato importante
- Entenda os desejos dos pacientes e familiares

Comunicação remota

- Deve ser evitada
- Dar preferência à comunicação remota com imagem
- Não se dá notícias difíceis em mensagem de texto

Más notícias pelo telefone

- Se identifique com clareza
- Confirme que está falando com o familiar responsável
- Explique o motivo da ligação
- Estabeleça se é um momento adequado para a ligação
- Se não é possível, reprograme outro horário
- Estimule a escuta e dê tempo ao outro se expressar
- Evite termos médicos

- Local para ligação deve ser privado e silencioso
- É bom usar viva voz
- Deve registrar a conversa em prontuário

Protocolos utilizados na COVID-19

CALMER

C – Apresente-se

A – Pergunte sobre a COVID-19

L – Planeje algumas questões

M – Motive

E – Dê suporte emocional

R – Registre a conversa

A COVID-19 veio modificar muitas condições na saúde e em especial o processo de comunicação.

Seção 9

Cenários Simulados

23 | Pancreatite Necro-Hemorrágica

Carolina Felipe Soares Brandão

Francisco Carillo Neto

Resumo do caso

Paciente S.D.T., de 35 anos, foi admitido no Departamento de Emergência há 15 minutos com queixa de forte dor abdominal e vômitos repetidos há cerca de 6 horas. Encontra-se no leito em decúbito lateral direito com braços e coxas fletidos.

Objetivos de aprendizagem

a) **Primário:** reconhecer e manejar inicialmente um caso de pancreatite necro--hemorrágica. Foco no raciocínio clínico, anamnese, exame físico e condução primária.

b) **Secundário:** comunicação efetiva e empática com o paciente.

c) **Ações críticas primárias/*Checklist*:**

- Monitorização e acesso venoso com avaliação da glicemia.

- Anamnese focada e relevante ao quadro (caracterizar o início da dor, localização, irradiação, característica, intensidade, duração, periodicidade, fatores desencadeantes, de alívio, de agravo e fatores acompanhantes, aspecto dos vômitos, urina e fezes recentes, hábitos gerais de alimentação, uso de medicações, drogas, álcool, doenças e cirurgias pregressas).

- Exame físico (geral: facies de dor e desidratação, ausência de icterícia. Abdominal: equimoses periumbilical, nos flancos e região lombar, auscultação com RHA diminuídos, palpação superficial e profunda difusamente dolorosa e descompressão súbita difusamente dolorosa).

Sempre é recomendável que os achados de propedêutica e anamnese sejam valorizados na busca de um elenco de hipóteses diagnósticas e escalonamento entre elas a partir da comparação dos diagnósticos propostos e o que melhor se acomode aos achados. Durante a avaliação do cenário o estudante/profissional deverá propor novas perguntas e eventuais complementações propedêuticas adequadas para diferenciar os diagnósticos cabíveis, sempre antes de propor qualquer exame complementar de imagem ou de resultado laboratorial. Nesse cenário, por exemplo, os achados de equimoses devem fazer supor, além do pâncreas, sangramentos de causa traumática ou outros eventos envolvendo grandes vasos em retroperitônio ou rins gerando a equimose lombar e de flancos, ou mesmo fígado, baço, gravidez ectópica e malformações vasculares no caso do sinal da equimose periumbilical. Isso desconstrói a ideia de que os achados equimóticos clássicos sejam suficientes para o diagnóstico de pancreatite grave, além de valorizar o espírito crítico na interpretação de achados propedêuticos.

- Solicitação de exames: discutir resultados dos exames laboratoriais e analisar imagens (exames como amilase, lipase, ionograma, hemograma, coagulograma, tromboelastograma, ultrassom e FAST, tomografia). O hemograma nesta pancreatite deve ter leucocitose e desvio para bastonetes, e a presença de granulações tóxicas deve favorecer a suspeita de infecção secundária na evolução deste paciente.

- Discutir condutas terapêuticas iniciais: critério de Atlanta, classificação e prognóstico. Hidratação, antitérmico, analgesia, antiemético, antibioticoterapia e a avaliação do especialista.

d) **Ações críticas secundárias:**
- Comunicação empática com o paciente desde a apresentação pessoal até a comunicação da impressão diagnóstica e conduta técnica.

Ambiente simulado

Este cenário sugere uma simulação com paciente ator ou híbrida, (como opção cabe ainda adaptar com simuladores ou manequins, a depender dos materiais disponíveis). Neste contexto, realizar *moulage* (maquiagem) que possam indicar Sinais de Halsted-Cullen e Gray-Turner. Realizar acesso venoso simulado e instalar eletrodos e oxímetro se disponíveis. Na possibilidade de realizar uma simulação híbrida com um colete biônico colocado no ator e associado ao software do simulador, por exemplo, podemos especificar dados de ausculta pulmonar, abdominal, pulsação no ator aumentando a questão de realidade/fidelidade no cenário. No caso do paciente ator é interessante elucidar local da dor, fácies e manifestação de dor difusa à tentativa de palpação e percussão, posição específica na maca, náuseas. O uso de uma toalha para a simulação de vômito frequente pode ser um exemplo de aprimoramento do realismo solicitado na interação com o ator.

Descrição completa do caso

Paciente S.D.T., de 35 anos, foi admitido no Departamento de Emergência há 15 minutos com queixa de forte dor abdominal há cerca de 6 horas. Encontra-se no leito em posição fetal. Paciente refere dor difusa no abdome, de maior intensidade na parte superior com extensão para a região dorsal (podendo informar dor em faixa). Presença dos Sinais de Halsted Cullen e Gray Turner (o paciente não ter ainda notado esses sinais e não informar ao estudante/profissional no início do cenário cria o efeito surpresa da descoberta no achado propedêutico, geralmente no momento da exposição). Intensa náusea e vômitos muito frequentes. Nega alergias e uso de medicações, porém usa álcool (desde que ficou desempregado, há cerca de dois anos, cerveja e cachaça mais de 3 vezes na semana), inclusive ontem à noite bebeu algumas caipirinhas e doses de aguardente. Não conseguiu se alimentar hoje. Esclera e conjuntiva sem alterações. Nega patologias de base ou internações. Nega intolerância a gorduras ou episódios de cólicas em hipocôndrio direito, negando também episódios de icterícia ou acolia.

Exame físico e sinais vitais: temperatura axilar = 38,9°C; Pressão Arterial = 130/80 mmHg; Frequência Cardíaca = 110 bpm em ritmo sinusal, pulsos simétricos e com amplitude normal; Frequência Respiratória = 26 irpm, $SatO_2$ = 95% em ar ambiente; Hálito discretamente alcóolico; Tempo de enchimento capilar = 3 seg, sem estase jugular, turgor discretamente diminuído e mucosas secas, icterícia ausente. Propedêutica torácica normal, abdome doloroso difusamente com RHA diminuídos ou ausentes, palpação superficial e profunda serão dolorosas, sem massas perceptíveis, macicez hepática preservada à percussão, equimose periumbilical e em flancos, com extensão para regiões lombares.

Debriefing ou Feedback

Obrigatório. Ver capítulo de bases educacionais.

Esse cenário permite qualquer técnica de *debriefing* ou *feedback*. Selecionar de acordo com o conteúdo prévio e a expertise dos participantes.

Observações

Caso considere relevante, um manequim de toque retal pode ser incluído na estação (estará dentro da normalidade). Considerar a depender do nível de expertise dos participantes a utilização de ultrassom (eFAST, *point of care*) na sala de atendimento, para treinamento da manipulação do aparelho. Lembrar que o pâncreas não será visível nesse exame.

Bibliografia

Greenberg JA, Hsu J, Bawazeer M, Marshall J, Friedrich JO, Nathens A, et al. Clinical practice guideline: management of acute pancreatitis. Can J Surg. 2016;59(2):128-40. doi: 10.1503/cjs.015015. PMID: 27007094; PMCID: PMC4814287.

James TW, Crockett SD. Management of acute pancreatitis in the first 72 hours. Curr Opin Gastroenterol. 2018 Sep;34(5):330-335. doi: 10.1097/MOG.0000000000000456. PMID: 29957661; PMCID: PMC6245573.

Leppäniemi A, Tolonen M, Tarasconi A, et al. 2019 WSES guidelines for the management of severe acute pancreatitis. World J Emerg Surg. 2019;14:27. doi.org/10.1186/s13017-019-0247-0.

24 Reanimação Avançada na Sala de Parto em Recém-Nascido a Termo

Mandira Daripa Kawakami
Milton Harumi Miyoshi

Resumo do caso

Esse caso apresenta um recém-nascido (RN) a termo de 39 semanas de idade gestacional, cuja mãe evoluiu com descolamento prematuro de placenta. RN nasceu de parto cesáreo de emergência, em apneia e com frequência cardíaca de 40 batimentos por minuto, com necessidade de reanimação avançada.

Participantes

- Profissionais médicos e enfermeiras que atuam no atendimento ao RN na sala de parto.
- Número de participantes: 2 médicos e 1 enfermeira.

Leitura prévia

Antes de participar deste cenário é imprescindível que os alunos façam revisão do documento: "Reanimação do RN ≥ 34 semanas em sala de parto – Diretrizes da Sociedade Brasileira de Pediatria, Versão 2016 atualizada em maio de 2021", disponível no site do Programa de Reanimação Neonatal – Sociedade Brasileira de Pediatria (PRN – SBP) – <www.sbp.com.br/reanimação>.

Pré-requisito

Recomenda-se que os alunos tenham realizado os seguintes cursos:

- Curso de Reanimação do RN ≥ 34 semanas na sala de parto do PRN – SBP.
- Curso de Reanimação do Prematuro < 34 semanas na sala de parto do PRN – SBP.

Duração do cenário

- *Briefing*: 10 minutos
- Cenário: 5 minutos
- *Debriefing*: 15 a 20 minutos

Objetivos de aprendizagem

a) **Primário:** realizar a reanimação avançada (intubação traqueal, massagem cardíaca coordenada com ventilação com pressão positiva, cateterismo da veia umbilical e administração de medicações) em recém-nascido a termo.

b) **Secundário:** realizar os passos iniciais e ventilação com pressão positiva com máscara facial.

c) **Ações críticas primárias:** habilidades comportamentais para garantir o trabalho em equipe (ver Anexo 24.1).

d) **Ações críticas secundárias:** habilidades cognitivas para garantir sucesso na reanimação avançada do recém-nascido a termo.

Ambiente simulado

a) **Tipo de simulador:** manequim de alta fidelidade neonatal (*SimNewB®*).

b) **Reserva do local de simulação:** sala no laboratório de simulação de alta fidelidade.

c) **Equipamentos e materiais:** o local onde será realizado o cenário de simulação deverá ser semelhante à sala de reanimação neonatal com todos os equipamentos e os materiais conforme preconizado pelo PRN – SBP, 2016 (ver Anexo 24.2).

d) **Preparação do simulador neonatal para início do cenário:**

- Preparar o manequim, sem fralda, deixando-o sob fonte de calor radiante.

- Enrolar o manequim em campo (dizer que está úmido!) e realizar o clampeamento imediato do cordão umbilical.

- Programar o simulador nos seguintes parâmetros clínicos:
  - Frequência cardíaca (FC): 40 bpm
  - Respiração: apneia
  - Saturação de oxigênio (SpO$_2$): sem leitura
  - Tônus: hipotônico
  - Atividade: ausente
  - Cor: cianótico

e) **Paramentação dos participantes:** equivalente à rotina do serviço para o atendimento ao RN no centro obstétrico.

Descrição completa do caso

1) **Orientações gerais aos participantes:** o principal objetivo deste cenário é o aperfeiçoamento da assistência ao recém-nascido de alto risco, com o foco na reanimação avançada. Mantenha-se calmo quanto ao desenvolvimento do cenário, que ocorrerá em um ambiente seguro e confidencial, sem a exposição das ações de cada profissional e das discussões realizadas.

2) **Caso clínico: história materna e dados do paciente:**
   - Nome da gestante: BSG
   - Idade: 29 anos
   - Intercorrências durante a gestação: doença hipertensiva específica da gestação
   - Paridade: tercigesta
   - Idade gestacional (IG) pela DUM e ultrassom precoce: 39 semanas
   - Peso estimado: 3.460 g
   - Sexo masculino
   - Intercorrência atual: sangramento vaginal em moderada quantidade há 1 hora acompanhado de diminuição da movimentação fetal.

3) *Briefing* – o **Facilitador** faz um breve resumo do cenário aos participantes:

   "Você é o pediatra de plantão no centro obstétrico e é informado sobre a chegada da gestante Sra. BSG, 29 anos, tercigesta, IG de 39 semanas, com história de diminuição da movimentação fetal e sangramento vaginal em moderada quantidade há 1 hora."

   A seguir, informa aos participantes que devem se esforçar para trabalhar em equipe, elegendo o líder (*Participante 1*) e dois profissionais que auxiliarão na reanimação neonatal: um médico assistente (*Participante 2*) e um profissional da saúde (*Participante 3*). Ao início do cenário, o *Facilitador* desempenhará a função do médico obstetra e comunicará que a gestante apresenta sangramento vaginal moderado com bradicardia fetal.

4) **Desenvolvimento do cenário**

a) **Estado inicial:** os três membros da equipe vão se reunir para dividir suas funções e determinar quem será o líder. Discutirão o fluxograma da reanimação neonatal do RN $\geq$ 34 semanas em sala de parto do PRN-SBP, 2016 (ver Anexo 24.3) e o líder deverá delegar as seguintes tarefas aos participantes:

   - *Participante 1* conversará com a gestante em busca de informações adicionais.
   - *Participante 2* fará a checagem dos equipamentos e materiais (*checklist* da sala de parto, PRN-SBP, 2016), ligará a fonte de calor radiante na potência necessária do berço, arrumará os campos para que fiquem aquecidos e disponibilizará os materiais.

- *Participante 3* será responsável por cronometrar os passos da reanimação neonatal e verificar as temperaturas ambientais (sala de parto e de reanimação – temperatura alvo de 23-26 °C) e a da gestante (36,4 °C).

Após a divisão de tarefas, o *Participante 1* disponibilizará os valores de SpO_2 desejáveis segundo a idade pós-natal e as doses de adrenalina e SF 0,9% em local visível (ver Ajuda Cognitiva 24.1 e 24.2) e deverá se posicionar do lado esquerdo do berço com a responsabilidade de coordenar o atendimento, instalar os eletrodos do monitor cardíaco do lado esquerdo e, se indicado, cateterizar a veia umbilical; o *Participante 2* deixará visível os passos para correção da ventilação com pressão positiva (VPP) com máscara e o número da cânula traqueal e sua marcação no lábio superior de acordo com a idade gestacional do paciente (ver Ajuda Cognitiva 24.3 e 4), ficará posicionado na cabeceira e será o responsável pela via aérea e, se indicada, pela massagem cardíaca; e o *Participante 3* ficará posicionado à direita do berço junto à mesa com os materiais de reanimação e será responsável pela cronometragem dos tempos, instalação do eletrodo do monitor cardíaco do lado direito e do sensor do oxímetro de pulso, oferecer todo material para os *Participantes 1 e 2* e, se necessário, substituir o *Participante 2* na VPP.

Após o *briefing* da equipe, o Facilitador informa as condições clínicas do RN logo ao nascimento: **bebê em apneia, pálido e sem reação. Feito clampeamento imediato do cordão umbilical e levado imediatamente para fonte de calor radiante.**

b) **Evolução do cenário: passos iniciais (30 segundos)**
- *Participante 3:* aciona o cronômetro logo após o anúncio do nascimento.
- *Participante 1:* solicita a realização dos passos iniciais ao *Participante 2*.
- *Participante 2:* posiciona a cabeça do RN com o pescoço em leve extensão, colocando um coxim sob os ombros e pergunta ao *Facilitador* se há secreção em vias aéreas superiores?
- *Facilitador:* informa presença de média quantidade de secreção sanguinolenta em vias aéreas!
- *Participante 2:* aspira as vias aéreas do RN.
- *Participantes 1 e 3:* secam o RN e removem os campos úmidos.
- *Participante 2:* reposiciona a cabeça do RN e mantém o pescoço em leve extensão.
- *Participante 1:* avalia a FC com estetoscópio (FC = 40 bpm) e respiração (apneia) e indica ventilação com pressão positiva (VPP).

c) **Evolução do cenário: 1° ciclo de VPP (30 segundos)**
- *Participante 2:* inicia VPP com máscara facial e FiO_2 21% falando em voz alta: "*Aperta/Solta/Solta*" na frequência de 40-60 mpm.

- *Participante 1:* indica monitoração da FC, colocando os eletrodos do monitor cardíaco.
- *Participante 3:* instala o eletrodo do monitor cardíaco do lado direito e inicia monitoração da SpO_2 colocando o sensor do oxímetro de pulso.
- *Participante 1:* após 30 segundos de VPP, pergunta os valores de FC, respiração, SpO_2 e sinal do monitor cardíaco?
- *Facilitador:* informa que FC é de 40 bpm no monitor cardíaco; o RN está em apneia e não há leitura na oximetria de pulso!

d) **Evolução do cenário: 2° ciclo de VPP (30 segundos)**

- *Participante 2:* checa a técnica da VPP e corrige o ajuste entre a máscara e a face do RN, além de aspirar secreção sanguinolenta. E, reinicia VPP com máscara facial e FiO_2 21%.
- *Participante 1:* após 30 segundos de VPP, verifica que a FC se mantém em 40 bpm, em apneia e SpO_2 de 50%.

e) **Evolução do cenário: 3° ciclo de VPP com indicação de intubação traqueal**

- *Participante 2:* checa a técnica da VPP e reposiciona a cabeça com aumento da FiO_2 para 40%.
- *Participante 1:* após novo ciclo de VPP por 30 segundos e com técnica correta, verifica que não há melhora dos sinais vitais: FC = 40 bpm, em apneia e SpO_2 = 50%; indica intubação traqueal por apneia e bradicardia.
- *Participante 2:* realiza a intubação traqueal com cânula (COT) n° 3,5 e inicia VPP com FiO_2 40% enquanto *Participante 1* fixa a COT na marca de 8,5 no lábio superior.
- *Participante 1:* checa a posição da COT auscultando o tórax e o abdome e instala o detector de CO_2 (GARANTIR O SUCESSO NA IOT!). COT bem posicionada, solicita manter a VPP. Após 2 ciclos de VPP com COT com a técnica correta e aumento da FiO_2 para 60%, reavalia sinais vitais: FC = 50 bpm, em apneia e SpO_2 = 53%; indica massagem cardíaca (MC) e aumento da FiO_2 para 100%.
- *Participante 3:* aumenta FiO_2 para 100%.
- *Participante 2:* troca de função e delega a VPP para o *Participante 3* e, inicia a MC com técnica dos polegares sobrepostos no terço inferior do esterno, com frequência de 90 compressões por minuto, coordenadas com a VPP no ritmo de 3:1 (3 movimentos de compressão e 1 de ventilação) o que resultará em 120 eventos por minuto (90 movimentos de massagem e 30 ventilações).
- *Participante 2 e 3:* o *Participante 2* coordena o ritmo (3:1) falando em voz alta: *"Um-e-Dois-e-Três-e-Ventila..."*.
- *Participante 1:* checa as técnicas de VPP e MC, assegura a FiO_2 em 100% e monitora os sinais vitais.

f) **Evolução do cenário: VPP com COT e FiO$_2$ a 100% e MC (60 segundos)**

- *Participante 1:* checa sinais vitais: FC = 55 bpm (monitor cardíaco), em apneia e SpO$_2$ = 50%. *Questiona a todos os participantes em voz alta: Se a COT está bem posicionada? Se há expansão torácica? Se há secreção nas vias aéreas? Se FiO$_2$ está a 100%? Se a técnica da MC está sendo executada no local e na profundidade corretas e se está coordenada com a VPP?*

  Deve orientar as correções das técnicas (VPP e MC) se detectar alguma falha; e realizar novo ciclo de MC coordenada com VPP com COT e FiO$_2$ a 100% ou indica a administração de medicações.

g) **Evolução do cenário: cateterismo umbilical e administração de medicações**

- *Participante 1:* diante dos sinais vitais, FC de 55 bpm, apneia e SpO$_2$ de 48%, indica cateterismo da veia umbilical. Enquanto se prepara para a realização do cateterismo umbilical, solicita ajuda externa ao auxiliar da sala (*Facilitador*) para administração das medicações e indica a administração de adrenalina diluída (1/10.000) na dose de 1,5 mL na COT.

- *Participante 2:* mantém a MC coordenada com a VPP realizada pelo *Participante 3* no ritmo 3:1 (*"Um-e-Dois-e-Três-e-Ventila..." EM VOZ ALTA!*).

- *Participante 1:* cateteriza a veia umbilical, checa se há refluxo de sangue e instala a torneira de 3 vias. Em uma via, administra adrenalina diluída (1/10.000) na dose de 0,3 mL, fecha a torneira para essa via e, em outra via, com outra seringa com SF0,9%, administra 0,5 a 1,0 mL para "lavar" o cateter; orienta os *Participantes 2 e 3* para manterem o ritmo da MC e VPP e mantém vigilância na evolução dos sinais vitais! Após 3 minutos de observação realiza nova reavaliação: FC = 55 bpm, em apneia e SpO$_2$ = 50%.

- *Participante 1:* solicita aos *Participantes 2 e 3* checarem a técnica da MC coordenada com VPP com COT e FiO$_2$ a 100%.

- *Participantes 2 e 3:* devem falar em voz alta: "MC ok! e VPP ok!".

- *Participante 1:* indica e administra dose adicional de adrenalina de 0,9 mL, seguida de lavagem da extensão do cateter com SF0,9% (0,5 a 1,0 mL). Mantém vigilância nos sinais vitais por 2 minutos: FC do monitor mantém em 55 bpm, em apneia e SpO$_2$ em 53%. Solicita aos *Participantes 2 e 3* checarem novamente a técnica da MC e da VPP e FiO$_2$ em 100%.

- *Participantes 2 e 3:* devem falar em voz alta: "MC ok! e VPP ok!".

- *Participante 1:* indica e solicita ao *Facilitador* a seringa com SF 0,9% e, administra 30 mL pelo cateter na veia umbilical, durante 5 a 10 minutos para expansão da volemia, e solicita para os *Participantes 2 e 3* continuarem com a MC e a VPP com FiO$_2$ de 100%.

- *Participantes 2 e 3:* devem falar em voz alta: "MC ok! e VPP ok!".
- Ao término da expansão de volume, o monitor cardíaco indica FC de 90 bpm, o bebê inicia respiração irregular e a SpO_2 é de 75%.
- *Participante 1:* solicita suspender MC ao *Participante 2*.
- *Participante 2:* assume a VPP com COT e FiO_2 de 100% na frequência de 40 a 60 ventilações por minuto.
- *Participante 1, 2 e 3:* devem manter a vigilância constante nos sinais vitais e reavaliar continuamente as ações: FC aumenta para 120 bpm, a respiração mantém-se irregular e a SpO_2 indica 85%. A equipe deve ajustar a FiO_2 conforme a saturação desejada segundo a idade pós natal (minutos de vida).

h) **Progressão do cenário**

Estado	FC (bpm)	Respiração	SpO_2 (%)	Tônus	Atividade	Cor	Ação esperada dos participantes
Inicial	40	apneia	sem leitura	hipotônico	ausente	cianótico	Iniciar VPP com FiO_2 21%
3 ciclos de VPP com máscara	40	apneia	50%	hipotônico	ausente	cianótico	Checar técnica da VPP e aumentar FiO_2 para 40%
Indicação de IOT	40	apneia	50%	hipotônico	ausente	cianótico	Realizar IOT
2 ciclos de VPP com COT	50	apneia	53%	hipotônico	ausente	cianótico	Aumentar FiO_2 para 60%
Massagem cardíaca	55	apneia	50%	hipotônico	ausente	cianótico	Aumentar FiO_2 para 100%
Massagem cardíaca	55	apneia	50%	hipotônico	ausente	cianótico	Indicar cateterismo da veia umbilical e administrar adrenalina 0,5 mL/kg pela COT
Cateterismo umbilical	55	apneia	48%	hipotônico	ausente	cianótico	Adrenalina EV 0,1 mL/kg
Cateterismo umbilical	55	apneia	48%	hipotônico	ausente	cianótico	Adrenalina EV 0,3 mL/kg
Cateterismo umbilical	55	apneia	53%	hipotônico	ausente	pálido	SF0,9% 10 mL/kg
Após 5 minutos do início da expansão	90	irregular	75%	hipotônico	ausente	pálido	Suspender massagem cardíaca
VPP com COT e FiO_2 100%	120	irregular	85%	hipotônico	ausente	róseo	Titular FiO_2 conforme SpO_2 desejada

5) **Conclusão do cenário:** o cenário será finalizado assim que houver a administração do expansor de volume, com o aumento gradual da FC e da SpO$_2$ e melhora da respiração.

6) **Intervenção de outros participantes:** poderá ser feita a qualquer momento desde que solicitado pelos participantes do cenário.

Debriefing ou feedback

Obrigatório. Ver capítulo de bases educacionais.

O Facilitador deverá focar nos objetivos estabelecidos previamente para direcionar o Debriefing. No cenário atual, os pontos a serem discutidos incluem o desempenho dos membros da equipe quanto:

1) à reanimação avançada (intubação traqueal, massagem cardíaca coordenada com ventilação com pressão positiva, cateterismo da veia umbilical e administração de medicações) no recém-nascido a termo.

2) aos passos iniciais e à ventilação com pressão positiva com máscara facial.

3) às habilidades comportamentais para garantir o trabalho em equipe.

4) às habilidades cognitivas para garantir sucesso na reanimação avançada do recém-nascido a termo.

Observações

Anexos e Ajudas Cognitivas

Anexo 24.1 – Avaliação das habilidades comportamentais da equipe.	
Habilidades comportamentais essenciais para garantir sucesso no trabalho em equipe	√
1. Conheceram o ambiente de trabalho?	
2. Usaram toda informação disponível?	
3. Anteciparam e planejaram o atendimento?	
4. Identificaram claramente o líder da equipe?	
5. Estabeleceram comunicação de forma efetiva?	
6. Delegaram a carga de trabalho de modo otimizado?	
7. Alocaram a atenção de maneira sábia?	
8. Empregaram todos os recursos disponíveis?	
9. Pediram ajuda quando necessária?	
10. Mantiveram comportamento profissional?	

Fonte: Adaptado de Rall M, Gaba DM: Human *performance* and patient safety, 2005.

Anexo 24.2 – *Checklist* de materiais e equipamentos para o atendimento ao RN.	
Material e equipamentos necessários para reanimação neonatal – PRN-SBP, 2016	
Sala de parto e/ou de reanimação com temperatura ambiente de 23-26 °C	
• mesa de reanimação com acesso por 3 lados	
• fonte de oxigênio umidificado e de ar comprimido, com fluxômetro	
• blender para mistura oxigênio/ar	
• aspirador a vácuo com manômetro	
• relógio de parede com ponteiro de segundos	
Material para manutenção de temperatura	
• fonte de calor radiante (berço aquecido de procedimentos)	
• termômetro ambiente digital	
• campo cirúrgico e compressas de algodão estéreis	
• saco de polietileno de 30 × 50 cm (triângulo p/touca plástica após corte) e touca de malha tubular de algodão	
• colchão térmico químico de 25 × 40 cm para RN prematuro < 1.000 g	
• termômetro clínico digital	
Material para avaliação	
• estetoscópio neonatal	
• oxímetro de pulso com sensor neonatal	
• monitor cardíaco de 3 vias com eletrodos	
• bandagem elástica para fixar o sensor do oxímetro e os eletrodos	
Material para aspiração de vias aéreas	
• sondas de aspiração traqueal nº 6, 8 e 10 Fr e gástricas curtas nº 6 e 8 Fr	
• dispositivo para aspiração de mecônio e seringas de 10 mL	
Material para ventilação com pressão positiva	
• balão auto inflável, 250 a 750 mL, reservatório de O_2 e limite de pressão máxima 30 a 40 cmH_2O e/ou manômetro	
• ventilador mecânico manual neonatal em T com circuitos próprios de uso único	
• máscaras redondas com coxim números 00, 0 e 1	
• máscara laríngea para recém-nascido número 1	
Material para intubação traqueal	
• laringoscópio infantil com lâminas retas número 00, 0 e 1	
• cânulas traqueais sem balonete números 2,5/3,0/3,5 e 4,0 mm	
• material para fixação da cânula: fita adesiva e algodão com SF 0,9%	
• pilhas e lâmpadas sobressalentes para laringoscópio	
• detector colorimétrico de CO_2 expirado	

(Continua)

Anexo 24.2 – *Checklist* de materiais e equipamentos para o atendimento ao RN. (*Continuação*)
Material e equipamentos necessários para reanimação neonatal – PRN-SBP, 2016
Medicações
• adrenalina 1/10.000 em 1 seringa de 5,0 mL para administração única endotraqueal
• adrenalina 1/10.000 em seringa de 1,0 mL para administração endovenosa
• expansor de volume (SF 0,9%) em 2 seringas de 20 mL
Material para cateterismo umbilical
• campo fenestrado esterilizado, cadarço de algodão e gaze
• pinça tipo Kelly reta de 14 cm e cabo de bisturi com lâmina n° 21, porta-agulha de 11 cm e fio agulhado mononylon 4.0
• cateter umbilical 3,5 F, 5 F e 8 F de PVC ou poliuretano
• torneira de 3 vias

Fonte: Adaptado do Programa de Reanimação Neonatal/Sociedade Brasileira de Pediatria-2016.

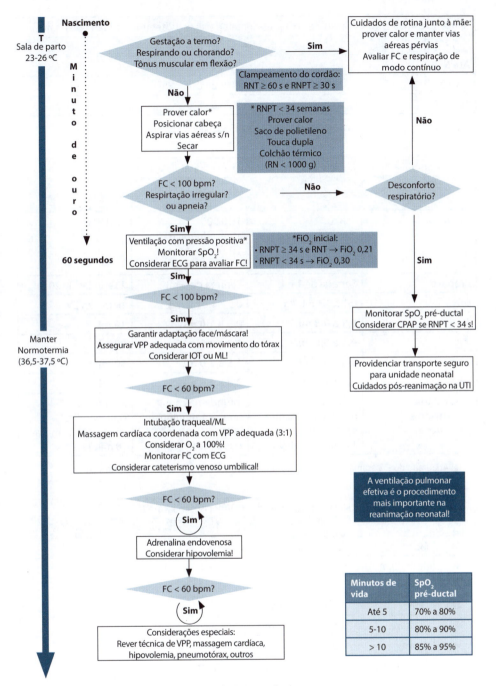

Anexo 24.3 – Fluxograma da reanimação do RN na sala de parto.

SpO$_2$: saturação de oxigênio de pulso; ECG: monitor cardíaco; IOT intubação orotraqueal; ML: máscara laríngea.

Fonte: Adaptado de Programa de Reanimação Neonatal SBP: <www.sbp.com.br/reanimacao>.

Ajuda Cognitiva 24.1 – Valores de SpO_2 pré-ductais desejáveis, segundo a idade pós-natal.	
Minutos de vida	**SpO_2 pré-ductal**
Até 5	70% a 80%
5 a 10	80% a 90%
10	85% a 95%

Fonte: Adaptado do Programa de Reanimação Neonatal/Sociedade Brasileira de Pediatria-2016

Ajuda Cognitiva 24.2 – Medicações para reanimação neonatal na sala de parto.			
	Adrenalina endovenosa	**Adrenalina endotraqueal**	**Expansor de volume**
Diluição	1:10.000 1 mL adrenalina 1:1.000 em 9 mL de SF 0,9%	1:10.000 1 mL adrenalina 1:1.000 em 9 mL de SF 0,9%	SF 0,9%
Preparo	Seringa de 1 mL	Seringa de 5 mL	2 seringas de 20 mL
Dose	0,1 a 0,3 mL/kg	0,5 a 1,0 mL/kg	10 mL/kg EV
1 kg	**0,1 a 0,3 mL**	**0,5 a 1,0 mL**	**10 mL**
2 kg	**0,2 a 0,6 mL**	**1,0 a 2,0 mL**	**20 mL**
3 kg	**0,3 a 0,9 mL**	**1,5 a 3,0 mL**	**30 mL**
4 kg	**0,4 a 1,2 mL**	**2,0 a 4,0 mL**	**40 mL**
Velocidade de infusão e precauções	Infundir rápido na veia umbilical seguido por 0,5 a 1,0 mL de SF 0,9%	Infundir na cânula traqueal seguido de VPP. **Uso único**	Infundir na veia umbilical lentamente, em 5 a 10 minutos

Fonte: Adaptado do Programa de Reanimação Neonatal/Sociedade Brasileira de Pediatria-2016.

Ajuda Cognitiva 24.3 – *Checklist* para correção da VPP com máscara (MRSOPA).		
***Checklist* para correção da VPP com máscara**		
M	*Mask*	Ajustar a máscara na face do RN
R	*Reposition*	Reposicionar a cabeça do RN
S	*Suction*	Aspirar a boca e nariz
O	*Open*	Ventilar com a boca aberta
P	*Pressure*	Aumentar a pressão
A	*Airway*	Considerar via aérea alternativa: IOT ou máscara laríngea

Fonte: Adaptado do Manual de reanimação neonatal- 7ª edição 2018.

Ajuda Cognitiva 24.4 – Tamanho e profundidade de inserção da cânula traqueal.		
Idade gestacional	Tamanho da cânula traqueal (mm)	Profundidade de inserção Marca (cm) no lábio superior
23-24 semanas	2,0/2,5	5,5
25-26 semanas	2,5	6,0
27-29 semanas	2,5/3,0	6,5
30-32 semanas	3,0	7,0
33-34 semanas	3,0/3,5	7,5
35-37 semanas	3,5	8,0
38-40 semanas	3,5/4,0	8,5
> 40 semanas	3,5/4,0	9,0

Fonte: Adaptado do Programa de Reanimação Neonatal/Sociedade Brasileira de Pediatria-2016.

Bibliografia

American Academy of Pediatrics and American Heart Association. Manual de Reanimação Neonatal 7ª ed. São Paulo: Associação Paulista para o Desenvolvimento da Medicina, 2018;82-83.

Garvey AA, Dempsey EM. Simulation in neonatal resuscitation. Front Pediatr. 2020 Feb 25;8:59. doi: 10.3389/fped.2020.00059. eCollection 2020.

Halamek LP. Simulation and debriefing in neonatology 2016: Mission incomplete. Semin Perinatol. 2016 Nov;40(7):489-493. doi: 10.1053/j.semperi.2016.08.010.

Huffman J, McNeil G, Bismilla Z, Lai A. Essentials of scenario building for simulation-based education simulation pearls. In: Grant VJ, Cheng A, eds. Comprehensive Healthcare Simulation: Pediatrics. Springer. 2016:19-29. doi. org/10.1007/978-3-319-24187-6_2.

Lindhard MS, Thim S, Laursen HS, Schram AW, Paltved C, et al. Simulation-based neonatal resuscitation team training: A systematic review. Pediatrics. 2021 Apr;147(4):e2020042010. doi: 10.1542/peds.2020-042010.

Rall M, Gaba DM. Human performance and patient safety. In: Miller RD, editor. Miller's Anaesthesia. Philadelphia: Elsevier Churchill Livingston; 2005:3021-3072.

Sociedade Brasileira de Pediatria. Programa de Reanimação Neonatal. Diretrizes. Reanimação do recém-nascido ≥ 34 semanas em sala de parto: Maio 2021. Disponível em: DiretrizesSBP-ReanimacaoRN_Maior34semanas-MAIO_2021.pdf. Acesso em: 20 nov 2021.

25 | Recém-Nascido Prematuro de 33 Semanas com Desconforto Respiratório Precoce ao Nascimento

Mandira Daripa Kawakami
Milton Harumi Miyoshi

Planejamento do caso

Resumo do caso

Esse caso apresenta um recém-nascido prematuro (RNPT) moderado de 30 semanas e 3 dias cuja mãe entrou em trabalho de parto prematuro. O bebê nasceu de parto normal e evoluiu com desconforto respiratório precoce e foi estabilizado com o uso de CPAP em sala de parto.

Participantes

- Profissionais médicos e enfermeiras que atuam no atendimento ao recém-nascido (RN) na sala de parto: dar preferência para equipe de plantão no dia do desenvolvimento do cenário.
- Número de participantes: 2 médicos e 1 enfermeira.

Leitura prévia

Antes de participar deste cenário é imprescindível que os alunos façam revisão do documento: "Reanimação do RN < 34 semanas em sala de parto – Diretrizes da Sociedade Brasileira de Pediatria, Versão 2016 atualizada em maio de 2021", disponível no site do Programa de Reanimação Neonatal – Sociedade Brasileira de Pediatria (PRN – SBP, 2016) – <www.sbp.com.br/reanimação>.

Pré-requisito

Recomenda-se que os alunos tenham realizado os seguintes cursos:
- Curso de Reanimação do RN ≥ 34 semanas na sala de parto do PRN – SBP.
- Curso de Reanimação do Prematuro < 34 semanas na sala de parto do PRN – SBP.

Duração do cenário

- *Briefing*: 10 minutos
- Cenário: 5 minutos
- *Debriefing*: 15 a 20 minutos

Objetivos de aprendizagem

a) **Primário:** aplicar o conjunto de medidas para manutenção da normotermia no RNPT. Alcançar a normotermia (temperatura axilar entre 36,5-37,5 °C) com 5 minutos de vida.

b) **Secundário:** indicar e administrar CPAP através de máscara facial na sala de parto;

c) **Ações críticas primárias:** habilidades comportamentais para garantir o trabalho em equipe (ver Anexo 25.1).

d) **Ações críticas secundárias:** reconhecimento e necessidade de intervenção do RNPT que evolui com dificuldade respiratória após estabilização inicial na sala de parto.

Ambiente simulado

a) **Tipo de simulador:** manequim de RNPT de baixa fidelidade.

b) **Reserva do local de simulação:** esse cenário de simulação deve ser desenvolvido, preferencialmente, na própria sala de recepção do RN no ambiente hospitalar, seguindo o conceito da simulação *in situ*. Para tanto, programar o exercício nos horários de menor ocupação no centro obstétrico, utilizando-o preferencialmente para a simulação.

c) **Equipamentos e materiais:** a simulação *in situ* tem a vantagem de utilizar os materiais e equipamentos próprios do serviço. Realizar o *checklist* de todos os materiais e equipamentos conforme preconizado pelo PRN – SBP, 2016 (ver Anexo 25.2).

d) **Preparação do simulador neonatal para início do cenário:**
- Preparar o manequim, sem fralda, deixando-o sob fonte de calor radiante.
- Enrolar o manequim em campo (dizer que está úmido!) e realizar o clampeamento imediato do cordão umbilical.
- Programar o simulador nos seguintes parâmetros clínicos (esses dados são fornecidos pelo *Facilitador* em voz alta!):
  - Frequência cardíaca (FC): 90 bpm
  - Respiração: irregular
  - Choro fraco

- Saturação de oxigênio (SpO$_2$): sem leitura
- Tônus: hipotônico
- Cor: cianótico

e) **Paramentação dos participantes**: equivalente à rotina do serviço para o atendimento ao RN no centro obstétrico.

Descrição completa do caso

1) **Orientações gerais aos participantes:** o principal objetivo deste cenário é o aperfeiçoamento da assistência ao recém-nascido prematuro evoluindo com dificuldade respiratória após estabilização inicial. Mantenha-se calmo quanto ao desenvolvimento do cenário, que ocorrerá em um ambiente seguro e confidencial, sem a exposição das ações de cada profissional e das discussões realizadas.

2) **Caso clínico: história materna e dados do paciente**
   - Nome da gestante: MCP
   - Idade: 27 anos
   - Intercorrências durante a gestação: diabetes gestacional controlada com dieta
   - Paridade: segundigesta
   - Idade gestacional (IG) pela DUM e ultrassom precoce: 30 semanas e 3 dias
   - Peso estimado: 1.600 g
   - Sexo feminino
   - Intercorrência atual: trabalho de parto há 3 horas e bolsa rota há 1 hora

3) *Briefing* – o *Facilitador* faz um breve resumo do cenário aos participantes:
   "Você é o pediatra de plantão no centro obstétrico e é informado sobre a internação da gestante Sra. MCP, 27 anos, segundigesta, IG de 30 semanas e 3 dias em trabalho de parto prematuro com bolsa rota há 1 hora."

   A seguir, informa aos participantes que devem se esforçar para trabalhar em equipe, elegendo o líder (*Participante 1*) e os dois profissionais que auxiliarão na reanimação neonatal: um médico assistente (*Participante 2*) e um profissional da saúde (*Participante 3*). Ao início do cenário, o *Facilitador* ou, de preferência, um médico obstetra de plantão (*Participante 4*) desempenhará a função do médico obstetra e comunicará que a gestante está em trabalho de parto, com 9cm de dilatação e o parto está iminente.

4) **Desenvolvimento do cenário**

a) **Estado inicial:** os três membros da equipe vão se reunir para dividir suas funções e determinar quem será o líder. Discutirão o fluxograma da reanimação neonatal do RN < 34 semanas em sala de parto do PRN-SBP, 2016 (ver Anexo 25.3), e o líder deverá delegar as seguintes tarefas aos participantes:

- *Participante 1:* conversará com a gestante em busca de informações adicionais.

- *Participante 2:* fará a checagem dos equipamentos e materiais (*checklist* da sala de parto, PRN-SBP), ligará a fonte de calor radiante na potência necessária do berço, arrumará os campos para que fiquem aquecidos e disponibilizará os materiais, inclusive a cobertura plástica e as toucas, e fará o teste de funcionamento do ventilador mecânico manual em T (ver Anexos 25.4 e 25.5).

- *Participante 3:* será responsável por cronometrar os passos da reanimação neonatal e verificar as temperaturas ambientais (sala de parto e de reanimação – temperatura alvo de 23-26°C) e a da gestante (36,4°C).

  Após a realização das tarefas, o *Participante 1* disponibilizará os valores de SpO_2 desejáveis segundo a idade pós-natal e as doses de adrenalina e SF 0,9% em local visível (ver Ajudas Cognitivas 25.1 e 25.2), e deverá se posicionar do lado esquerdo do berço com a responsabilidade de recepcionar o bebê, coordenar o atendimento, instalar os eletrodos do monitor cardíaco do lado esquerdo e, se indicado, cateterizar a veia umbilical; o *Participante 2* deixará visível os passos para correção da ventilação com pressão positiva (VPP) com máscara e o número da cânula traqueal e sua marcação no lábio superior de acordo com a idade gestacional do paciente (ver Ajudas Cognitivas 25.3 e 25.4), ficará posicionado na cabeceira para envolvimento do RN em sua cobertura plástica, responsável pela via aérea e, se indicada, pela massagem cardíaca; e o *Participante 3* ficará posicionado à direita do berço junto à mesa com os materiais de reanimação e será responsável pela cronometragem dos tempos, a instalação do sensor do oxímetro de pulso e a do eletrodo do monitor cardíaco do lado direito, oferta dos materiais aos *Participantes 1 e 2* e, quando necessário, substituir o *Participante 2* na VPP.

  Após o *briefing* da equipe, o *Facilitador* informa as condições clínicas do RN logo ao nascimento: **RN prematuro de 30 semanas, com respiração irregular, hipoativo e choro fraco.**

b) **Evolução do cenário: PASSOS INICIAIS (30 segundos)**

- *Participante 3:* aciona o cronômetro logo após o anúncio do nascimento;

- *Participante 1:* solicita a realização do clampeamento imediato do cordão umbilical, recepciona o RN em campo previamente aquecido e coloca-o sob fonte de calor radiante;

- *Participante 2:* "veste" o bebê com a cobertura plástica sem secá-lo e coloca a touca dupla na cabeça. Posiciona a cabeça do RN com o pescoço em leve extensão com o auxílio de um coxim sob os ombros e pergunta ao *Facilitador* se há secreção em vias aéreas superiores?

- *Facilitador:* informa que não há secreção em vias aéreas!

- *Participantes 3:* loca o sensor do oxímetro de pulso na região do pulso radial ou na palma da mão direita, simultaneamente aos passos acima, e conecta o cabo no oxímetro;

- *Participante 2:* retira o campo úmido com auxílio do *Participante 3*, reposiciona a cabeça do RN com o pescoço em leve extensão;
- *Participante 1:* avalia os sinais vitais: FC com estetoscópio sobre a cobertura plástica, respiração e SpO_2. Faz a pergunta para o *Facilitador* em voz alta, como está a FC, respiração e a SpO_2?
- *Facilitador:* informa que a FC é de 90bpm, a respiração está irregular e ainda não há leitura no oxímetro de pulso!

c) **Evolução do cenário: 1° ciclo de VPP com VMM em T (30 segundos)**

- *Participante 1:* solicita o início da VPP com máscara facial com VMM em T ao *Participante 2*, pede para o *Participante 3* colocar o eletrodo do monitor cardíaco do lado direito enquanto instala os eletrodos do lado esquerdo. Mantém vigilância nos valores dos sinais vitais e na adequação da instalação do pacote para prevenção da hipotermia: chama a atenção na manutenção dos membros dentro da cobertura plástica, das condições da instalação da touca dupla e evitando o bloqueio do calor radiante para o bebê (cabeça e tronco dos participantes), na permanência das portas fechadas da sala de parto e da sala de reanimação e no controle das pessoas circulantes para minimizar as correntes de ar;
- *Participante 2:* inicia a VPP com máscara facial com VMM em T na frequência de 40 a 60 movimentos por minuto, ajustado nas seguintes configurações: pressão inspiratória de 20 cmH_2O, PEEP de 5 cmH_2O e FiO_2 30%. Realiza VPP falando em voz alta: *"ocluuui/solta/solta"*, *"ocluuui/solta/solta..."*, durante 30 segundos. Durante essa ação, deve sempre observar o ajuste da máscara a face do bebê, a expansão torácica, o posicionamento da cabeça e do pescoço do RN e a movimentação do manômetro do VMM em T.
- *Participante 3:* deve concluir a instalação do monitor cardíaco e verificar os sinais da monitoração da SpO_2 e da FC. Cronometra a VPP por 30 segundos, informando esse tempo em voz alta para todos os participantes.
- *Participante 1:* conclui a instalação dos eletrodos do monitor cardíaco do lado esquerdo; faz a vigilância dos sinais vitais e da técnica da VPP, sempre chamando atenção se detectar alguma incorreção. Após 30 segundos, pergunta ao *Facilitador* os valores da FC, respiração, SpO_2 e sinal do monitor cardíaco?
- *Facilitador:* informa que FC é de 130 bpm no monitor cardíaco, a respiração é regular, a SpO_2 é de 78%, porém o RN apresenta gemência audível, batimento de asa nasal e retrações da caixa torácica.

d) **Evolução do cenário: indicação de CPAP com máscara facial**

- *Participante 1:* solicita ao *Participante 2* a suspensão da VPP e o início do CPAP com máscara facial e pressão de 5 cmH_2O. Mantém observação da FC, do padrão respiratório e da SpO_2.
- *Participante 2:* inicia CPAP com máscara facial. Observa a FC, o padrão respiratório, a FiO_2 e a SpO_2. Se necessário, solicita ajustes na FiO_2 ao *Participante 3*.
- *Participante 3:* informa o tempo de vida.

e) **Evolução do cenário: 5 minutos de vida**

- *Facilitador:* informa que FC é de 150 bpm no monitor cardíaco, a respiração é regular com melhora do desconforto respiratório em CPAP com máscara facial e a SpO_2 é de 93%.

- *Participante 1:* solicita a mensuração da temperatura axilar ao *Participante 3*.

- *Participante 3:* mensura a temperatura axilar?

- *Facilitador:* informa temperatura de 36,8 °C!

- *Participante 2:* mantém CPAP com máscara facial. Observa a FC, o padrão respiratório, a FiO_2 e a SpO_2. Se necessário, solicita ao *Participante 3* ajustes na FiO_2.

f) **Progressão do cenário**

Ação esperada pelo participante						
Briefing	Checar a temperatura da sala de parto (alvo: 23-26°C), da sala de reanimação (alvo: 23-26°C) e a da mãe. Se não estiver dentro do preconizado, espera-se que o participante solicite a intervenção necessária!					
Estado	**FC (bpm)**	**Respiração**	**SpO_2 (%)**	**Tônus**	**Movimentação**	**Ação esperada dos participantes**
Inicial	90	irregular	sem leitura	hipotônico	hipoativo	Colocação do manequim dentro do saco plástico e a touca dupla em sua cabeça, sem secar. Remoção dos campos úmidos. Manter membro superior direito dentro do saco plástico após colocação do sensor de oxímetro de pulso;
Após 30 segundos de VPP com VMM	130	regular, porém com desconforto respiratório	78%	melhora do tônus	melhora da atividade	Manter os membros dentro do saco plástico ao término da monitoração cardíaca. Manter o manequim em CPAP com máscara facial;
Com 5 minutos de vida	150	regular com melhora do desconforto respiratório	93%	tônus adequado	mais ativo	Mensuração da temperatura axilar

5) **Conclusão do cenário:** o cenário será finalizado assim que houver a mensuração da temperatura axilar no manequim;

Debriefing ou feedback

Obrigatório. Ver capítulo de bases educacionais.

O Facilitador deverá focar nos objetivos estabelecidos previamente para direcionar o Debriefing. No cenário atual os pontos a serem discutidos incluem o desempenho dos membros da equipe quanto:

1) à aplicação do conjunto de medidas para manutenção da normotermia no RNPT
2) à indicação e a administração do CPAP através de máscara facial na sala de parto
3) às habilidades comportamentais para garantir o trabalho em equipe
4) ao reconhecimento e a necessidade de intervenção do RNPT que evolui com dificuldade respiratória após estabilização inicial na sala de parto

Observações

Anexos e Ajudas Cognitivas

Anexo 25.1 – Avaliação das habilidades comportamentais da equipe.	
Habilidades comportamentais essenciais para garantir sucesso no trabalho em equipe	√
1. Conheceram o ambiente de trabalho?	
2. Usaram toda informação disponível?	
3. Anteciparam e planejaram o atendimento?	
4. Identificaram claramente o líder da equipe?	
5. Estabeleceram comunicação de forma efetiva?	
6. Delegaram a carga de trabalho de modo otimizado?	
7. Alocaram a atenção de maneira sábia?	
8. Empregaram todos os recursos disponíveis?	
9. Pediram ajuda quando necessária?	
10. Mantiveram comportamento profissional?	

Fonte: Adaptado de Rall M, Gaba DM: Human *performance* and patient safety, 2005.

Anexo 25.2 – *Checklist* de materiais e equipamentos para o atendimento ao RN.

Material e equipamentos necessários para reanimação neonatal – PRN-SBP, 2016	
Sala de parto e/ou de reanimação com temperatura ambiente de 23-26 °C	
• mesa de reanimação com acesso por 3 lados	
• fonte de oxigênio umidificado e de ar comprimido, com fluxômetro	
• blender para mistura oxigênio/ar	
• aspirador a vácuo com manômetro	
• relógio de parede com ponteiro de segundos	
Material para manutenção de temperatura	
• fonte de calor radiante (berço aquecido de procedimentos)	
• termômetro ambiente digital	
• campo cirúrgico e compressas de algodão estéreis aquecidos	
• saco de polietileno de 30 × 50 cm (triângulo p/touca plástica após corte) e touca de malha tubular de algodão	
• colchão térmico químico de 25 × 40 cm para RN prematuro < 1.000 g	
• termômetro clínico digital	
Material para avaliação	
• estetoscópio neonatal	
• oxímetro de pulso com sensor neonatal	
• monitor cardíaco de 3 vias com eletrodos	
• bandagem elástica para fixar o sensor do oxímetro e os eletrodos	
Material para aspiração de vias aéreas	
• sondas de aspiração traqueal nº 6, 8 e 10 Fr e gástricas curtas nº 6 e 8 Fr	
• dispositivo para aspiração de mecônio e seringas de 10 mL	
Material para ventilação com pressão positiva	
• balão auto inflável, 250 a 750 mL, reservatório de O_2 e limite de pressão máxima 30 a 40 cmH_2O e/ou manômetro	
• ventilador mecânico manual neonatal em T com circuitos próprios de uso único	
• máscaras redondas com coxim números 00, 0 e 1	
• máscara laríngea para recém-nascido número 1	
Material para intubação traqueal	
• laringoscópio infantil com lâminas retas número 00, 0 e 1	
• cânulas traqueais sem balonete números 2,5/3,0/3,5 e 4,0 mm	
• material para fixação da cânula: fita adesiva e algodão com SF 0,9%	
• pilhas e lâmpadas sobressalentes para laringoscópio	
• detector colorimétrico de CO_2 expirado	

(Continua)

Anexo 25.2 – *Checklist* de materiais e equipamentos para o atendimento ao RN. (*Continuação*)	
Material e equipamentos necessários para reanimação neonatal – PRN-SBP, 2016	
Medicações	
• adrenalina 1/10.000 em 1 seringa de 5,0 mL para administração única endotraqueal	
• adrenalina 1/10.000 em seringa de 1,0 mL para administração endovenosa	
• expansor de volume (SF 0,9%) em 2 seringas de 20 mL	
Material para cateterismo umbilical	
• campo fenestrado esterilizado, cadarço de algodão e gaze	
• pinça tipo Kelly reta de 14cm e cabo de bisturi com lâmina nº 21, porta-agulha de 11 cm e fio agulhado mononylon 4.0	
• cateter umbilical 3,5 F, 5 F e 8 F de PVC ou poliuretano	
• torneira de 3 vias	

Fonte: Adaptado de Programa de Reanimação Neonatal/Sociedade Brasileira de Pediatria-2016

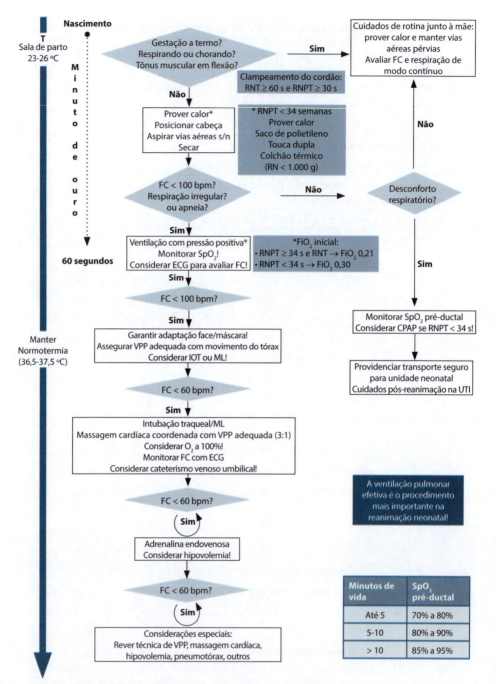

Anexo 25.3 – Fluxograma da reanimação do RN na sala de parto.

SpO$_2$: saturação de oxigênio de pulso; ECG: monitor cardíaco; IOT intubação orotraqueal; ML: máscara laríngea.

Fonte: Adaptado de Programa de Reanimação Neonatal SBP: <www.sbp.com.br/reanimacao>.

Anexo 25.4 – Conjunto de medidas para manutenção da normotermia.		
Conjunto de medidas para manutenção da normotermia		**√**
1.	A temperatura materna entre 36 e 37 °C?	
2.	Temperatura da sala de parto/sala de reanimação 23 a 26 °C?	
3.	Berço aquecido ligado?	
4.	Campos cirúrgicos aquecidos?	
5.	Colocou o bebê sem secar na cobertura plástica?	
6.	Colocou a touca dupla (plástica e malha tubular)?	
7.	Acionou o colchão térmico químico (RNPT < 1.000 g)?	
8.	Utilizou gases umidificados e aquecidos durante a VPP?	
9.	O corpo do bebê permaneceu completamente dentro do saco plástico durante o atendimento?	
10.	Durante todo o atendimento não houve bloqueio do calor radiante para o bebê?	
11.	As portas da sala de parto e da sala de reanimação estavam fechadas?	
12.	Houve controle do número de pessoas circulantes?	

Fonte: Adaptado de Kawakami MD, de Almeida MFB: "Roteiro para prevenção de hipotermia nos RN < 34 semanas" – Hospital São Paulo-EPM/UNIFESP.

Anexo 25.5 – Teste de funcionamento do VMM em T.	
Parâmetros	**Ajustes**
Fluxo	5-15 L/min
Limite Máximo de Pressão	30-40 cmH_2O
Pressão Inspiratória	20-25 cmH_2O
PEEP	4-6 cmH_2O
FiO_2	21%-30%
FR	40-60 mpm
Regra Prática: *"ocluuui/solta/solta"*, *"ocluuui/solta/solta"*..., sendo o *"ocluuui"* relacionado à oclusão do orifício da peça T do ventilador mecânico manual;	
Após as primeiras 3-5 ventilações, reajustar a pressão inspiratória de modo a visualizar o movimento torácico leve e auscultar a entrada de ar nos pulmões	

Fonte: Adaptado de Programa de Reanimação Neonatal/Sociedade Brasileira de Pediatria-2016.

Ajuda Cognitiva 25.1 – Valores de SpO_2 pré-ductais desejáveis, segundo a idade pós-natal.	
Minutos de vida	**SpO_2 pré-ductal**
Até 5	70%-80%
5 a 10	80%-90%
>10	85%-95%

Fonte: Adaptado do Programa de Reanimação Neonatal/Sociedade Brasileira de Pediatria-2016.

Ajuda Cognitiva 25.2 – Medicações para reanimação neonatal na sala de parto.

	Adrenalina endovenosa	Adrenalina endotraqueal	Expansor de volume
Diluição	1:10.000 1 mL adrenalina 1:1.000 em 9 mL de SF 0,9%	1:10.000 1 mL adrenalina 1:1.000 em 9 mL de SF 0,9%	SF 0,9%
Preparo	Seringa de 1 mL	Seringa de 5 mL	2 seringas de 20 mL
Dose	0,1-0,3 mL/kg	0,5-1,0 mL/kg	10 mL/kg EV
1 kg	**0,1-0,3 mL**	**0,5-1,0 mL**	**10 mL**
2 kg	**0,2-0,6 mL**	**1,0-2,0 mL**	**20 mL**
3 kg	**0,3-0,9 mL**	**1,5-3,0 mL**	**30 mL**
4 kg	**0,4-1,2 mL**	**2,0-4,0 mL**	**40 mL**
Velocidade de infusão e precauções	Infundir rápido na veia umbilical seguido por 0,5 a 1,0 mL de SF 0,9%	Infundir na cânula traqueal seguido de VPP. **Uso único**	Infundir na veia umbilical lentamente, em 5 a 10 minutos

Fonte: Adaptado do Programa de Reanimação Neonatal/Sociedade Brasileira de Pediatria-2016.

Ajuda Cognitiva 25.3 – *Checklist* para correção da VPP com máscara (MRSOPA).

Checklist para correção da VPP com máscara		
M	*Mask*	Ajustar a máscara na face do RN
R	*Reposition*	Reposicionar a cabeça do RN
S	*Suction*	Aspirar a boca e nariz
O	*Open*	Ventilar com a boca aberta
P	*Pressure*	Aumentar a pressão
A	*Airway*	Considerar via aérea alternativa: IOT ou máscara laríngea

Fonte: Adaptado do Manual de reanimação neonatal- 7ª edição 2018.

Ajuda Cognitiva 25.4 – Tamanho e profundidade de inserção da cânula traqueal.

Idade Gestacional	Tamanho da cânula traqueal (mm)	Profundidade de inserção Marca (cm) no lábio superior
23-24 semanas	2,0/2,5	5,5
25-26 semanas	2,5	6,0
27-29 semanas	2,5/3,0	6,5
30-32 semanas	3,0	7,0
33-34 semanas	3,0/3,5	7,5
35-37 semanas	3,5	8,0
38-40 semanas	3,5/4,0	8,5
> 40 semanas	3,5/4,0	9,0

Fonte: Adaptado do Programa de Reanimação Neonatal/Sociedade Brasileira de Pediatria-2016

Bibliografia

American Academy of Pediatrics and American Heart Association. Manual de reanimação neonatal 7. ed. São Paulo: Associação Paulista para o Desenvolvimento da Medicina. 2018;82-83.

Garvey AA, Dempsey EM. Simulation in neonatal resuscitation. Front Pediatr. 2020;8:59. doi: 10.3389/fped.2020.00059. eCollection 2020.

Halamek LP. Simulation and debriefing in neonatology 2016: Mission incomplete. Semin Perinatol. 2016;40(7):489-493. doi: 10.1053/j.semperi.2016.08.010.

Huffman J, McNeil G, Bismilla Z, Lai A. Essentials of scenario building for simulation-based education simulation pearls. In: Grant VJ, Cheng A, eds. Comprehensive healthcare simulation: Pediatrics. Springer. 2016:19-29. doi. org/10.1007/978-3-319-24187-6_2.

Lindhard MS, Thim S, Laursen HS, Schram AW, Paltved C, et al. Simulation-based neonatal resuscitation team training: A systematic review. Pediatrics. 2021;147(4):e2020042010. doi: 10.1542/peds.2020-042010.

Rall M, Gaba DM. Human performance and patient safety. In: Miller RD, editor. Miller's Anaesthesia. Philadelphia: Elsevier Churchill Livingston; 2005:3021-3072.

Sociedade Brasileira de Pediatria. Programa de Reanimação Neonatal. Diretrizes. Reanimação do prematuro < 34 semanas em sala de parto: maio 2021. Disponível em: DiretrizesSBP-ReanimacaoPrematuroMenor34semanas-MAIO_2021.pdf. Acesso em: 20 nov 2021.

26 Obstrução de Vias Aéreas Superiores por Corpo Estranho

Ana Maria Andrélio Gonçalves Pereira de Mélo

Resumo do caso

Paciente Pietro Ribeiro de 11 meses, estava interagindo na sala com seu primo de 3 anos com pequenas peças de plástico para montar um caminhão. A mãe percebeu que Pietro começou a tossir subitamente, apresentando disfagia e sialorreia intensa. Na chegada ao setor de emergência pediátrica a criança apresentava-se prostrada e com cianose central.

Objetivos de aprendizagem

a) **Primário:** reconhecimento e manejo inicial de um caso de obstrução de vias aéreas superiores por corpo estranho. Foco no raciocínio clínico, anamnese, manobra específica para a faixa etária, exame físico e condução sequencial do caso.

b) **Secundário (se houver):** comunicação efetiva e empática com o familiar se houver (não mandatório neste caso).

c) **Ações críticas primárias/*Checklist***
   - Identificação precoce do caso (obstrução total ou parcial) pela anamnese e estado geral do paciente
   - Inspecionar orofaringe e avaliar cervical para identificação de corpo estranho
   - Discutir se aplicável pinça de Magill
   - Realização da manobra de engasgo para menores de 1 ano (5 percussões com a região hipotenar na região interescapular e 5 compressões com os digitais intermamilar, com reavaliação e checagem de pulso a cada 2 minutos)

- Monitorização com avaliação da glicemia
- Na estabilidade clínica, discutir solicitação de exames (raio X de cervical, tórax e abdome entre outros)
- Discutir casos para avaliação da broncoscopia
- Discutir casos para realização de intubação orotraqueal e as especificidades pediátricas neste caso

d) Ações críticas secundárias (se houver/exemplos)

- Comunicação empática com o familiar desde sua impressão diagnóstica até conduta técnica e seguimento do caso.

Ambiente simulado

Neste cenário não há necessidade de simuladores pediátricos de alta fidelidade. Manequins ou simuladores de baixo custo pediátricos em um ambiente simulado para emergências pediátricas são suficientes para atender essa demanda. Uma atriz treinada pode ser associada caso haja interesse de forma secundária avaliar a abordagem familiar, considerando não desfocar o objetivo central e técnico deste cenário.

Descrição completa do caso

Paciente Pietro Ribeiro, de 11 meses, estava interagindo na sala com seu primo de 3 anos com pequenas peças de plástico para montar um caminhão. A mãe percebeu que Pietro começou a tossir subitamente, apresentando disfagia e sialorreia intensa. Na chegada ao setor de emergência pediátrica a criança apresentava-se prostrada, com estridor laríngeo e com cianose perioral. Mãe refere que a criança não tem problemas de saúde, nega intervenções cirúrgicas ou uso de medicação de rotina. Vacinas atualizadas, amamentação exclusiva até os 6 meses e agora se alimenta de forma diversificada. Sem mudanças em nenhum padrão alimentar ou de rotina nos últimos dias.

Paciente taquicárdico, pálido e com cianose perioral, dispneico com estridor laríngeo, expiração prolongada. FC = 120 bpm com ritmo sinusal, FR = 45 ipm, PA = 110 × 75 mmHg, Tempo de enchimento capilar = 3 seg e $SatO_2$ = 81%.

Debriefing ou Feedback

Obrigatório. Ver capítulo de bases educacionais.

Esse cenário permite qualquer técnica de *debriefing* ou *feedback*. Selecionar de acordo com o conteúdo prévio e expertise dos participantes.

Observações

Caso considere relevante aumentar a complexidade do caso com evolução a parada respiratória.

Bibliografia

Mandal A, Kabra SK, Lodha R. Upper airway obstruction in children. Indian J Pediatr. 2015;82(8): 737-44. doi: 10.1007/s12098-015-1811-6. Epub 2015 Jun 25. PMID: 26104110.

Patwari PP, Sharma GD. Common pediatric airway disorders. Pediatr Ann. 2019;48(4):e162-e168. doi: 10.3928/19382359-20190326-03. PMID: 30986317.

27 Doença Pulmonar Obstrutiva Crônica (DPOC)

Carolina Felipe Soares Brandão
Francisco Carillo Neto

Resumo do caso

Paciente J.C.S., de 76 anos, foi encaminhado ao setor de emergência por dispneia aos menores esforços e expectoração. Informa piora do quadro há cerca de 12 horas. Triagem oferece acesso venoso periférico em membro superior direito e informa hipertensão com uso irregular da medicação contínua.

Objetivos de aprendizagem

a) **Primário:** reconhecer e manejar inicialmente um caso de exacerbação de doença pulmonar obstrutiva crônica com consideração às variáveis de saturação aceitáveis para este perfil de paciente. Foco no raciocínio clínico, anamnese, exame físico e condução primária.

b) **Secundário:** comunicação efetiva e empática com o paciente.

c) **Ações críticas primárias/*Checklist***

- Monitorização e acesso venoso com avaliação da glicemia.

- Anamnese focada e relevante ao quadro.

- Exame físico com principal foco na propedêutica torácica, mas avaliando o paciente integralmente. Ausculta de roncos e alguns sibilos devem estar presentes ou serem informadas (o ideal é a obtenção do som e apresentação ao estudante, treinando o discernimento desses sons e seus significados). Nos casos mais graves, o paciente poderá ter uma história modificada e mais aguda com dispneia intensa e estertores de base além da intolerância a ficar deitado, da estase jugular e da distensão hepática dolorosa por insuficiência cardíaca direita aguda. O objetivo da simulação estará em induzir a busca propedêutica pelo estudante ou profissional e valorizar a descoberta dos sinais clínicos, e seu respectivo entendimento, qualquer que seja o cenário proposto.

- Oxigenoterapia e suas diferentes possibilidades de dispositivos com $SatO_2$ alvo entre 88% e 92% caso a caso (veja comentários no item Ambiente Simulado).

- Solicitação de exames complementares pertinentes ao quadro (discutir Raio X de tórax, ECG, hemograma, eletrólitos e glicemia).

- Discutir condutas terapêuticas iniciais (hidratação, broncodilatador de curta duração – 3 ciclos na primeira hora, corticoide e antibiótico – avaliar risco).

- Discutir condutas terapêuticas de manutenção e seguimento ambulatorial (prova de função pulmonar, encaminhamento ao especialista, orientação ao uso das medicações de rotina). Critérios GOLD atualizados devem ser discutidos sucintamente.

- Discutir o controle respiratório dominante neste paciente: inibido no centro respiratório bulbar (pCO_2) e atuante no seio carotídeo (pO_2). Deve-se ainda lembrar ao estudante sobre a relação da acidose como inibidora da afinidade da hemoglobina ao O_2 (efeito Bohr) e o efeito Haldane entre O_2 e CO_2 nos ambientes de troca.

d) **Ações críticas secundárias (se houver/exemplos)**

- Comunicação empática com o paciente desde sua impressão diagnóstica até conduta técnica.

Ambiente simulado

Neste cenário, diversas técnicas atendem de forma satisfatória. O uso do simulador avançado pode ser interessante, assim como simulação com paciente ator ou híbrida (com adaptação de manequins de ausculta ou colete biônico a ser utilizado no ator). Materiais de monitorização, glicemia e oxigenoterapia diversos mantidos à disposição. No caso do paciente ator, é interessante elucidar a demonstração do desconforto respiratório e diferentes reações a depender da escolha da oxigenoterapia instalada e orientar sobre a evolução que deve assumir com eventuais exageros indesejáveis no fornecimento de O_2. É interessante aqui destacar os dispositivos de oxigenioterapia e suas indicações e limitações. Por exemplo, o cateter nasal a 5 litros por minuto (muito para o nosso paciente) pode causar sangramento nasal e cefaleia por ressecamento da mucosa e, pode ser inútil para pacientes que estão respirando pela boca, confundindo o estudante/profissional desatento. O uso de máscara não reinalante (máscara de alto fluxo) necessitaria da distensão do recipiente antes do início da aplicação e deve ser retirado do paciente antes de se fechar o fluxômetro de O_2 (que também não é adequado ao nosso paciente, causando bradipneia, sonolência e risco de morte no paciente retentor crônico de CO_2). Criar uma progressão de até 2 minutos para atingir a estabilidade da oximetria após modificações no aporte de oxigênio será adequado para gerar o realismo adequado e útil para o estudante/profissional. O uso de dispositivos de Máscar de Venturi podem também ser demonstrados, com a identificação do fluxo adequado de O_2 a cada dispositivo e a atenção no cuidado de jamais obstruir as "janelas" próprias do dispositivo, responsáveis pela captação do ar atmosférico e a obtenção da FiO_2 proposta.

Descrição completa do caso

Paciente J.C.S., de 76 anos, foi encaminhado ao setor de emergência por dispneia aos menores esforços e expectoração. Refere piora do quadro há cerca de 4 horas quando auxiliou na mudança de mobília com seu vizinho. A triagem ofereceu acesso venoso periférico em membro superior direito e informou hipertensão com uso irregular da medicação contínua. Paciente é tabagista há 50 anos (cerca de 1 maço/dia). Refere tosse crônica e expectoração há anos, por vezes precisou de apoio hospitalar, porém nega internações no último ano. Nega dor precordial. Nega alergias.

> *Exame físico e sinais vitais: aspecto pletórico, cianose labial e periférica, temperatura axilar = 36,9 °C; Pressão arterial = 143/83 mmHg; Frequência cardíaca = 125 bpm em ritmo sinusal, pulsos simétricos e com amplitude normal; Presença de estase jugular; Frequência respiratória = 28 irpm, $SatO_2$ = 84% em ar ambiente; Hálito e glicemia normais; Tempo de enchimento capilar = 2 seg (poderá estar lentificado se a proposta for apresentar um edema agudo de pulmão e a pressão arterial poderá estar mais baixa), parâmetros de hidratação normais. Ausculta pulmonar com poucos roncos e sibilos difusos. Demais avaliações sem alterações dignas de nota.*

Debriefing ou *Feedback*

Obrigatório. Ver capítulo de bases educacionais.

Este cenário permite qualquer técnica de *debriefing* ou *feedback*. Selecionar de acordo com o conteúdo prévio e expertise dos participantes.

Observações

Caso considere relevante, aumentar a complexidade do cenário com objetivo de discutir ventilação não invasiva (CPAP ou BIPAP). O paciente pode persistir dispneico e não apresentar melhora adequada da oximetria, podendo apresentar surgimento de estertores em base e queda da pressão devido à vasoconstrição pulmonar induzida pela hipoxemia com hipertensão pulmonar e autossustentação do edema agudo em ciclo vicioso. O uso do CPAP/BIPAP pode conseguir rapidamente reverter essa situação ao mesmo tempo que colabora para o recrutamento de alvéolos e para a geração de pressão positiva intra-alveolar, colaborando com a contenção do edema.

Bibliografia

Labaki WW, Rosenberg SR. Chronic obstructive pulmonary disease. Ann Intern Med. 2020;173(3):ITC17-ITC32. doi: 10.7326/AITC202008040. PMID: 32745458.

Ritchie AI, Wedzicha JA. Definition, causes, pathogenesis, and consequences of chronic obstructive pulmonary disease exacerbations. Clin Chest Med. 2020;41(3):421-438. doi: 10.1016/j.ccm.2020.06.007. PMID: 32800196; PMCID: PMC7423341.

28 | Eclâmpsia

Karen Cristine Abrão

Resumo do caso

Gestante de 29 anos, primigesta, de 37 semanas que chega ao pronto atendimento (PA) obstétrico com queixa de náuseas e dor abdominal, pré-natal sem intercorrências até o momento. Está aguardando avaliação no leito do PA. Será avaliada por dois médicos residentes de plantão e uma enfermeira.

Objetivos de aprendizagem

a) **Primários:** identificar a iminência de eclâmpsia em pré-eclâmpsia grave. Ser capaz de manejar uma crise convulsiva por eclâmpsia e prover os cuidados necessários imediatamente após uma convulsão eclâmptica.

b) **Secundário:** demonstrar comunicação eficaz durante uma situação de emergência relacionada à pré-eclâmpsia e eclâmpsia.

c) **Ações críticas primárias/*Checklist***

Tabela 28.1 – Resumo das ações para a simulação.

Tempo aproximado	Parâmetros monitor	Eventos ou ações do manequim/Ator	Intervenções esperadas	Marcações para atores ou operadores do manequim
1º minuto	PA (quando iniciada a monitoração): 180/110 Pulso: 102 bpm SPO_2: 96%	Quando os participantes entram no cenário a paciente comunica que está com náusea e dor abdominal. Informa os dados da gravidez até o momento e mostra o cartão de pré-natal. Mãe (atriz) ajuda a dar as informações.	Participantes se apresentam e avaliam a paciente, aferem dados vitais e notam a PA aumentada. Solicitam monitoração materna (SPO_2, PA, FC) e fetal CTG. Solicitam coleta de exames e consideram medicação anti-hipertensiva. Podem iniciar sulfatação para iminência de eclâmpsia	Não intervir e responder às perguntas da anamnese.
Após 2-3 minutos	PA 192/115 SPO_2: 83% FC: 118 FR: 10 CTG: FCF cai para 90 por 4 minutos, variabilidade 5 bpm, sem contrações	Paciente entra em convulsão, que vai durar 2 minutos e melhorar espontaneamente	Equipe: • Identifica eclâmpsia • Solicita ajuda • Faz ABC e protege via aérea • Instala acesso venoso • Administra $MgSO_4$ • Realiza sondagem vesical • Administra medicação antihipertensiva • Solicita exames caso não tenham sido solicitados acima • Monitora parâmetros maternos e fetais (CTG)	A mãe da paciente deve se manifestar com ansiedade: *"Ela está convulsionando? O que está acontecendo?"*

(Continua)

Tabela 28.1 – Resumo das ações para a simulação. (*Continuação*)

Tempo aproximado	Parâmetros monitor	Eventos ou ações do manequim/Ator	Intervenções esperadas	Marcações para atores ou operadores do manequim
Após 5º minuto	PA 160/100 SPO_2: 93% FC: 100 FR: 10 CTG: • Linha de base: 140 bpm • Variabilidade reduzida 2 bpm • Ausência de desacelerações • Atividade uterina: ausente	Paciente tem melhora da convulsão, retorna à consciência sonolenta e torporosa Quando a sulfatação e medicação anti-hipertensiva forem administradas, comunicar o fim do cenário. Se decidirem antes por cesárea, comunicar o fim do cenário	Espera-se que um dos obstetras assuma a liderança do caso, use comunicação de alça fechada, peça ajuda, inicie as medicações adequadas até a resolução da convulsão e monitore a paciente Discussão sobre a realização do parto Comunicação do ocorrido para paciente e acompanhante	Ao observar a conduta da equipe, acompanhante deverá inquirir sobre o que está acontecendo e por que estão sendo realizados os procedimentos Caso a equipe aja sem boa comunicação, a manifestação deve ser de maior ansiedade
Fim do cenário se equipe tomar todas as condutas acima, fim antecipado se decidirem enviar ao Centro Obstétrico antes da estabilização.				

Fonte: Desenvolvida pela autoria.

Ambiente simulado

Este cenário sugere uma simulação com manequim obstétrico de alta fidelidade com monitor fetal e ator para representar o acompanhante.

Equipamentos:

- Maca hospitalar
- Bomba de infusão (se possível)
- Carrinho de parada (se possível)

- Oxímetro de pulso
- Monitor fetal do manequim (SimMom)
- Monitor da paciente
- Laringoscópio e lâminas

Materiais descartáveis:

- Luvas de procedimento
- Cateter de oxigênio nasal e/ou máscara facial
- Tubos para coleta de exames
- Jelcos adulto
- Agulhas rosa
- Seringas de 10 mL e 20 mL
- Ampola de plasil
- Ampola de sulfato de magnésio 50% 10 mL
- Ampola de gluconato de cálcio 10% 10 mL
- Ampola de hidralazina 20 mg/mL
- Ampola de fenitoína 250 mg
- Flaconetes de água destilada e soro fisiológico para diluição
- Comprimido de nifedipina
- Comprimido de metildopa
- Equipo de soro
- Bolsa de Soro fisiológico, ringer lactato, soro glicosado
- Sonda vesical de demora
- Cânula de intubação
- Cânula de Guedel

Prontuário:

- Cartão de pré-natal da gestante

Programação inicial do manequim

Início do cenário

Dados vitais maternos (apresentar apenas quando monitor ligado pelos participantes)

- PA: 180/110 mmHg
- FC: 102 bpm
- SPO_2: 96%

Cardiotocografia (apresentar apenas quando monitor ligado pelos participantes)

- Linha de base da FCF: 136 bpm

- Variabilidade reduzida 2 bpm
- Ausência de desacelerações
- Atividade uterina: ausente

Modificação dos parâmetros conforme evolução do caso acima

Instrução para quem fará a voz do manequim

Adriana é uma gestante de 37 semanas, grávida do primeiro bebê. Hoje começou a sentir-se mal, com enjoos desde cedo e também uma dor na parte superior da barriga. Não vomitou, não teve alterações nas fezes ou urina. Não teve sangramentos ou contração. O bebê se mexeu pouco hoje.

Está fazendo pré-natal no posto de saúde, trouxe o cartão de pré-natal. A última consulta foi há um mês. Tudo foi normal no pré-natal até agora. O bebê vai se chamar Antonio. DUM: 28/02/2019. DPP: 05/12/2019.

Se perguntarem se está com pressão alta, diga que não, mas nunca mediu. Que tentou consulta no posto antes, mas não conseguiu. Que está muito inchada, mas acha isso normal da gestação.

Depois da convulsão, a paciente retorna desorientada, lenta e confusa, perguntando o que ocorreu, se está tudo bem com o bebê. Às vezes fala com a mãe, às vezes com a equipe médica.

Instrução para quem fará a mãe e acompanhante da paciente

Paula é a mãe que veio trazer a filha ao PS. Acha que a filha está muito inchada, mas não mostra nenhum sinal de preocupação até que a convulsão aconteça.

Quando a filha convulsionar se desespera e faz perguntas sobre o que está acontecendo, se o bebê vai morrer. Diz que a filha nunca teve nenhum problema de saúde.

Depois que a paciente parar de convulsionar, diz que ela teve convulsão febril quando bebê e pergunta se tem alguma coisa a ver com o quadro atual.

Se propuserem fazer cesárea, diga que tem que falar com o marido da paciente.

Descrição completa do caso

Paciente de 29 anos, primigesta de 37 semanas de gestação, vem ao pronto-socorro com queixa de mal-estar e náuseas, acompanhada da mãe. A gestação foi sem intercorrências, fez 5 consultas de pré-natal, e a última consulta foi há 4 semanas (33 semanas). Nega contrações uterinas, perda de líquido ou sangramento vaginal. Relata boa movimentação fetal.

A paciente apresenta no exame físico hipertensão arterial de 170/110. Logo no início da avaliação da equipe médica a paciente vai evoluir com convulsão eclâmptica de curta duração e resolução espontânea.

Após a convulsão a paciente retorna confusa e sonolenta. Alteração da cardiotocografia que se resolve após a convulsão.

Espera-se que os residentes realizem o diagnóstico de eclâmpsia e realizem o manejo adequado da condição incluindo:

- Proteção da via aérea
- Monitoramento de dados vitais (incluindo oximetria) e da vitalidade fetal
- Solicita e instala acesso venoso
- Sulfatação de maneira apropriada
- Administração de medicação antihipertensiva de maneira apropriada
- Solicitação de sondagem vesical
- Solicitação da coleta de exames laboratoriais
- Avaliação da necessidade de parto imediato

Além do manejo técnico da eclâmpsia, observar:

- Interação entre membros da equipe
- Perfil da liderança
- Comunicação dos membros da equipe
- Comunicação com paciente e acompanhante

Debriefing ou feedback

Obrigatório. Ver capítulo de bases educacionais.

Este cenário permite qualquer técnica de debriefing ou feedback. Selecionar de acordo com o conteúdo prévio e a expertise dos participantes.

Alguns exemplos de perguntas ativadoras que podem ajudar:

- **Descrição/Reação**: alguém pode descrever o que aconteceu nessa simulação (sempre começando pelos participantes)? Como vocês se sentiram atuando nesse cenário? De que maneira isso afetou as decisões e ações que foram tomadas/resultado? Qual foi a primeira coisa que vocês notaram ao entrar no cenário? Quando a convulsão aconteceu, o que vocês estavam pensando?

- **Análise/Compreensão**: qual foi o diagnóstico de vocês? Quais condutas foram tomadas? Elas foram tomadas no momento correto? O que vocês gostariam de ter feito diferente? Como foi a comunicação do grupo? Como ela poderia ter sido melhor? Como foi a comunicação com a paciente e sua mãe? O que poderia ter sido melhor? Quais foram os pontos positivos do trabalho da equipe? Alguém assumiu a liderança do caso? Quem? Como os demais se comportaram? Alguém se sentiu/esteve sobrecarregado? O que fazer nessa situação?

  Quais são as melhores maneiras de comunicar em uma situação de crise como essa (revisar comunicação em alça fechada).

- **Caso seja usado o videodebriefing**: use pontos críticos da gravação a cada manobra e pergunte ao grupo: qual a avaliação de vocês neste momento? E no próximo, assim por diante.

Problemas comuns em cenários de eclâmpsia e que devem ser enfatizados caso tenham ocorrido:

- Não chamar por ajuda
- Não explicar claramente o caso quando novos elementos do time chegam ao cenário
- Não realizar os passos do BLS, especialmente avaliar e proteger via área
- Não tratar a hipertensão
- Administração incorreta do $MgSO_4$
- Não estabilizar a paciente adequadamente antes do parto
- Não restringir fluidos
- **Síntese/Avaliação**: o que vocês aprenderam com este cenário? Em que este cenário irá ajudá-los na vida real?

Observações

Variações do cenário para participantes com maior nível de expertise: Evolução para DPP no pós-convulsão. PCR após convulsão.

Bibliografia

Zugaib M. Zugaib Obstetricia. 4. ed. Barueri-SP: Edit. Manole; 2019.

Advanced Life Support in Obstetrics – ALSO. Eclâmpsia. Advisory Board. 8. ed.; 2017.

29 | Ressuscitação Cardiopulmonar

Hélio Penna Guimarães

Resumo do caso

Paciente F.V.R. de 56 anos, admitido no Departamento de Emergência com história de desconforto torácico em opressão há cerca de 2 horas, náuseas e sudorese fria; ao chegar ao hospital teve síncope e aparente estado de convulsão.

Objetivos de aprendizagem

a) **Primário:** cenário dividido em duas fases separadas: **Fase 1** – Reconhecimento e manejo inicial de uma condição de perda súbita da consciência e abordagem inicial do suporte básico de vida. Foco na determinação de possível parada cardiorrespiratória e início das manobras de suporte básico de vida (SBV). **Fase 2** – Manejo e condutas de suporte avançado de vida cardiovascular (SAVC) na sequência do atendimento de um caso de parada cardiorrespiratória (PCR).

b) **Secundário:** comunicação entre a equipe, tomada de decisão, liderança nas 2 fases de atendimento.

c) **Ações críticas primárias/*Checklist* – Fase 1**
   - Avaliação do nível de consciência
   - Solicitação de ajuda e verificação da presença ou ausência de pulso central e ausência de movimentos respiratórios
   - Início das manobras de suporte básico de vida com compressão torácica externa
   - Manobras de ventilação com bolsa-valva-máscara
   - Solicitação de desfibrilador convencional manual e monitoração do paciente para detecção de modalidade da PCR

- Ações críticas secundárias (se houver/exemplos)
- Comunicação e liderança da equipe com distribuição de funções

d) **Ações críticas primárias/*Checklist* – Fase 2**
- Reavaliação do paciente
- Estabelecimento da monitoração com pás manuais do desfibrilador, pás adesivas
- Determinação da modalidade de PCR e determinação do ritmo para qual algoritmo seguir
- Seguir algoritmo de abordagem dos ritmos chocáveis (Taquicardia ventricular sem pulso (TVSP) ou Fibrilação ventricular (FV)) ou não chocáveis (Atividade Elétrica Sem Pulso-AESP ou Assistolia)
- Uso de recursos para diagnósticos das causas de PCR (5 Hs e 5 Ts)
- Cuidados Pós PCR

e) Ações críticas secundárias (se houver/exemplos)
- Comunicação eficaz e liderança da equipe durante a RCP

Ambiente simulado

Neste cenário, convém *debriefing* conjunto final com todo time; simulação interprofissional pode ser muito benéfica principalmente no treinamento dos departamentos de emergência, pela atuação fundamental de outros profissionais de saúde, como enfermeiros e/ou fisioterapeutas. Um simulador de média ou alta fidelidade com os recursos contínuos de monitorização de ritmo cardíaco são desejáveis, bem como desfibrilador manual e simulador de ecodopplercardiograma para point of care de diagnóstico.

Descrição completa do caso

Fase 1

Paciente F.V.R. de 56 anos, admitido no Departamento de Emergência com história de desconforto torácico em opressão há cerca de 2 horas, náuseas e sudorese fria; algo chegar ao hospital teve síncope e aparente estado de convulsão.

Exame físico e sinais vitais: inconsciente, pálido, sem esboçar qualquer reação ao chamado; sem movimentos ou incursões respiratórias; sem pulso central (carotídeo ou femoral) palpável.

Fase 2

Paciente Fausto, de 56 anos, tem a PCR confirmada e já está sendo submetido às medidas de suporte básico de vida SBV e procura-se a modalidade de PCR com a monitoração do ritmo cardíaco da PCR; a PCR ocorre em ritmo chocável de taquicardia ventricular sem pulso (TVSP). Solicita-se a monitoração com desfibrilador manual que confirma a FV e inicia-se o algoritmo de abordagem conforme preconizada em diretrizes mundiais de RCP *(medicações a serem incluídas e suas disponibilidades, realidades e conteúdo prévio dos participantes).*

Debriefing ou feedback

Obrigatório. Ver capítulo de bases educacionais.

Este cenário permite qualquer técnica de *debriefing* ou *feedback*. Selecionar de acordo com o conteúdo prévio e expertise dos participantes.

Observações

Caso considere a possibilidade de um simulador/*software* de ecocardiografia que pode ser incluído na segunda fase de atendimento, assim como uma manequim. O monitor multiparamétrico dos simuladores podem enviar essas informações, do ritmo, qualidade de compressões torácicas externas.

Bibliografia

International Liaison Committee on Resuscitation. 2020 International Consensus on cardiopulmonary resuscitation and emergency cardiovascular care science with treatment recommendations. Circulation. 2020;142(1):In press.

International Liaison Committee on Resuscitation. 2020 International Consensus on cardiopulmonary resuscitation and emergency cardiovascular care science with treatment recommendations. Resuscitation. 2020:In press.

Magid DJ, Aziz K, Cheng A, et al. Part 2: Evidence evaluation and guidelines development: 2020 American Heart Association Guidelines for cardiopulmonary resuscitation and emergency cardiovascular care. Circulation. 2020;142(2):In press.

Merchant RM, Topjian AA, Panchal AR, et al. Part 1: executive summary: 2020 American Heart Association Guidelines for cardiopulmonary resuscitation and emergency cardiovascular Care. Circulation. 2020;142(2):In press.

Morley P, Atkins D, Finn JM, et al. 2: Evidence-evaluation process and management of potential conflicts of interest: 2020 International Consensus on cardiopulmonary resuscitation science with treatment recommendations. circulation. 2020;142(1):In press.

30 | Bloqueio Atrioventricular Total

Aécio Flávio Teixeira de Góis
Amanda Steil
Geraldo Pio da Silva Neto

Resumo do caso

Homem de 78 anos é encaminhado para o departamento de emergência devido à síncope e alteração do nível de consciência.

Objetivos de aprendizagem

a) **Primário:** manejar um paciente com bradicardia instável por BAVT
b) **Secundário:** realizar a abordagem de um paciente com síncope
c) **Ações críticas primárias/*Checklist* (exemplos)**
  - Monitorização
  - Oxigenoterapia se necessário
  - Eletrocardiograma
  - Reconhecer o ritmo BAVT
  - Uso de agente cronotrópico
  - Aplicação de marcapasso transcutâneo ou transvenoso
  - Não administrar dipirona
d) Ações críticas secundárias (se houver/exemplos)
  - Comunicação em alça fechada
  - Liderança no cenário
  - Adequada escuta e relacionamento interprofissional
  - Comunicação empática com o paciente e gerenciamento de crises com família
  - Acionar cardiologista prontamente

Ambiente simulado

- Equipamento de proteção individual
- Manequim computadorizado
- Materiais para monitorização cardíaca e oxímetro
- Estetoscópio
- ECG
- Máscara de O_2
- Desfibrilador
- Pás marcapasso transcutâneo
- Bolsa válvula máscara
- Laringoscópio
- Tubo orotraqueal
- Seringa 20 mL
- *Bougie*
- Simuladores de medicações e acesso venoso periférico

Descrição completa do caso

Paciente: Roberto de Paula Souza, 75 anos

História da doença atual: durante a noite, paciente levantou para urinar e no trajeto do banheiro até o quarto sofreu síncope súbita, sem pródromos. Sua esposa o encontra no chão, confuso, apresentando movimentos anormais de membros e cabeça. O próprio paciente não se recorda do ocorrido, nega dor torácica, falta de ar ou qualquer sintoma prévio.

- Revisão de sistemas: sem alterações em outros sistemas. Antecedentes prévios: tabagista, hipertenso e "coração grande".
- Alergias: Dipirona
- Medicamentos em uso: Losartana 50 mg 1× ao dia; Atenolol 50 mg 1× ao dia; Espironolactona 100 mg 1× ao dia
- Paciente deve ser admitido na emergência, realizado monitorização com eletrodos cardíacos e oximetria. Enquanto isso, outro profissional deverá colher a história com o paciente e familiares.
- *Exame físico: Sinais vitais: FC 40 bpm; SatO$_2$ 92%; FR 12 irpm; PA 98/64;*
- *Glicemia capilar: 102 Estado geral: Regular, descorado, hidratado, acianótico e anictérico*
- *Neurológico: Escala de coma de Glasgow 9 (O$_2$ RV 3 RM 4).*
- *Sonolento. Sem déficits motores.*
- *Respiratório: Murmúrios vesiculares presentes, sem ruídos adventícios. Cardiovascular: Bulhas normofonéticas, dois tempos, sem sopros. Perfusão periférica > 3 segundos. Ausência de*

- *turgência jugular,* mottling *Score 4.*
- *Abdominal: sem alterações*
- *Genito-urinário: sem alterações*
- *Membros inferiores: sem edema, sem alterações*
- *Pele: sem alterações*
- *Obter acesso venoso periférico.*

Profissional deve solicitar Eletrocardiograma prontamente: *https://www.ecg-quest.net/ecg/complete-heart-block-3/*

Demais imagens e laboratórios:

- Ultrassom Point-of-care indisponível.
- Laboratoriais: Hemograma, creatinina, sódio, potássio, troponina.
- Todos os resultados são normais.

Condutas necessárias:

- O profissional deve reconhecer o ritmo de Bloqueio Atrioventricular Total (BAVT)/Bloqueio Atrioventricular de 3° grau em paciente instável.
- Apesar de pouca resposta neste caso, pode ser realizado Atropina. Paciente não terá resposta.
- Solicitar a realização de Adrenalina ou Dopamina, em bomba de infusão continua, enquanto prepara a passagem de Marcapasso Transcutâneo ou Transvenoso.
- Passo a passo e programar os parâmetros do marcapasso.
    - Em caso de falha no reconhecimento do ritmo no eletrocardiograma ou erro na administração farmacológica o paciente vai evoluir com parada cardiorrespiratória e óbito.

Debriefing ou feedback

- Você possui uma abordagem sistematizada a casos de síncope (sugerir escores EGSYS e Canadian Syncop Risk)?
- Qual a definição de bloqueio atrioventricular de 3° grau e como diferencio dos outros tipos de bloqueios?
- Por que a atropina não funciona neste caso?
- Qual o tipo de infarto agudo do miocárdio pode se manifestar como BAVT?
- Teríamos que ter procedido a uma via aérea definitiva neste paciente antes das medidas para bradicardia?
- Se o paciente sentisse dor ao ligarmos o marcapasso transcutâneo, qual medicações poderíamos utilizar?
- Entre adrenalina e dopamina, o que as últimas referências tem preferido na escolha?

- Qual distúrbios hidroletrolíticos teríamos que pensar como diagnóstico diferencial neste caso?
- Qual seria seu seguimento com o paciente após estabilizá-lo?
- Qual sua avaliação de desempenho de líder neste cenário?
- Você acredita que sua comunicação foi apropriada, tanto com equipe como paciente e família?
- Teria uma abordagem diferente para o caso?
- Sua avaliação final do cenário e os aprendizados.

Observações

- Pode-se seguir um cenário no qual o marcapasso transcutâneo não irá funcionar para estimular os participantes a tomar novas condutas, tais como manter medicações de infusão ou sugerir marcapasso transvenoso.
- Existe a possibilidade de sugestão de Adrenalina push-dose como ponte para os demais tratamentos.

Bibliografia

Kusumoto FM, Schoenfeld MH, Barrett C, et al. 2018 ACC/AHA/HRS Guideline on the evaluation and management of patients with bradycardia and cardiac conduction delay: A Report of the American College of Cardiology/American Heart Association Task Force on Clinical Practice Guidelines and the Heart Rhythm Society. Circulation. 2019;140:e382.

Kusumoto FM, Schoenfeld MH, Barrett C, et al. 2018 ACC/AHA/HRS Guideline on the evaluation and management of patients with bradycardia and cardiac conduction delay: A Report of the American College of Cardiology/American Heart Association Task Force on Clinical Practice Guidelines and the Heart Rhythm Society. J Am Coll Cardiol. 2019;74:e51.

Marx JA, Hockberger RS, Walls RM, Adams J. Rosen's emergency medicine: Concepts and clinical practice. St. Louis: Mosby; 2013.

Tintinalli JE. Emergency medicine: A comprehensive study guide. 8. ed. 2020.

31 COVID-19

Aécio Flávio Teixeira de Góis
Carolina Felipe Soares Brandão

Resumo do caso

Paciente J. F. F. de 73 anos, deu entrada na sala de emergência com história de dispneia há 2 dias e refere piora importante nas últimas 3 horas. Apresenta histórico de hipertensão e hipertrigliceridemia com uso regular de medicações.

Objetivos de aprendizagem

a. **Primário:** cenário dividido em duas fases separadas: **Fase 1** – Reconhecimento e manejo inicial de um caso de insuficiência respiratória. Foco no raciocínio clínico, anamnese, exame físico, condução primária com exames complementares e encaminhamento. **Fase 2** – Manejo e condutas de um paciente grave na unidade de terapia intensiva em complicações decorrentes da COVID-19.

b. **Secundário (se houver):** comunicação entre a equipe, tomada de decisão, liderança nas 2 fases de atendimento.

c. **Ações Críticas Primárias/*Checklist* – Fase 1**

Monitorização com avaliação da glicemia

Anamnese focada e relevante ao quadro (considerar diagnósticos diferenciais: TEP, pneumonia, COVID-19, sepse...)

Questionamentos que envolvam a epidemiologia para COVID-19 (viagens recentes, contactuantes positivos...)

Exame físico (adequada propedêutica torácica, checar estase jugular, edema de membros inferiores entre outros parâmetros gerais)

Solicitação de exames: discutir laboratoriais (considerar HMG, eletrólitos, gasometria, D-Dímero, BNP, COVID-19, lactato...) e imagens (tomografia de tórax, RX de tórax e/ou USG) a depender da realidade local

Discutir condutas terapêuticas iniciais: oxigenoterapia em máscara de alto fluxo, autopronação, ventilação não invasiva/CPAP – indicações para intubação orotraqueal[1]

Intervenções medicamentosas (drogas para intubação, antitérmico, antibioticoterapia, corticoide)[2]

d. **Ações críticas secundárias (se houver/exemplos)**

Comunicação empática com o paciente desde sua impressão diagnóstica até conduta técnica

e. **Ações críticas primárias/*Checklist* – Fase 2**

Reavaliação do paciente

Discussão sobre balanço hídrico

Avaliação dos exames recebidos e medidas terapêuticas (corticoide, antibioticoterapia, gasometria, tomografia)[1-2]

Ajuste dos parâmetros da ventilação mecânica para este caso

Passagem de acesso central – considerar drogas vasoativas

Indicações de pronação do paciente intubado

f. **Ações críticas secundárias (se houver/exemplos)**

Comunicação empática com equipe multiprofissional no caso da participação de outros profissionais de saúde

Ambiente simulado

Neste cenário, sugerem-se 2 simulações separadas, com *debriefing* independentes, ou seja, o atendimento será da evolução do mesmo paciente, mas discutidos separadamente. A simulação interprofissional pode ser muito benéfica pela atuação fundamental de outros profissionais de saúde, como enfermeiros e/ou fisioterapeutas (a depender da disponibilidade de equipamentos e materiais, assim como expertise dos participantes com a temática e complexidade). Um simulador de média ou alta fidelidade com os recursos contínuos de monitorização hemodinâmica são desejáveis. Considera-se a caracterização com equipamentos adequados de proteção individual como complemento educacional relevante nestes cenários.[3]

Descrição completa do caso

Fase 1

Paciente J.F.F.F., de 73 anos, deu entrada na sala de emergência com história de dispneia há 3 dias e refere piora nas últimas 3 horas. Apresenta hipertensão e hipertrigliceridemia com uso regular de medicações.

Exame físico e sinais vitais: temperatura axilar = 38,9°C; Pressão arterial = 150/97 mmHg; Frequência cardíaca = 108 bpm em ritmo sinusal, pulsos simétricos e com amplitude normal; Frequência respiratória = 40 ipm, SatO$_2$ = 82% em ar ambiente; Hálito e glicemia sem alterações; Tempo de enchimento capilar = 3 seg, sem estase jugular, turgor e mucosas normais. Ausculta pulmonar com roncos e crepitações bilateralmente (batimento de asa de nariz e tiragem intercostal presentes), com inspeção, palpação e percussão normais. Não há edemas de membros inferiores ou empastamento de panturrilhas. Demais áreas sem alterações dignas de nota. Paciente nega alergias, viagens recentes, nenhuma cirurgia ou intercorrência médica importante, alimentou-se há cerca de 4 horas.

Fase 2

Paciente Josualdo de 73 anos, acaba de ser transferido para a unidade de terapia intensiva. Resultado para COVID-19 positivo. Em sua admissão foi necessária a realização de intubação orotraqueal. Recebido neste momento, com ventilador mecânico e bomba de infusão contínua com analgésico, sedativo e bloqueador neuromuscular. Solicita-se avaliação para acompanhamento do caso.

Exame físico e sinais vitais: temperatura axilar = 37,5 °C; Pressão arterial = 109/67 mmHg; Frequência cardíaca = 120 bpm em ritmo sinusal, pulsos simétricos e com amplitude diminuída; Tempo de enchimento capilar = 4seg, sem estase jugular, turgor e mucosas discretamente diminuídos. Ausculta pulmonar com roncos e crepitações bilateralmente, com inspeção, palpação e percussão normais. Não há edemas de membros inferiores ou empastamento de panturrilhas. Demais áreas sem alterações dignas de nota. Exames complementares serão disponibilizados ou não na simulação a depender da realidade local (medicações em andamento e a serem incluídas também devem ser discutidas, a depender de suas disponibilidades, realidades e conteúdo prévio dos participantes e por isso não descritas neste cenário).

Debriefing ou feedback

Obrigatório. Ver capítulo de bases educacionais.

Este cenário permite qualquer técnica de *debriefing* ou *feedback*. Selecionar de acordo com o conteúdo prévio e expertise dos participantes.

Observações

Caso considere relevante, um simulador/*software* de ventilação mecânica pode ser incluso na segunda fase de atendimento, assim como uma manequim para passagem de acesso central a depender da expertise dos participantes.[3] Demonstrar exames de imagens e laboratoriais ao longo da simulação estimulam os participantes a raciocinarem e programarem ajustes em tempo real. O monitor multiparamétrico dos simuladores podem enviar estas informações, ou se não houver o recurso imprimir os exames e entregar ao longo da simulação (o mesmo pode ser realizado com os observadores para acompanhamento). A seguir exemplos de imagens a serem utilizadas na fase I e posteriormente na fase II conforme nível dos participantes.

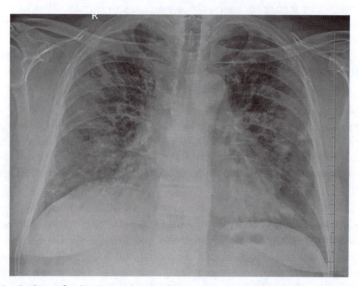

Figura 31.1 – Radiografia de tórax anteroposterior com aspecto típico de pneumonia bilateral por COVID-19.
Fonte: Caso cortesia do Dr. Subhan Iqbal, Radiopaedia.org, rID: 76341

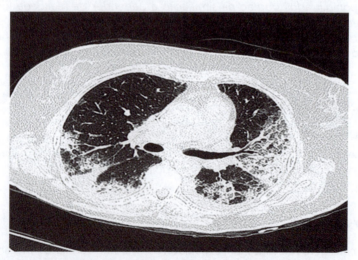

Figura 31.2 – Tomografia computadorizada de paciente positivo para COVID-19.
Fonte: Caso cortesia do Dr Antonio Rodrigues de Aguiar Neto, Radiopaedia.org, rID: 76921

Referências bibliográficas

1. Xu X, Ong YK, Wang Y. Role of adjunctive treatment strategies in COVID-19 and a review of international and national clinical guidelines. Mil Med Res. 2020;7(1):22. doi: 10.1186/s40779-020-00251-x. PMID: 32370766; PMCID: PMC7199873.

2. Maskin LP, Olarte GL, Palizas F Jr, Velo AE, Lurbet MF, Bonelli I, et al. High dose dexamethasone treatment for Acute Respiratory Distress Syndrome secondary to COVID-19: a structured summary of a study protocol for a randomised controlled trial. Trials. 2020;21(1):743. doi: 10.1186/s13063-020-04646-y. PMID: 32843098; PMCID: PMC7447582.

3. Brandão CFS, et al. Clinical simulation strategies for knowledge integration relating to initial critical recognition and management of COVID-19 for use within continuing education and health-related academia in Brazil: a descriptive study. Sao Paulo Medical Journal. 2020;138(5):385-392. Accessed: 6 September 2021. Disponível em: <https://doi.org/10.1590/1516-3180.2020.0155.R2.15062020>. Epub 14 Aug 2020. ISSN 1806-9460. https://doi.org/10.1590/1516-3180.2020.0155.R2.15062020.

32 | Acidente Vascular Cerebral Hemorrágico

Bruna Gutierres Gambirasio

Vinícius Lopes Braga

Maria Elisabeth Matta de Rezende Ferraz

Resumo do caso

Você é o(a) médico(a) de plantão em uma sala de emergência de um pronto-Socorro, quando é admitido um paciente do sexo masculino de 52 anos, acompanhado de sua esposa que refere que o paciente apresenta fraqueza do lado esquerdo do corpo, boca torta e fala embolada há cerca de seis horas. Tais sintomas se iniciaram de forma súbita. No momento da admissão, o paciente também se queixa de cefaleia. O paciente é previamente hipertenso, em uso irregular de suas medicações anti-hipertensivas, além de ser tabagista ativo.

Objetivos de aprendizagem

a) **Primário**

- Aventar prontamente a hipótese diagnóstica de Acidente Vascular Cerebral (AVC), visto tratar-se de déficit neurológico instalado de forma hiperaguda/aguda.

- Realizar exame clínico dirigido e exame neurológico de forma a observar déficits motores e avaliação de nível de consciência, além de avaliar níveis pressóricos e suas possíveis consequências.

- Solicitar exames de laboratório e de imagem pertinentes (Tomografia de Crânio sem contraste).

- Interpretar exame de imagem solicitado: presença de hiperdensidade compatível com sangramento intraparenquimatoso.

- Iniciar precocemente medidas de controle pressórico pela via endovenosa e realizar medidas iniciais não farmacológicas para tratamento de AVC hemorrágico (AVCh).

b) **Secundário**

- Identificar necessidade de intubação orotraqueal na evolução do paciente com rebaixamento do nível de consciência.

- Realizar medidas farmacológicas para manejo de hipertensão intracraniana: manitol ou salina hipertônica.

- Solicitar novo exame de imagem (Tomografia de Crânio sem contraste)

- Interpretação do novo exame de imagem solicitado: expansão do hematoma com desvio de linha média.

- Solicitar avaliação de equipe de Neurocirurgia, em caso de constatação de expansão de hematoma.

c) **Ações críticas primárias/Checklists**

- Monitorização de pressão arterial e demais parâmetros hemodinâmicos não invasivos.

- Avaliação de glicemia capilar.

- Exame neurológico.

- Iniciar controle pressórico – com possibilidade de introdução de drogas mesmo antes da tomografia dados os níveis superiores aos permitidos tanto em AVC isquêmico quanto hemorrágico – com prescrição correta de Nitroprussiato de Sódio:

Nitroprussiato de Sódio ------------- *1 amp (50 mg)* *Soro glicosado 5%* -------------------- *248 mL*
Via endovenosa em bomba de infusão contínua Iniciar infusão com vazão entre 4-8 mL/h (considerando peso de 70 kg e dose inicial de 0,25-0,5 mcg/kg/min) e titular conforme resposta do paciente

- Solicitar tomografia de crânio sem contraste e identificar sangramento, diagnosticando AVCh.

- Após diagnóstico, realizar elevação da cabeceira a 30°.

- Solicitar exames laboratoriais iniciais que incluam avaliação de plaquetas, AP, TTPA e fibrinogênio.

- Identificar necessidade de intubação orotraqueal.

- Mencionar realização de medidas farmacológicas para hipertensão intracraniana como Manitol ou Solução salina hipertônica.

Ambiente simulado

Local simulando uma sala vermelha/sala de emergência de um pronto-socorro. A sala deverá conter monitor para realização de monitorização contínua de parâmetros como pressão arterial não invasiva, frequência e ritmo cardíacos, saturação de oxigênio, além de materiais para intubação orotraqueal como laringoscópio com diversos tamanhos de lâminas, aspirador de via aérea, almofadas para coxins, tubo orotraqueal de diversos tamanhos e disponibilidade de *kit* de via aérea difícil (máscara laríngea e caixa para cricotiroidostomia).

Na tela do monitor poderá ser fixada imagem impressa em papel que contenha os dados com os sinais vitais do paciente.

A sala de emergência também deverá conter materiais para realização de medicação, oferecendo opções para o aluno em avaliação. Serão necessários:

- Soro fisiológico 0,9% 500 mL;
- Soro glicosado 5% 250 mL e 500 mL;
- Ampolas de Nitroprussiato de sódio;
- Medicações anti-hipertensivas via oral como comprimidos de Captopril;
- Soluções de Manitol;
- Ampolas de NaCL 20%;
- Ampolas de Alteplase para trombólise endovenosa.

O paciente deverá ser apresentado em maca que possibilite fácil elevação de cabeceira a 30°.

O paciente poderá ser simulado por meio de duas formas:

- Ator que possa mimetizar fraqueza em manobras de contra resistência em dimídio esquerdo, além de realizar desvio de rima para a direita quando solicitada avaliação de mímica facial. Nesse caso, os atores deverão apresentar-se discretamente sonolentos, porém com abertura ocular fácil a chamado verbal. Devem queixar-se de dor de cabeça em toda a cabeça, não muito forte e um pouco de enjoo
- Manequim simples, sendo informadas ao aluno em avaliação as alterações de exame físico, com apresentação de imagem impressa de face evidenciando desvio de rima para direita

O paciente deverá estar acompanhado em sua chegada de atriz que interpretará a esposa, apresentando-se bastante ansiosa e chorosa, referindo que o marido "ficou fraco do lado esquerdo do corpo, com a boca torta e fala enrolada há seis horas". Após a coleta de dados com a familiar, a esposa poderá ser retirada do ambiente de emergência.

Ao solicitar exame de imagem de crânio – preferencialmente, tomografia computadorizada sem contraste (Figuras 32.1 e 32.2) – deverá ser exibida ao aluno uma folha com a impressão de corte axial de crânio revelando áreas hiperdensas em núcleos da base à direita, como na imagem a seguir.

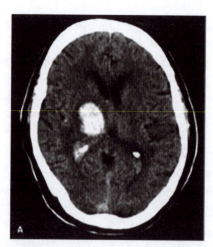

Figura 32.1 – Tomografia de crânio evidenciando hemorragia intraparenquimatosa. Hiperdensidade em núcleos da base à direita, com presença de hemoventrículo e discreta compressão do ventrículo lateral direito, sem determinar desvio de linha média significativo.

Fonte: Imagem retirada de Brasil Neto, Joaquim Pereira; Takayanagui, Osvaldo M.; Hematoma Intraparenquimatoso Cerebral In: Tratado de Neurologia da Academia Brasileira de Neurologia; Capítulo 33.

Após deterioração neurológica do paciente (rebaixamento do nível de consciência por hipertensão intracraniana), caso o aluno solicite novamente a imagem de crânio, deverá ser exibida folha com a imagem de corte axial de crânio revelando expansão do hematoma, como na imagem a seguir.

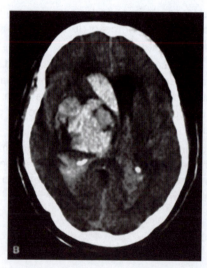

(Figura 32.2 – Tomografia de crânio evidenciando expansão de hemorragia intraparenquimatosa. Hiperdensidade em núcleos da base à direita, com presença de hemoventrículo, compressão de ventrículos laterais, com importante desvio de linha média.

Fonte: Imagem retirada de Brasil Neto, Joaquim Pereira; Takayanagui, Osvaldo M.; Hematoma Intraparenquimatoso Cerebral In: Tratado de Neurologia da Academia Brasileira de Neurologia; capítulo 33.

Descrição completa do caso

Paciente do sexo masculino, 52 anos, branco, casado, natural e procedente de São Paulo-SP, advogado e ateu, comparece ao serviço de urgências e emergências trazido por sua esposa que refere que paciente iniciou há seis horas da admissão quadro de fraqueza do lado esquerdo do corpo e desvio de rima para a direita. Associado ao quadro, notou também a instalação lenta e progressiva de maior sonolência.

Paciente refere cefaleia de leve intensidade, holocraniana em aperto, de início não súbito, sem fotofobia ou fonofobia, com náuseas, porém sem vômitos. Paciente nega episódios prévios semelhantes, perda de consciência, ocorrência de abalos ou traumas; nega febre ou quaisquer outros sintomas sugestivos de processo infeccioso vigente.

É portador de hipertensão arterial sistêmica, em uso irregular de Losartana 50 mg 12/12 horas e Hidroclorotiazida 25 mg ao dia. Paciente nega diabetes mellitus, dislipidemia ou outras comorbidades. Refere ser tabagista ativo com carga tabágica de aproximadamente 12 maços-ano, além de etilismo em binge aos finais de semana; nega uso de drogas ilícitas.

Tabela 32.1 – Exame físico da admissão.

Sinais vitais	PA 240 × 170 mmHg – FC 90 bpm – FR 18 ipm – SO_2 96% em ar ambiente – Dx 110 mg/dl – TAx 35,2 °C
Exame físico geral	Regular estado geral, corado, hidratado, acianótico, anictérico Bulhas rítmicas normofonéticas em dois tempos sem sopros Murmúrio vesicular presente bilateralmente sem ruídos adventícios e sem sinais de desconforto respiratório Abdome flácido, plano, indolor, ruídos hidroaéreos presentes, sem visceromegalias ou massas palpáveis Ausência de edema de membros inferiores ou sinais de TVP
Exame físico neurológico	Sonolento, com abertura ocular fácil ao chamado, orientado em tempo e espaço, fala com disartria moderada, linguagem preservada Pupilas isocóricas e fotorreagentes, movimentação ocular extrínseca preservada, campos visuais preservados. Mímica facial com apagamento do sulco nasolabial à esquerda e desvio de rima labial para direita. Sensibilidade facial preservada. Úvula e palato centrados. Língua sem desvios ou fasciculações Força muscular grau V em dimídio direito e grau III em dimídio esquerdo. Reflexos osteotendíneos 2+/4+ em dimídio direito e 3+/4+ em dimídio esquerdo Reflexo cutâneo-plantar em flexão à direita e à extensão à esquerda Sensibilidade tátil e dolorosa preservadas globalmente Sem alterações de provas cerebelares, com eumetria e eudiadococinesia. Sem sinais de irritação meningea Marcha hemiparética à esquerda

(PA: pressão arterial; FC: frequência cardíaca; FR: frequência respiratória; SO_2: saturação periférica de oxigênio; Dx: glicemia capilar; TAx: temperatura axilar; TVP: trombose venosa profunda).

Fonte: Desenvolvida pela autoria.

O paciente realizou exame de imagem, tomografia de crânio sem contraste, revelando hiperdensidade intraparenquimatosa em topografia de núcleos da base à direita.

Após cerca de 1 hora do diagnóstico de AVCh, o paciente evoluiu progressivamente com rebaixamento do nível de consciência, com abertura ocular apenas ao estímulo doloroso, discurso confuso e sem obedecer a comandos simples, apresentando apenas retirada débil aos estímulos dolorosos de quatro membros. Além disso, observou-se também anisocoria, com pupila direita maior que a pupila esquerda.

Em nova tomografia de crânio sem contraste foi evidenciada expansão do hematoma intraparenquimatoso, com desvio de linha média importante.

Debriefing

Esperamos com esse caso de simulação que o aluno em avaliação seja capaz de realizar o rápido reconhecimento da hipótese diagnóstica de AVC. É importante que o aluno não defina a etiologia do evento vascular, como isquêmico ou hemorrágico, antes da avaliação da imagem de TC de crânio, bem como não realize trombólise endovenosa ou sugira trombectomia mecânica, pois trata-se de evento hemorrágico.

Além disso, espera-se um rápido manejo de hipertensão com drogas endovenosas, e não por via oral, que inclusive poderia ser iniciado antes da TC de crânio, pois se tratam de níveis a serem controlados nos mais diversos cenários de um evento cerebrovascular: AVC hemorrágico ou isquêmico (com ou sem indicação de trombólise).

Também é fundamental que o aluno possa reconhecer os sinais de hipertensão intracraniana, diante da piora clínica do paciente, aventando a hipótese de aumento/progressão do sangramento intraparenquimatoso, com possibilidade de herniação, solicitando novo exame de imagem e então avaliação da equipe de Neurocirurgia.

Sugerimos que o debriefing seja realizado em três etapas, sem a obrigatoriedade de utilizar instrumentos como *script* propriamente ditos. A seguir, abordamos pontos específicos a serem considerados em cada uma das etapas – já mencionadas na seção de "Bases Educacionais", diante do cenário de emergência neurológica:

Discussão

Na primeira etapa, o aluno em avaliação terá a oportunidade de recordar o que ocorreu durante a simulação, expor seus sentimentos e emoções e elencar suas condutas tomadas. Trata-se de um cenário com paciente neurocrítico e necessidade de tomadas rápidas de condutas, o que pode gerar algum grau de ansiedade ou nervosismo ao aluno.

Além disso, é importante que o aluno possa relatar seus sentimentos ao conversar com a acompanhante, que se mostrava ansiosa com a situação do familiar; tal situação é frequente em cenários de urgência e emergência, em que a anamnese muitas vezes precisa ser realizada com o acompanhante.

Descrição

Na segunda etapa, o aluno será conduzido a refletir sobre as decisões tomadas e o que poderia ser modificado em cada uma delas. Nessa etapa é interessante frisar ao aluno a necessidade de uma rápida suspeição de quadro neurovascular, levando assim a condutas mais precoces. Além disso, vale ressaltar a importância de reavaliações frequentes ao nível neurológico do paciente, dada a possibilidade de rápida deterioração e rebaixamento do nível de consciência.

Conclusão

A última etapa do Debriefing deve ocorrer de forma mais sucinta, em que o aluno possa recapitular os pontos principais no atendimento de emergência de um paciente com AVCh:

- Rápido reconhecimento da hipótese diagnóstica
- Exame clínico e neurológico
- Solicitação e interpretação de exames de imagem
- Manejo da pressão arterial e cuidados não farmacológicos

Bibliografia

Bertolucci PHF, Ferraz HB, Barsottini OGP, Pedroso JL. Hemorragia intracerebral espontânea. In: Neurologia: diagnóstico e tratamento. 3a edição. Barueri: Manole; 2021:334-342 p.

Continuum: Lifelong learning in neurology; neurocritical care. 2021;26(5):1246-1277.

Brasil Neto JP, Takayanagui OM. Hematoma intraparenquimatoso cerebral. In: Tratado de Neurologia da Academia Brasileira de Neurologia. 1. ed. Rio de Janeiro: Elsevier; 2013. Capítulo 33.

33 | Fratura Supracondiliana

Francisco Carillo Neto
Paulo de Araújo Prado
Haig Garabed Terzian

Resumo do caso

Adolescente feminina de 15 anos sofre queda de bicicleta e chega com o membro superior direito pendente, apoiado sobre o abdome.

Objetivos de aprendizagem

a) **Primário:** conceitos básicos na abordagem de fraturas e classificação de gravidade específica para a fratura supracondiliana.

b) **Secundário:** extrapolar para outros tipos de fraturas os riscos de lesões nervosas e vasculares e de síndrome compartimental.

c) **Ações críticas primárias/*Checklist***

Imobilização envolvendo uma articulação proximal e uma distal permitindo expansão livre por edema ou hematoma (usar faixas com pouca compressão e talas flexíveis).

- Verificação de lesões perfurantes no local da lesão (fratura exposta).
- Verificação de sensibilidade e parestesias, pulso distal e perfusão.
- Indicação e aplicação de analgesia adequada.
- Documentação radiográfica usando ao menos duas incidências.

d) **Ações críticas secundárias**

- Histórico breve com cinética compatível e tempo de evolução do quadro (a incompatibilidade da lesão com o histórico deve levantar suspeitas de agressões ou fragilidade óssea).
- Uso de medicamentos habituais e prévios.

- Doenças prévias e alergias.
- Questionamento sobre lesões prévias no mesmo local ou em outras topografias (fragilidade óssea?).
- Verificação de possibilidade de gravidez concomitante (cuidados com radiografias e medicamentos).
- Apontar a ingestão de líquidos e alimentos com a identificação do horário.
- Comunicação empática com o paciente.

Ambiente simulado

Atriz com tecido similar a uma meia cor de pele desde o punho até axila com enchimento acima do cotovelo simulando hematoma e desvio no terço distal do úmero direito. Mantém o braço sem força, pendendo dolorosamente se deixado sem apoio.

Descrição completa do caso

A jovem chega ainda usando o capacete de ciclista, acompanhada pela mãe, apresentando o braço pendente, apoiado com a mão oposta, informando queda de bicicleta em movimento e dor intensa com perda da mobilidade. Nega outras lesões e desmaio. Apresenta escoriações superficiais em joelhos e mão direita, sem gravidade.

Dados a serem considerados durante a abordagem da paciente

Paciente chega andando, chorosa, com palidez e sudorese presentes, pulso de 90 ppm rítmico, pressão arterial de 110/75 mmHg, no membro afetado o pulso não é percebido e há uma sensação de formigamento no quarto e quinto dedos. Não apresenta doenças prévias ou alergias, a vacinação está em dia, atividade sexual positiva e irregularidade menstrual frequente. Nega uso de medicamentos e informa ingestão de frutas e suco de laranja 6 horas antes. Caiu na calçada em frente à casa após escorregar com a bicicleta em uma região arenosa.

A radiografia mostra uma fratura de úmero distal com desvio dorsal e rotação, caracterizando uma fratura do tipo III (Gartland). A ideia em abordar a classificação de uma fratura (aqui apenas como exemplo) é destacar a existência de classificações de lesões que permitem classificar a gravidade, prognóstico e indicar o tipo de abordagem possível ou exigida em cada caso.

Neste cenário a ausência de pulsação distal deve chamar a atenção ao risco de complicações potencialmente irreversíveis, servindo de modelo para casos ortopédicos em geral.

Debriefing ou feedback

Obrigatório

Ver capítulo de bases educacionais.

A identificação e classificação do tipo de fratura devem ser estimuladas como exemplo, chamando a atenção para fatores que podem levar a indicação precoce ou tardia de tratamento e tipo de intervenção.

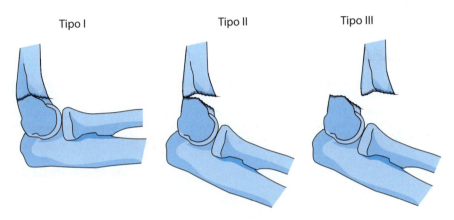

Figura 33.1 – Classificação de fraturas supracondilianas conforme Gartland.
Fonte: Adaptada de caso do Dr. Samir Benoudina, Radiopaedia.org, rID: 39938).

Há mais detalhes com subtipos da classificação interessantes para os especialistas. Deve-se discutir também a importância da identificação de uma suspeita eventual de fratura exposta (ferimentos profundos nas imediações de uma fratura mesmo sem a exposição óssea presente ao exame inicial) e a conduta diagnóstica e terapêutica.

A ausência de pulso e a sensação de formigamento devem levar a suspeita de lesão mais complexa ou de síndrome compartimental em evolução, exigindo a intervenção do ortopedista precocemente ou do cirurgião para incisões aliviadoras (fasciotomia).

A síndrome compartimental pode ser definida quando a pressão intersticial supera 30 mmHg no adulto (mensura-se com um dispositivo que associa uma seringa acoplada a um manômetro que acusa em que pressão o fluxo do soro se estabelece). Geralmente os aspectos clínicos de isquemia e o histórico associados permitem o diagnóstico.

Destaca-se também, aqui, o cuidado para não realizar imobilizações circulares rígidas, que impedem a expansão do edema e hematoma, favorecendo a síndrome compartimental por compressão externa.

Como a falta de uma atitude adequada neste evento, pode levar a lesões definitivas ou agravadas, torna-se um bom modelo para o conceito geral. A paciente feminina com risco de gravidez também é intencional no cenário, pois a exposição à radiação não deve ser ignorada.

Imagens com classificação de lesão e formas de tratamento podem ilustrar a discussão final do caso.

Observações

A pesquisa de gravidez deve ser realizada antes da indicação de medicamentos de risco. Profilaticamente a proteção com avental de chumbo deve ser exigida durante a documentação radiológica, especialmente em mulheres.

Bibliografia

Datir A, Knipe H. Supracondylar humeral fracture. Reference article, Radiopaedia.org. https://doi.org/10.53347/rID-2130.

Thompson RM, Hubbard EW, Elliott M, Riccio AI, Sucato DJ. Is less more? Assessing the utility of early clinical and radiographic follow-up for operative supracondylar humeral fractures. J Child Orthop. 2018;12(5):502-508. https://doi.org 10.1302/1863-2548.12.180054.

34 Trauma Raquimedular

Carolina Felipe Soares Brandão
Francisco Carillo Neto

Resumo do caso

Paciente J. C. S. de 19 anos, foi encaminhado pelos colegas à emergência após queda de laje durante brincadeira com pipa. Na admissão encontra se inconsciente em maca, aguardando atendimento.

Objetivos de aprendizagem

a) **Primário:** manejo inicial de um caso de trauma com possível traumatismo raquimedular. Foco no raciocínio clínico, anamnese, exame físico e condução primária, diagnóstico, condutas pertinentes ao trauma específico e encaminhamento.

b) **Secundário:** não há.

c) **Ações críticas primárias/*Checklist***

- Restrição de movimento (colar cervical e discutir o mnemônico de Marshall,[1] já que lesões medulares já estabelecidas e agravadas no transporte inadequado não devem prosseguir com agravamentos no ambiente intra-hospitalar).[2] Considerar a cinética do trauma (altura, superfície do impacto, velocidade etc.).

- Monitorização com acesso periférico e avaliação da glicemia (deve-se considerar sempre a avaliação de sinais de uso de drogas de abuso e álcool ou de hipoglicemia ou outros agravantes clínicos como desencadeantes possíveis dos eventos acidentais. A falta de reconhecimento de uma hipoglicemia associada pode agravar a interpretação do trauma com uma inconsciência plenamente reversível.[3] Pode ser interessante em alguns cenários de trauma criar o impacto educativo do achado de hipoglicemia, mas não recomendamos neste caso).

- Realização do ABCDE do trauma. Lembrar-se do Glasgow-pupila.[3]
- Relembrar o recém-adotado critério Canadense (e NEXUS) permitindo excluir o colar cervical caso o paciente estivesse consciente.[2-3]
- Realizar intubação orotraqueal ou suporte temporário supraglótico com especial atenção à proteção cervical.
- Considerar realização de reflexo pudendo-anal para apoio na hipótese diagnóstica. Discutir identificação das possíveis lesões sob a ótica óssea, motora e/ou sensitiva.
- Discutir condutas terapêuticas iniciais: drogas vasoativas (fenilefrina, dopamina ou noradrenalina) na busca de uma pressão sistólica de 90 mmHg já que neste caso predominam os achados de falta de resposta autônoma simpática e não de perda volêmica. O uso de corticoide permanece controverso em trauma raquimedular e neste momento predomina a recomendação para não usá-lo.
- Considerar os achados de exames complementares de tomografia computadorizada e exames laboratoriais cabíveis ao caso criado (p. ex., toxicológico, glicemia, hemograma, coagulograma, tromboelastograma).
- Avaliação ou encaminhamento ao especialista após elaboração bem fundamentada da interpretação dos achados propedêuticos.

Ambiente simulado

Neste cenário sugere se uma simulação com simulador de média a alta complexidade. Considerar toda a avaliação do ABCDE do trauma que onde é interessante o software do simulador com as informações da hemodinâmica de forma contínua. Realizar *moulage* (maquiagem) com sangue nos ferimentos e pequenas escoriações no corpo. Será aconselhável a caracterização da anisocoria. Carro de emergência completo com colar cervical, prancha rígida, imobilizador de cabeça, material para manipulação invasiva e não invasiva de vias aéreas, (considerando estender a discussão de dispositivos temporários supraglóticos, laringoscopia com câmera para evitar mobilização cervical e estratégias de associação com intubação retrógrada, com punção de membrana cricotireoidea e passagem de fio-guia adequado e flexível capturado na orofaringe para dirigir intubação orotraqueal). Compressas e equipamentos de proteção individual são interessantes para treinamento completo e mais realístico.

Neste cenário estamos considerando a abordagem das diversas manifestações relacionadas ao trauma craniano e raquimedular (choque neurogênico por lesão do centro autônomo simpático em torno do segmento medular T5 e choque medular com a ausência de reflexos, além de lesão em crânio com desenvolvimento de anisocoria por hipertensão intracraniana causando a manifestação clássica de hérnia de úncus com compressão do terceiro par craniano no lado esquerdo). A opção do instrutor pela simplificação do cenário não deve deixar de trazer à tona a discussão das manifestações esperadas pela lesão medular com o fenômeno do choque medular ou neurogênico por serem importantes elementos diagnósticos a considerar na abordagem do paciente. Os dados hemodinâmicos nestes casos não respondem ao mecanismo de raciocínio habitual já que faltam as respostas do sistema autônomo simpático, levando a prevalecer a resposta parassimpática. O outro fenômeno envolvendo o choque medular também deve ser abordado suficientemente para orientar o estudante a não valorizar indevidamente essa falta de reflexos temporária observada nesse momento, como se fosse indicativa de uma lesão definitiva e irreversível de medula. O exame físico identificando o reflexo pudendo-anal ausente deve ser devidamente compreendido como indicativo dessa abolição temporária de reflexos no choque medular.

Pode se ainda discutir o achado em alguns casos da pupila pontina (miose puntiforme bilateral) em decorrência de traumas de base de crânio com comprometimento da ponte.

Descrição completa do caso

Paciente J.C.S., de 19 anos, foi encaminhado pelos colegas a emergência após queda de laje de altura de 3 metros durante brincadeira com pipa. Na admissão encontra se inconsciente em maca aguardando atendimento. Os colegas informam na recepção que desconhecem alergias ou problemas de saúde. Os amigos não acionaram o sistema de apoio de urgência ou emergência e o trouxeram em carro particular, sem a orientação de qualquer profissional de saúde.

Exame físico e sinais vitais: temperatura axilar = 36,9 °C; Pressão arterial = 80/60 mmHg; Frequência cardíaca = 62 bpm em ritmo sinusal, pulsos simétricos e com amplitude diminuída; Frequência respiratória = 11 ipm, SatO$_2$ = 90% em ar ambiente; Hálito sem alterações; Tempo de enchimento capilar = 2 seg, sem estase jugular, turgor e mucosas normais. Paciente inconsciente sem qualquer resposta motora ao estímulo (Glasgow < 8) apresentando ausência de reflexos e aparentando indícios de ingurgitamento peniano além de vasodilatação periférica, com extremidades quentes. Observa-se ainda anisocoria com midríase à esquerda, ferimentos no couro cabeludo na região parietal esquerda, orelha esquerda e ombro esquerdo e região escapular no mesmo lado.

Debriefing ou feedback

Obrigatório. Ver capítulo de bases educacionais.

Este cenário permite qualquer técnica de *debriefing* ou *feedback*. Selecionar de acordo com o conteúdo prévio e expertise dos participantes.

Observações

Considerar a depender do nível de expertise dos participantes a utilização de ultrassom (FAST) na sala de atendimento (didaticamente sem alterações), assim como reportar exame da tomografia computadorizada ou raio X para discussão em equipe.

Bibliografia

Damiani D. Uso rotineiro do colar cervical no politraumatizado. Revisão crítica. Revista Sociedade Brasileira de Clínica Médica. 2017;15(2):131-6.

Jerome RH, et al. Selective cervical spine radiography in blunt trauma: Metodology oh the national emergency x-radiografy utilization study (NEXUS). 1998.

Linda UA, et al. New immobilization guidelines change SEM Critical Thinking in older adults with spine trauma. Prehospital Emergency Care, 2018.

Eckert MJ, Martin MJ. Trauma: Spinal Cord Injury. Surg Clin North Am. 2017;97(5):1031-1045. doi: 10.1016/j.suc.2017.06.008. PMID: 28958356.

Atlas Advanced Trauma Life Support. 10. ed. 2018.

35 | Anafilaxia

Aécio Flávio Teixeira de Góis
Carolina Frade Magalhães Girardin Pimentel Mota

É uma situação potencial de morte. A sua prevalência varia de 0,05% a 2% nos Estados Unidos e 3% na Europa.

A anafilaxia é um evento agudo associado à súbita reação sistêmica de mediadores celulares de mastócitos.

Os critérios diagnósticos têm 95% de sensibilidade diagnóstica. A anafilaxia grave compromete os sistemas respiratório e circulatório e a mesma pode ocorrer sem alterações de pele.

Critérios diagnósticos de anafilaxia (diagnóstico 1 dos critérios)

1) Doença de início agudo que envolve pele, mucosa (urticária, prurido, edema de lábios, língua, úvula) e um dos a seguir:
   - Comprometimento respiratório
   - Redução da PA ou evidência de disfunção orgânica
2) Dois ou mais desses sistemas com exposição do paciente ao alérgeno:
   - Envolvimento de pele
   - Comprometimento respiratório
   - Queda da PA ou disfunção orgânica
   - Sintomas gastrointestinais (dor abdominal, náusea, vômito ou diarreia).
3) Redução da PA após exposição: PA < 90 mmHg ou mais que 30% da diminuição da PA basal.

A maioria dos casos de anafilaxia inclui medicações, picada de insetos e alimentos.

Há duas formas de ocorrer uma reação anafilática, podendo ser em minutos ou após 3-6 horas.

Critérios de gravidade de uma anafilaxia

1) Lesão de pele, gastrointestinal e mucosa (eritema, urticária, diarreia, rinorreia, edema).

2) Urticária generalizada, mais de 3 episódios de êmese ou diarreia, edema orofaríngeo moderado.

3) Fraqueza, tontura, dispneia e confusão.

4) Cardiovascular: hipotensão, síncope:
   - Respiratório: tosse persistente, hipoxemia
   - Neurológico: Glasgow entre 13-14
   - Angioedema: grave

5) Cardiovascular: choque anafilático, parada cardíaca:
   - Respiratório: falência respiratória, estridor, broncoespasmo
   - Neurológico: Glasgow < 13.

Com relação às manifestações da anafilaxia: 10% dos pacientes não têm manifestações de pele. Prurido, lesão de pele e edema periorbital ocorrem em 90% dos casos e 45% dos pacientes têm manifestações cardíacas e gastrointestinais.

Quando devemos administrar adrenalina na anafilaxia aguda?

A adrenalina é a terapia de primeira linha para anafilaxia e deve ser administrada o mais rápido possível. O atraso em administrar adrenalina aumenta a mortalidade. A dose administrada de adrenalina por vez é de 0,5 mg em adultos e 0,3 mg em crianças, por via intramuscular. A adrenalina intramuscular tem uma ação em menos de 10 minutos e 12% a 36% dos pacientes precisarão de uma segunda dose.

Hipovolemia pode ocorrer devido à extensiva vasodilatação e aumento da permeabilidade vascular.

Os guidelines de 2020 recomendam começar com 1mg de adrenalina em 1 L de SF 0,9% e iniciar infusão de 0,2 mcg/min até 10 mcg/min. Outros, sugerem fazer bolus de 20 a 50 mcg EV. Não há contraindicação ao uso de adrenalina.

Qual é o papel dos anti-histamínicos e corticoides no tratamento da anafilaxia?

São medicações de segunda linha e não precisam ser prescritas de forma emergencial.

Dados observacionais têm demonstrado que antihistamínicos podem reduzir urticária e prurido. Os antihistamínicos começam a agir em 30 minutos. Os corticoides não reduzem o risco de reação bifásica e requerem 4-6 horas para melhora de sintomas.

Quando o paciente deve receber alta?

O paciente recebe alta quando todos os sintomas se resolverem. A mais recente recomendação sugere que o paciente deve ter alta após 1 hora de estar assintomático.

Para pacientes que receberem múltiplas doses de adrenalina e tirarem disfunção orgânica, é recomendado estender o período de observação em 6 horas.

Bibliografia

Chok J, et al. Glucorticoids for the treatment of anaphylaxis. Cochrane Database Syst. 2012.

Dod A, et al. Evidence update for the treatment of anaphylaxis. Ressuscitation. 2021;150,158-159.

Schuneman JH, et all. Rapid review of advanced lide support guidelines for cardiac arrest associated with anaphylaxis, resuscitation. 2021;159:137-43.

36 | Cetoacidose Diabética

Glória Celeste Vasconcelos Rosário Fernandes
Ana Maria Andrélio Gonçalves Pereira de Mélo

Resumo do caso

Camila, 3 anos, trazida ao setor de triagem do pronto atendimento, pela mãe, com queixa de náuseas, vômitos e prostração. A mãe informa que há dois dias a criança iniciou um quadro de "gripe" apresentando coriza, dor de garganta e febre. Ontem estava mais irritada, foi piorando e hoje está muito largada, molinha...

Objetivo de cenário

a) **Primário**
   1) Capacitar o aluno para o reconhecimento do quadro de CAD em crianças, por meio da valorização dos sinais e sintomas obtidos na anamnese e exame físico.
   2) Identificar os critérios diagnósticos e o manejo inicial dessa condição em pediatria.

b) **Secundário**
   1) Comunicação empática com a família

c) **Ações críticas primárias**
   1) Reconhecimento inicial da criança consciente, porém sonolenta, com respiração espontânea e pulsos presentes.
   2) Monitorização.
   3) Oferecimento de oxigenoterapia, se necessário.
   4) Estabelecimento de acesso venoso periférico.
   5) Realizar a avaliação sistemática primária pela abordagem ABCDE, com o objetivo de avaliar a permeabilidade da via aérea, funções respiratória,

circulatória e neurológica. Ao final devemos despir a criança para o exame detalhado em busca de lesões cutâneas, de natureza traumática ou não.

6) Abordagem sistemática do paciente para realização do diagnóstico e adoção de condutas. Questionamentos devem ser feitos ao familiar quanto aos sinais e sintomas observados(S); presença de alergias(A); uso de medicamentos(M); antecedentes mórbidos do paciente e condições de saúde(P); alimentos ingeridos nas últimas horas que antecedem o atendimento(L); e ambiente ou circunstâncias em que o quadro clínico se desenvolveu(A). Essas intervenções são conhecidas pela regra mnemônica SAMPLA.

7) Considerar a realização de exames laboratoriais para o apoio ao diagnóstico, bem como, adequada interpretação dos mesmos no raciocínio diagnósticos.

d) **Ações críticas secundárias**

1) Adequada escuta interprofissional.
2) Comunicação em alça fechada.
3) Comunicação empática com familiares, frente ao diagnóstico e à proposta terapêutica.
4) Adoção de condutas terapêuticas iniciais adequadas à paciente, para melhora e estabilização do quadro clínico, assim como o encaminhamento da mesma para unidade de terapia intensiva infantil.

Ambiente simulado

Para a realização deste cenário é necessário simulador de alta fidelidade, pode ser considerada a presença de atores para o papel dos pais, ou o docente poderá realizá-lo.

Descrição completa do caso

Caso clínico e abordagem

Camila, 3 anos, trazida ao setor de triagem do pronto atendimento, pela mãe, com queixa de náuseas, vômitos e prostração A mãe informa que há dois dias a criança iniciou um quadro de "gripe" apresentando coriza, dor de garganta e febre. Ontem estava mais irritada foi piorando e hoje está muito hipoativa e prostrada.

À admissão na sala de emergência apresentava: Temperatura: 36,7 °C, FC: 142 bpm, PA: 80/55 mmHg. A pressão sistólica mínima, em mmHg, para crianças com idade entre 1 a 10 anos pode ser obtida de forma rápida pelo seguinte cálculo: 70 + idade em anos multiplicada por 2, portanto a PA sistólica mínima para ela é 76 mmHg. FR: 45 irpm, $SatO_2$: 98% em membro superior direito. O resultado da glicemia capilar, à beira leito mostrou resultado *high* no visor do equipamento.

A mãe informou que o ultimo peso da criança, na última consulta da UBS foi 14 kg. O cálculo do peso estimado também pode ser obtido por meio do uso de fórmulas matemáticas para cálculo.

Segundo as faixas etárias, as fórmulas para cálculo são as seguintes:

3 a 12 meses: P = idade(meses)+9/2

1ano a 6 anos: P = idade(anos)x2+8

7anos a 12 anos: P= idade(anos)x7-5

Na avaliação primária, de acordo com a sequência de abordagem **A B C D E**, observado o seguinte:

A) Via aérea pérvia, observado hiperemia de orofaringe e presença de petéquias no palato, mucosas secas, escassez de saliva. Hálito cetônico.

B) Na inspeção dinâmica apresenta respiração superficial, taquipneica. Na palpação torácica sem alterações. Percussão torácica presença de som claro pulmonar e ausculta pulmonar normal.

C) Apresenta palidez cutânea, pulso periféricos palpáveis, mas finos TEC de 4 segundos, pulsos centrais cheios. Ausculta cardíaca mostrou bulhas rítmicas, em 2 tempos, normofonéticas, sem sopros, porém taquicárdicas. PA e FC mostradas no monitor. À palpação abdominal, abdome doloroso difusamente, fígado 1cm do rebordo costal D.

D) Prostrada, com resposta verbal diminuída, abertura ocular espontânea. Não apresenta sinais de irritação meníngea.

E) Extremidades frias, sem edema. Ausências de ou outras lesões pelo corpo.

Na abordagem sistemática conforme sigla mnemônica **S A M P L A** observamos:

S) Coriza e tosse há três dias. Há um dia sem querer se alimentar, prostração progressiva e muita sonolência e moleza nas últimas 12 horas. Pele e mucosas secas, turgor cutâneo diminuído, olhos encovados, extremidades frias. A mãe relata que a criança tem ido várias vezes ao banheiro desde ontem para fazer "xixi". Teve até que colocar fralda, observou e que a urina estava clara. As últimas 2 fraldas estavam secas. Informou também que refere que a criança se queixou de "dor na barriga" ontem à noite. Negou presença de diarreia.

A) Negou alergias.

M) Não faz uso de nenhum medicamento.

P) Nega comorbidades. Acompanha com a pediatra da UBS e sempre foi saudável. Caderneta de vacinação atualizada. Frequenta a creche. É a única filha do casal.

L) Hoje não quis se alimentar, está com náuseas e vômitos.

A) Estava em casa, há dois dias não vai à creche por conta do resfriado. Negou quedas, acidentes e ingestão de substâncias e medicamentos que pudessem levar ao quadro de intoxicação exógena. Tem um cachorrinho saudável com vacinas em dia.

Exames laboratoriais

Quadro 36.1 – Sugestão de exames laboratoriais.	
Resultados	**Valores de referência**
Perfil eletrolítico	
Sódio, soro 136 mEq/L	135-145 mEq/L
Potássio, soro 3,2 mEq/L	3,5-5 mEq/L
Cálcio, soro 8,2 mg/dL	8,5-10,2 mg/dL
Magnésio, soro 2,2 mg/dL	1,7-2,6 mg/dL
Cloro, soro 100 mEq/L	97-107 mEq/L
Fósforo, soro 3,5 mg/dL	2,5-4,5 mg/dL
Perfil glicêmico	
Hb glicada	8,1
Glicemia, soro 484 mg/dL	Até 100 mg/dL em jejum
Função renal	
Creatinina, soro 0,97 mg/dL	0,6-1,1 mg/dL
Ureia, soro 22 mg/dL	16-40 mg/dL
Gasometria arterial	
$pH = 7,13$	7,35-7,45
$pCO_2 = 22$ mmHg	35-45 mmHg
$pO_2 = 92$ mmHg	80-100 mmHg
$HCO_3 = 9,1$ mEq/L	22-28 mEq/L
$BE = -12$ mEq/L	- 3 a + 3 mEq/L
$SatO_2 = 94\%$	acima de 96%
Hemograma	
Hemácias $= 4,5 \times 10^6$/uL	$(4,1\text{-}6,1) \times 10^6$/uL
Hemoglobina = 13,3 g/dL	(13-18) 3 g/dL
Hematócrito = 44%	(42-52) %
Leucócitos = 11.000	3.500-10.500
Bastonetes = 5%	2%-6%
Segmentados = 56%	30%-75%
Eosinófilos = 5%	1%-4%
Basófilos = 4%	4%-6%
Linfócitos = 27%	30%-60%
Monócitos = 3%	2%-10%
Plaquetas 220.000/uL	150-400.000/uL

Urina tipo I: presença de corpos cetônicos; **Rx de tórax:** normal; **US de abdome:** normal.

Fonte: Desenvolvido pela autoria.

> ## Debriefing ou feedback

Obrigatório. Ver capítulo de bases educacionais.

Aspectos gerais

Para o assunto a ser discutido neste caso clínico é importante:

1) Reconhecer a desidratação, relacionada à baixa ingesta e poliúria.
2) Reconhecer o comprometimento sistêmico do paciente.
3) Reconhecer a alteração da consciência.
4) Suspeitar de cetoacidose diabética e solicitar os exames laboratoriais apropriados ao quadro clínico para classificar e fazer o manejo inicial (Na, K, Ca, P, Mg, Cl, glicemia, gasometria venosa, ureia, creatinina, hemograma, urina I)
5) Confirmar o diagnóstico de cetoacidose diabética.
6) Associar a fisiopatologia da cetoacidose diabética ao quadro clínico do paciente.
7) Conduzir o manejo inicial do paciente com CAD. A monitorização cuidadosa da administração de fluidos, tratamento dos distúrbios hidroeletroíticos e ácido-básicos, controle de glicemia com o uso cuidadoso de insulina.
8) Identificar que a infecção viral pode ter sido a causa que desencadeou o quadro de CAD, evento este comum em crianças, na primo descompensação diabética e, quanto menor a criança mais inespecífica será a manifestação clínica.
9) Encaminhar o paciente para unidade de terapia intensiva após a estabilização inicial e que o transporte ocorra em condições seguras.

Aspectos específicos da CAD

1) O diagnóstico de CAD é definido de acordo com os critérios estabelecidos em Consenso publicado em 2014: gasometria venosa ou arterial com pH < 7,3 e/ou bicarbonato menor do que 15 mmol/L, glicemia ou hemoglicoteste maior do que 200 mg/dl, presença de cetonemia ou de cetonúria.
2) 2- Classificar a CAD em: leve (pH < 7,3 ou HCO3 – < 15), moderada (pH < 7,2 e HCO3- < 10) ou grave (pH < 7,1 e HCO3- < 5) conforme o consenso da ISPAD 2014 (*International Society for Pediatric and Adolescent Diabetes*).
3) 3- Considerar a hipoglicemia a glicemia capilar < a 60 mg/dl, hipocalemia o potássio sérico < 3,5 mEq/L, hipercalemia o potássio sérico > 5,0 mEq/L, hiponatremia o sódio sérico < 135 mEq/L, não corrigido pelo valor da glicemia.

A osmolaridade sérica pode ser calculada através da seguinte fórmula:

$$[(2x \text{ sódio}) + (\text{glicose}/18) + (\text{Ureia}/5,6)].$$

Na situação de CAD, temos a osmolaridade sérica elevada devido à hiperglicemia. Nesta situação, ocorre saída de água do líquido intracelular (LIC) para o extracelular (LEC) numa tentativa de equilibrar a osmolaridade entre os dois espaços. Esta entrada de água no LEC dilui o sódio sérico. Com a correção da glicemia, o sódio sérico normaliza sem que nenhuma outra medida seja tomada. A fórmula mais utilizada para estimar o sódio sérico corrigido em um paciente com hiperglicemia é a fórmula de Katz, proposta em 1973.

Fórmula de Katz:

Sódio corrigido = Sódio medido + [1,6 x (glicose -100/100)]

Abordagem terapêutica da CAD

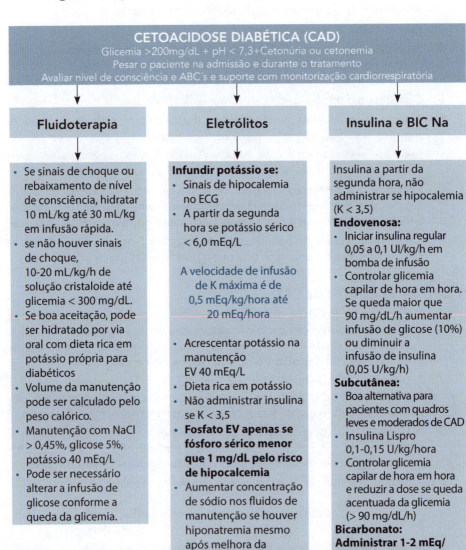

Figura 36.1 – Abordagem terapêutica.
Fonte: Desenvolvida pela autoria.

Tabela 36.1 – *Checklist* **– cenário: cetoacidose metabólica.**

Habilidades técnicas	Realizado	Não realizado	Comentários
1. Reconhece a desidratação			
2. Solicita monitorização cardiorrespiratória da paciente, glicemia capitar			
3. Solicita acesso venoso			
4. Suspeita de cetoacidose diabética e solicita os exames laboratoriais apropriados ao quadro clínico			
5. Confirma o diagnóstico de cetoacidose diabética (ver quadro)			
6. Expansão com cristaloide EV × mL/kg/hora			
7. Avalia potássio antes da administração de insulina			
8. Administra potássio a partir da segunda hora			
9. Administra insulina adequadamente (× U/kg/h)			
10. Realiza controles glicêmicos adequadamente			
11. Glicemia < 300 administração de glicose concomitante (5%)			
12. Soro de manutenção com tonicidade adequada (> 0,45% NaCl)			
13. Citar o momento do início da insulinoterapia subcutânea após estabilização inicial, e como prescrevê-la.			

Fonte: Desenvolvida pela autoria.

Bibliografia

Castellanos L, Tuffaha M, Koren D, Levitsky LL. Management of diabetic ketoacidosis in children and adolescents with type 1 diabetes mellitus. Paediatr Drugs. 2020;22(4):357-367. doi: 10.1007/s40272-020-00397-0. PMID: 32449138.

Lopes CL, Pinheiro PP, Barberena LS, Eckert GU. Diabetic ketoacidosis in a pediatric intensive care unit. J Pediatr (Rio J). 2017;93(2):179-184. doi: 10.1016/j.jped.2016.05.008. Epub 2016 Oct 19. PMID: 27770618.

Rocha PN. Hiponatremia: conceitos básicos e abordagem prática [Hyponatremia: basic concepts and practical approach]. J Bras Nefrol. 2011;33(2):248-60. Portuguese. doi: 10.1590/s0101-28002011000200022. PMID: 21789444.

Wolfsdorf JI, Allgrove J, Craig ME, Edge J, Glaser N, JainV, et al. ISPAD Clinical Practice Consensus Guidelines 2014. Diabetic ketoacidosis and hyperglycemic hyperosmolar state. Pediatr Diabetes. 2014;15(20):154-79.4.

37 | Taquicardia Supraventricular

Aécio Flavio Teixeira de Góis
Carolina Felipe Soares Brandão

Resumo do caso

Paciente D.S.S., de 33 anos, deu entrada na sala de emergência há 15 minutos com história de palpitação há 2 horas. Nega algum fator desencadeante, pois estava em casa em uma reunião remota da empresa. Apresenta histórico de hipertiroidismo e hipercolesterolemia detectados recentemente, com início de tratamento há cerca de 4 semanas. Nega outras comorbidades.

Objetivos de aprendizagem

a) **Primário:** reconhecimento e manejo inicial de um caso de taquisupraventricular estável hemodinâmicamente. Foco no raciocínio clínico, anamnese, exame físico, condução primária com exames complementares e encaminhamento. Aplicação de protocolos internacionais de atendimento com maior abrangência do caso clínico.

b) **Secundário (se houver):** comunicação com o paciente e entre a equipe, tomada de decisão e liderança.

c) **Ações críticas primárias**

- Monitorização com avaliação da glicemia
- Anamnese focada e relevante ao quadro (considerar diagnósticos diferenciais: crise tireotóxica, causas emocionais, uso de substâncias ilícitas entre outros).
- Avaliação sobre a estabilidade ou não hemodinâmica do caso clínico
- Exame físico (adequada propedêutica torácica, checar estase jugular, checagem de pulsos, edema de membros inferiores entre outros

parâmetros gerais). Solicitar equipe e carro de emergência próximo no caso de instabilidade ou maiores intercorrências.

- Solicitação de exames: Discutir ECG e considerar os laboratoriais fundamentais ao caso (considerar HMG, eletrólitos, T3, T4, TSH, T4 livre, função hepática e renal) e ultrassom à beira leito se disponível
- Discutir condutas terapêuticas iniciais: manobra de valsalva modificada, administração com técnica adequada de adenosina (6mg e 12 mg). Reavaliação e solicitação de especialista.

d) **Ações Críticas Secundárias (se houver/exemplos)**

- Comunicação empática com o paciente desde sua impressão diagnóstica até conduta técnica, em especial na administração da adenosina por desconforto esperado.

Ambiente simulado

Neste cenário, diversas técnicas atendem de forma satisfatória. O uso do simulador avançado pode ser interessante, porém não é mandatória desde que o traçado e dados gerais clínicos do paciente sejam bem informados pelo instrutor. É importante que o carro de emergência completo esteja disponível, assim como os materiais para detalhamento da forma mais apropriada para a administração da adenosina. É interessante aqui destacar que apesar deste cenário ser amplamente realizado em centros de simulação por conta de protocolos internacionais, o atendimento integral e focado no método da simulação sobrepõe a apenas o reconhecimento do traçado do paciente. Focar na avaliação para diferenciação da estabilidade ou instabilidade é fundamental. A depender da complexidade e conhecimento prévio dos participantes, sugere-se dar continuidade ao atendimento, seja com a presença do cardiologista para discussão do caso, seja no recebimento dos exames complementares ou até mesmo na instabilidade que poderá surgir para trabalhar a cardioversão elétrica.

Descrição completa do caso

Paciente D.S.S., de 33 anos, deu entrada na sala de emergência há 15 minutos com história de palpitação há 2 horas. Nega algum fator desencadeante, pois estava em casa em uma reunião remota da empresa. Apresenta histórico de hipertiroidismo e hipercolesterolemia detectados recentemente, com início de tratamento há cerca de 4 semanas (uso regular de Atorvastatina e Metimazol). Nega outras comorbidades.

Exame físico e sinais vitais: temperatura axilar = 36,9 C; Pressão arterial = 140/97 mmHg; Frequência cardíaca = 158 bpm, pulsos finos, simétricos e regulares; Frequência respiratória = 20 ipm, SatO$_2$ = 95% em ar ambiente; Hálito e glicemia sem alterações; Tempo de enchimento *capilar = 3 seg, sem estase jugular, turgor e mucosas normais. Ausculta pulmonar sem alterações bilateralmente, com inspeção, palpação e percussão normais. Ausculta cardíaca apenas com taquicardia. Não há edemas de membros inferiores ou empastamento de panturrilhas. Consciente e orientado, nega dor precordial, porém palpitações/taquicardia ininterruptas há cerca de 2 horas. Demais áreas sem alterações dignas de nota. Paciente nega alergias, uso de drogas ou consumo de álcool, viagens recentes, nenhuma cirurgia ou intercorrência médica importante, alimentou se há cerca de 3 horas. Não é tabagista, porém sedentário e acima do peso (108 kg para 168 cm de altura).*

Debriefing ou feedback

Obrigatório. Ver capítulo de bases educacionais.

Este cenário permite qualquer técnica de *debriefing* ou *feedback*. Selecionar de acordo com o conteúdo prévio e expertise dos participantes.

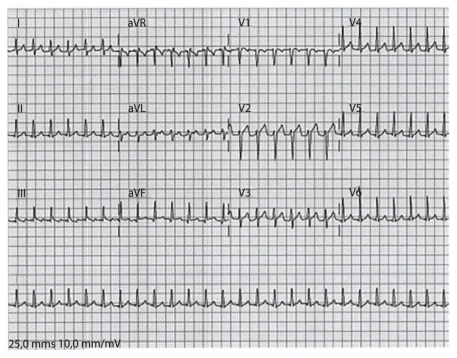

Figura 37.1 – ECG com taquicardia supraventricular (QRS estreito, regular e ausência de onda P).
Fonte: Acervo da autoria.

Bibliografia

American Heart Association. Highlights of the 2020 AHA Guidelines Update for CPR and ECC. Disponível em: https://cpr.heart.org/-/media/cpr-files/cpr-guidelines-files/highlights/hghlghts_2020_ecc_guidelines_english.pdf.

Kotadia ID, Williams SE, O'Neill M. Supraventricular tachycardia: An overview of diagnosis and management. Clin Med (Lond). 2020;20(1):43-47. doi: 10.7861/clinmed.cme.20.1.3. PMID: 31941731; PMCID: PMC6964177.

38 | Síndrome Coronariana Aguda

Hélio Penna Guimarães

Resumo do caso

Paciente I.A.M., de 64 anos, admitido no Departamento de Emergência com história de sensação de opressão precordial iniciada há uma hora, após esforço físico moderado (estava correndo na esteira em sua residência). Quadro foi associado a lipotimia e náuseas; relata também irradiação da sensação para região anterior do pescoço; fria; refere ser hipertenso e diabético e faz uso de enalapril 20 mg/dia e hipoglicemiante oral que não recorda o nome; não fez uso de medicamentos hoje.

Objetivos de aprendizagem

a) **Primário:** cenário dividido em duas fases separadas: **Fase 1** – Reconhecimento e manejo inicial de um quadro de dor torácica no departamento de Emergência, com ênfase na abordagem e sindrômica deste frequente quadro e diagnóstico diferencial do síndrome coronária aguda, pneumotórax hipertensivo, tamponamento cardíaco, dissecção de aorta, perfuração gastroesofagiana e tromboembolismo pulmonar (6 dores mais graves da emergência -6Ds) **Fase 2** – Manejo e condutas para tratamento da síndrome coronariana aguda com elevação ou supra do segmento ST (SCASST).

b) **Secundário:** avaliação e discussão de aspectos relacionados ao manuseio da trombólise química na SCASST.

c) **Ações críticas primárias/***Checklist* – **Fase 1**
   - Avaliação objetiva do padrão e característica da dor torácica
   - Monitoração por cardioscopia, avaliação da oximetria, solicitação de eletrocardiograma (ECG) e obtenção de acesso venoso periférico

- Solicitação de radiografia de tórax no leito se possível
- Oxigenoterapia ou não a depender da Saturação (se inferior a 92%)
- Avaliação do diagnóstico do ECG
- Início de terapias com Morfina, Nitrato e AAS

d) **Ações críticas primárias/*Checklist* – Fase 2**
- Reavaliação do paciente
- Triagem para critérios de trombólise química ou mecânica
- Escolha do trombolítico
- Iniciar terapias com impacto na redução da mortalidade: IECA, Estatina, Betabloqueador, Inibidor P2Y12, heparina
- Cuidados unidade coronariana/terapia intensiva

e) **Ações críticas secundárias (se houver/exemplos)**
- Discutir trombólise química e mecânica: indicações, contraindicações, *checklist*, modo de preparo e administração

Ambiente simulado

Neste cenário, convém *debriefing* conjunto final com todo time; simulação interprofissional pode ser muito benéfica, principalmente no treinamento dos departamentos de emergência, pela atuação fundamental de outros profissionais de saúde, como enfermeiros. Um simulador de média ou alta fidelidade com os recursos contínuos de monitorização de ritmo cardíaco são desejáveis, bem como desfibrilador manual e simulador de ECG.

Descrição completa do caso

Fase 1

Paciente I.A.M., de 64 anos, admitido no Departamento de Emergência com história de sensação de opressão precordial iniciada há 1 hora, após esforço físico moderado (estava correndo na esteira em sua residência); Quadro foi associado a lipotimia e náuseas; relata também irradiação da sensação para região anterior do pescoço; fria; refere ser hipertenso e diabético e faz uso de enalapril 20 mg/dia e hipoglicemiante oral que não recorda o nome; não fez uso de medicamentos hoje. *Exame Físico e Sinais vitais.*

Fase 2

Paciente Ivo de 64 anos, tem SCASST confirmada.

Exame físico e sinais vitais: temperatura axilar = 37 °C; Pressão Arterial = 140/90 mmHg; Frequência Cardíaca = 100 bpm em BCNF, ritmo sinusal em 3t, presença de B4, e sem sopros; pulsos simétricos e amplos; Tempo de enchimento capilar = 2 seg, sem estase jugular. Ausculta pulmonar com ruídos adventícios normais, com inspeção, palpação e percussão normais. Abdome: sem visceromegalias; RHA(+). Exames complementares serão disponibilizados ou não na simulação a depender da realidade local (pelo menos em acordo ao ECG).

Debriefing ou feedback

Obrigatório. Ver capítulo de bases educacionais.

Este cenário permite qualquer técnica de *debriefing* ou *feedback*. Selecionar de acordo com o conteúdo prévio e expertise dos participantes.

Observações

Eletrocardiograma e se possível frascos do trombolítico de distintas apresentações para que os alunos possam aprender a diluir e aplicar o fármaco corretamente.

Figuras de ECG com supra ST:

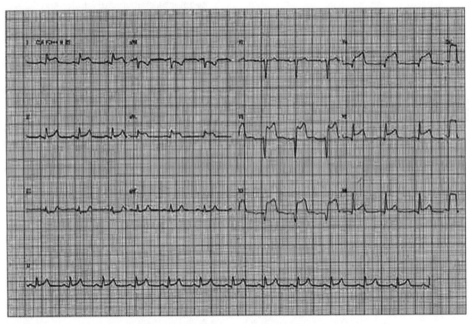

Figura 38.1 – ECG com elevação/supra do segmento ST anterior extensor.
Fonte: Acervo da autoria.

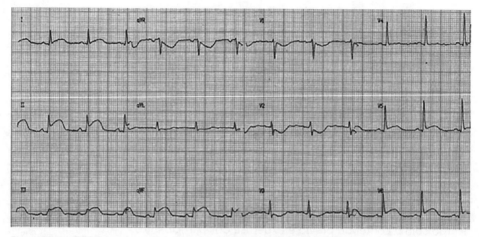

Figura 38.2 – ECG com elevação/supra do segmento ST parede inferior.
Fonte: Acervo da autoria.

Bibliografia

Task Force Members, Ibanez B, James S, Agewall S, Antunes MJ, Bucciarelli-Ducci C, Bueno H, et al. Document Reviewers 2017 ESC Guidelines for the management of acute myocardial infarction in patients presenting with ST-segment elevation: The Task Force for the management of acute myocardial infarction in patients presenting with ST-segment elevation of the European Society of Cardiology (ESC). European Heart Journal. doi.org/10.1093/eurheartj/ehx393.

Piegas LS, Timerman A, Feitosa GS, Nicolau JC, Mattos LAP, Andrade MD, et al. V Diretriz da Sociedade Brasileira de Cardiologia sobre tratamento do infarto agudo do miocárdio com supradesnível do segmento ST. Arq Bras Cardiol. 2015;105(2):1-105.

39 | Emergência Hipertensiva

Aécio Flávio Teixeira de Góis
Luca Silveira Bernardo

Resumo do caso

- Paciente do sexo feminino, 64 anos, procura atendimento médico com queixa de falta de ar há 1 hora. Paciente é admitida em insuficiência respiratória aguda.

Objetivos de aprendizagem

f) **Primário:** reconhecimento e manejo do edema agudo pulmonar hipertensivo (emergência hipertensiva).

g) **Secundário:** realizar diagnósticos diferenciais de insuficiência respiratória aguda e demais potenciais lesões de órgãos alvo nas emergências hipertensivas.

h) **Ações críticas primárias/***Checklist*
   - Admissão em Sala de Emergência.
   - Monitorização multiparamétrica.
   - Ofertar oxigênio se dessaturação.
   - Solicitar acesso venoso periférico.
   - Realizar exame físico e ultrassonografia à beira leito.
   - Realizar hipótese diagnóstica de edema agudo pulmonar.
   - Perguntar sobre antecedentes pessoais e alergias medicamentosas.
   - Administrar Furosemida 0,5-1 mg/kg endovenosa.
   - Não administrar morfina por alergia medicamentosa.
   - Solicitar exames laboratoriais (incluindo troponina) e eletrocardiograma

- Iniciar vasodilatador endovenoso em bomba de infusão contínua (Nitroglicerina ou Nitroprussiato de Sódio). Definir meta de pressão sistólica inferior à 140 mmHg.
- Realizar ventilação não invasiva com BIPAP.

i) **Ações críticas secundárias**
- Adequada escuta interprofissional.
- Comunicação empática com o paciente.
- Solicitar internação hospitalar e adequada alocação em leito de terapia intensiva.
- Acolher familiares e esclarecer condutas adotadas.
- Realizar prescrição de internação e suspender anti-hipertensivos de uso contínuo até reversão do quadro.
- Citar possíveis etiologias do quadro: síndrome coronariana aguda, insuficiência cardíaca, má aderência medicamentosa, estenose de artéria renal, feocromocitoma, uso de substâncias ilícitas.

Ambiente simulado

- Manequim de simulação
- Monitorização multiparamétrica
- *Kit* de punção de acesso venoso
- Estetoscópio e ultrassom portátil
- Seringas e equipos identificados para administração de medicações
- Dispositivos para oferta de oxigênio (cateter nasal, máscara de Venturi e máscara não reinalante).
- Máscara para ventilação mecânica não invasiva

Descrição completa do caso

- Paciente, Maria do Socorro, sexo feminino, 64 anos, trazida por meios próprios, acompanhada por sua filha que informa início há 1 hora de quadro falta de ar. Paciente é admitida ao departamento de emergência em insuficiência respiratória aguda. Filha informa que a paciente é previamente hipertensa, diabética e tabagista 40 anos-maço, nega DPOC. Informa também que sua mãe possui alergia à morfina. Faz uso irregular de Losartana 100 mg/dia, anlodipino 10 mg/dia, hidrocloratiazida 50 mg/dia, hidralazina 200 mg/dia, metformina 1500 mg/dia.
- À admissão em leito de sala de emergência paciente apresenta-se taquidispneica, agitada e gemente.
- **Sinais vitais da admissão – FC:** 124 bpm, PAmsd: 225 × 122 mmHg, PAmse: 220 × 119 mmHg, SpO_2: 76%, FR: 40 irpm, TEC 5 seg, Glicemia capilar: 142.

Exame físico

- **Respiratório:** murmúrios vesiculares presentes com estertores crepitantes difusos, ausência de sibilos
- **Cardiovascular:** ritmo cardíaco regular, bulhas normofonéticas em dois tempos, pulsos simétricos
- **Sistema nervoso:** consciente, orientada em tempo e espaço, porém agitada
- **Abdome:** sem alterações
- **Extremidades:** sem edema

Condutas

- Após admissão em leito de sala de emergência, monitorização multiparamétrica e exame físico, o profissional deverá ofertar oxigênio em máscara não reinalante 10 L/min, solicitar punção de acesso venoso, coleta de exames laboratoriais gerais (incluindo troponina), gasometria arterial, eletrocardiograma (ECG), ultrassonografia à beira leito e radiografia de tórax.
- ECG: ausência de alterações sugestivas de isquemia. Sinais de hipertrofia de ventrículo esquerdo (Figura 39.1).

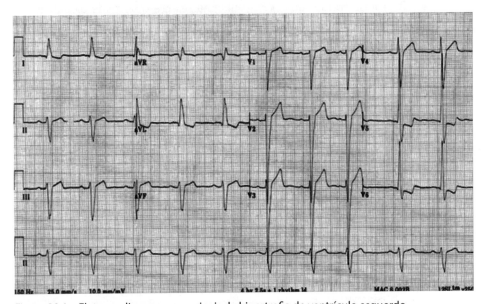

Figura 39.1 – Eletrocardiograma com sinais de hipertrofia de ventrículo esquerdo.
Fonte: https://litfl.com/left-ventricular-hypertrophy-lvh-ecg-library/

- **USG à beira leito:** presença de linhas B em campos pulmonares (Figura 7.2).

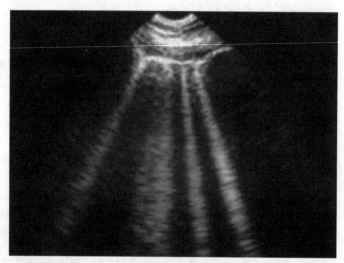

Figura 7.2 – Ultrassonografia pulmonar à beira do leito com presença de linhas B.
Fonte: https://emottawablog.com/2017/04/diagnosis-of-acute-cardiogenic-pulmonary-edema-acpe-with-point-of-care-ultrasound/)

- **Rx Tórax:** congestão venosa pulmonar, discreto derrame pleural, linhas B de Kerley
- **Gasometria arterial:** hipoxemia (pO_2: 50 mmHg e $SatO_2$: 73%)
- Fazer hipótese diagnóstica de edema agudo pulmonar hipertensivo:
  - Solicitar administração de furosemida 0,5-1 mg/kg endovenosa em bolus.
  - Iniciar vasodilatador endovenoso em bomba de infusão contínua: nitroglicerina 5 mcg/min ou nitroprussiato de sódio 0,3 mcg/kg/min.
  - Não prescrever morfina.
  - Iniciar ventilação mecânica não invasiva com BIPAP.

Desfechos

- Sendo realizadas as medidas adequadamente, a paciente evoluirá com melhora do quadro de insuficiência respiratória aguda e atingirá meta pressão sistólica inferior à 140 mmHg o mais breve possível. Devendo ser conduzida à UTI posteriormente.
- Se administrado morfina a paciente evoluirá com anafilaxia.
- Não sendo realizadas as medidas adequadas, a paciente evoluirá com piora da insuficiência respiratória, piora da hipoxemia e parada cardiorrespiratória.

Debriefing ou feedback

- Qual a definição de emergência hipertensiva?
- Quais são os órgãos alvo considerados para o diagnóstico?
- Quais são medidas iniciais para um paciente em insuficiência respiratória aguda?
- Quais os diagnósticos diferenciais em um paciente com insuficiência respiratória aguda?
- Qual o papel da furosemida e da morfina no edema agudo pulmonar?
- Qual o mecanismo de ação dos vasodilatadores endovenosos (nitroglicerina e nitroprussiato)?
- Cite possíveis achados de exames laboratoriais, ECG e USG à beira leito.
- Quais as possíveis causas do quadro atual?
- Quais tipos de ventilação mecânica não invasiva podem ser utilizados no caso?
- Quando prosseguir com intubação orotraqueal e ventilação mecânica invasiva?
- Qual é a meta pressórica para os pacientes em edema agudo pulmonar e em quanto tempo deve ser atingida?

Bibliografia

Whelton PK, Carey RM, Aronow WS, Casey DE Jr, Collins KJ, Dennison Himmelfarb C, et al. 2017 ACC/AHA/AAPA/ABC/ACPM/AGS/APhA/ASH/ASPC/NMA/PCNA Guideline for the Prevention, detection, evaluation, and management of high blood pressure in adults: Executive Summary: A report of the American College of Cardiology/American Heart Association Task Force on Clinical Practice Guidelines. Hypertension. 2018;71(6):1269-1324. doi: 10.1161/HYP.0000000000000066. Epub 2017 Nov 13. Erratum in: Hypertension. 2018 Jun;71(6):e136-e139. Erratum in: Hypertension. 2018;72(3):e33. PMID: 29133354.

Unger T, Borghi C, Charchar F, Khan NA, Poulter NR, Prabhakaran D, et al. 2020 International Society of Hypertension Global Hypertension Practice Guidelines. Hypertension. 2020;75(6):1334-1357. doi: 10.1161/HYPERTENSIONAHA.120.15026. Epub 2020 May 6. PMID: 32370572.

van den Born BH, Lip GYH, Brguljan-Hitij J, Cremer A, Segura J, Morales E, et al. ESC Council on hypertension position document on the management of hypertensive emergencies. Eur Heart J Cardiovasc Pharmacother. 2019 Jan 1;5(1):37-46. doi: 10.1093/ehjcvp/pvy032. Erratum in: Eur Heart J Cardiovasc Pharmacother. 2019;5(1):46. PMID: 30165588.

Walls R, Hockberger R, Gausche-Hill M. Rosen Medicina de Emergência: Conceitos e prática médica. GEN Guanabara Koogan. 2019 .

Índice Remissivo

Obs.: números em *itálico* indicam figuras; números em **negrito** indicam quadros e tabelas.

A

Abdome
  agudo, 237
  afecções clínicas que podem simular, **243**
  afecções clínicas que simulam, 243
  armadilhas a serem evitadas na avaliação e conduta, 241
  aspectos conceituais, 237
  aspectos diagnósticos, 238
  aspectos didático-pedagógicos, 244
  classificação, **238**
  competências envolvidas, 239
  decisão de conduta, 239
  elementos da construção de cenários, 242
  tipos, 242

Acesso em paciente pronado, auxílio do ultrassom na passagem do, *46*

Acidente
  vascular cerebral hemorrágico, caso
    ambiente simulado, 338
    descrição, 343
    descrição completa do caso, 341
    discussão, 342
    exame físico da admissão, **341**
    objetivos de aprendizagem, 337
    resumo do, 337
  vascular encefálico isquêmico, 149
    agudo
      algoritmo de tratamento e reperfusão do, *152*

contraindicações para uso do rt-PA no tratamento do, 151, **158**
esquema de tratamento de acordo com a janela de tratamento para oclusão de artéria de grande calibre, 153
diagnóstico, 150
fatores de risco para, 149, **156**
investigação, 150
tipos, 149

Advicacy and inquiry, técnica, 15

Agentes de indução, 182
  cetamina, 183
  etomidato, 183
  midazolam, 184
  propofol, 183
  rocurônio, 185
  succinilcolina, 184

Agitação psicomotora, 219

Algoritmo
  de intubação de emergência, 178
  universal de via aérea de *crash*, *179*
  universal de via aérea de emergência, *178*
  universal de via aérea falha, 177

Ambientes controlados, métodos de avaliação em, 21

Anafilaxia aguda, caso
  quando devemos administrar adrenalina na, 354
  critérios de gravidade de uma, 354
  critérios diagnósticos de, 353

papel dos anti-histamínicos e corticoides no tratamento da, 354

quando o paciente deve receber alta, 355

Anastomose

enxerto terminado sem vazamento nas, *44*

proximal na aorta abdominal, realização da, *43*

Antibioticoterapia, 143

guiada por focos, **234**

Anticorpo monoclonal, 145

Apneia, 138

Aprendizagem, avaliação em ambientes controlados e não controlados de, 23

Aspiração nasal, 143

Astenia, 209

Atendimento

ao paciente com sepse, 230

avaliação de perfusão tecidual à beira leito na emergência, 230

choque séptico, 233

disfunções orgânicas, 231

exames gerais, 231

pacotes de primeira hora, 231

uso de corticoide, 233

uso de droga vasoativa, 232

neonatal, sistematização do, 109

emergências neonatais, 118

etapas da avaliação sistematizada, 110

Atividades

básicas de vida diária, **209**

dramatizadas, objetivo das, 263

instrumentais de vida diária, **209**

profissionais confiáveis, 3

Ausculta, foco em, *5*

Autodebriefing, estratégias de, 13

Avaliação

ABCDE, **128**

aspectos formativos e somativos na, 22

formativa na aprendizagem, 22

por critério e por normal, 22

B

Barreira para um bom *debriefing*, 17

Bloqueio atrioventricular total, 327

ambiente simulado, 328

debriefing ou *feedback*, 329

descrição completa do caso, 328

objetivos de aprendizagem, 327

resumo do caso, 327

Bomba de droga vasoativas, **234**

Briefing, 14

Broncodilatadores, 142

Bronquiolite, 133

aspectos radiológicos da, *139*

conceito, 133

etiologia, 133

patogenia, 134

propedêutica, 138

quadro clínico, 138

quadro clínico e abordagem terapêutica, *141*

viral aguda

complicações, 144

complicações pulmonares da, *136*

conceito, 133

critérios para avaliaçao de gravidade em, **141**

diagnóstico, 138

etiologia, 133

prevenção, 145

prognóstico, 140

tratamento, 140

Bronquíolo em pulmão normal e em pulmão acometido pelo VRS, comparação entre, *137*

C

Câmaras cardíacas vistas pela janela subxifóidea, trans-hepática, *101*

Cânula traqueal, tamanho e profundidade de inserção da, **291**

Capacitação em emergências, utilização de manequins de baixo custo para, 27

Cardiopatias congênitas, 120

Cateterismo e simulador de cateterismo de artéria radial, *kit* de, *40*

Cenários comportamentais, 17

Cetamina, 183

Cetoacidose

diabética

abordagem terapêutica da, **362**

caso

checklist, cenário, **363**

debriefing ou *feedback*, 361

descrição completa do caso, 358

380 Desenvolvimento de Habilidades em Medicina de Emergência: Condutas e Planejamento Baseado em Simulações objetivos de cenário, 357

resumo do, 357

sugestões de exames laboratoriais, **360**

Choque

graus de, estimativa dos, **71**

séptico, 233

Ciclo DMAIC, 33

Cisalhamento, 196

Codebriefing, 17

Comark-Lehane, 176

Competências clínicas, avaliação das
habilidades e competências clínicas, 23

Complexidade, **4**

Comportamento suicida, 221

Comunicação

de más notícias, 267

importância da, 267

na COVID-19, 270

habilidades em, desenvolvimento de, 249

incapacidade de, 241

sugestões de temáticas a serem
desenvolvidas nas habilidades em,
254-263

Confusão mental, 209

Contusão

cardíaca, investigação e conduta,
evidências, **84**

pulmonar, investigação e conduta,
evidências, **84**

torácica, lesões de maior gravidade na, **84**

Corpo estranho, obstrução de vias aéreas
superiores por, 307

Corticoide, 143, 233

uso do, 233,

COVID-19, 331

caso

ambiente simulado, 332

debriefing ou *feedback*, 333

descrição completa do caso, 332

objetivos de aprendizagem, 331

resumo do, 331

comunicação de más notícias na, 270

protocolos utilizados, 271

radiografia de tórax anteroposterior com
aspecto típico de pneumonia bilateral
por, *334*

tomografia computadorizada de paciente
positivo para, *334*

Cricotireoidostomia

cirúrgica, 68

difícil, 176

por punção, 67

Crise × emergência, 218

D

Debriefing, **4**

barreiras para um bom, 17

cenários comportamentais, 17

de forma serena, 15

em simulação, 13

estrutura, 13

fundamentos, 13

instrumentos, 16

técnicas, 15

estratégias de, 15

na simulação, 11

Deformação, 196

Delirium, 209, 210

diagnóstico, 210

escala CAM, **211**

quadro clínico, 210

tratamento, 211

tratamento medicamentoso do, **212**

Departamento de emergência, sepse e choque
séptico no, 225

Desconforto

respiratório precoce ao nascimento, 33
semanaas com, 293

ambiente simulado, 294

avaliação das habilidades
comportamentais da Equipe, **299**

checklist de materiais e equipamentos
para o atendimento ao RN, **300-301**

checklist para correção da VPP com
máscara, **304**

debriefing ou *feedback*, 299

descrição completa do caso, 295

fluxograma da reanimação do RN na sala
de parto, *302*

medicações para reanimação neonatal
na sala de parto, **304**

medidas para manutenção da
normotermia, **303**

objetivos de aprendizagem, 294

planejamento do caso, 293

tamanho e profundidade de inserção da cânula traqueal, **304**

teste de funcionamento do VMM em T, **303**

valores de SpO$_2$ pré-ductais desejáveis, segundo a idade pós-natal, **303**

Diaframa durante a ventilação mecânica, *199*

Dirty question, 16

Disfunções orgânicas, **230**

Dispositivo extraglótico difícil, 176

Doença

erosiva gastroduodenal, prevenção da, 93

pulmonar obstrutiva crônica, caso, 311

ambiente simulado, 312

debriefing ou *feedback*, 313

descrição completa do caso, 313

objetivos de aprendizagem, 311

resumo do caso, 311

Drenagem

de tórax, 79, 82

etapas, **83**

Droga(s) vasoativa(s)

uso de, 232

bomba de, **234**

E

ECG

com elevação/supra do segmento ST parede inferior, *372*

com elevação/supra do segmento ST anterior extensor, *371*

com taquicardia supraventricular, *367*

Eclâmpsia, caso, 315

ações para a simulação, resumo das, **316-317**

ambiente simulado, 317

descrição completa do caso, 319

objetivos de aprendizagem, 315

programação inicial do manequim, 318

resumo do caso, 315

Edema cerebral, 155

Educação em saúde, 3

E-FAST, pontos anatômicos do, *99*

Efusão pericárdica, *102*

Eletrólitos, 140

Emergência(s)

clínicas em geriatria, 207

hipertensiva, caso

condutas, 375

debriefing ou *feedback*, 377

descrição completa do caso, 374

desfechos, 376

exame físico, 375

objetivos de aprendizagem, 373

resumo do, 373

inerentes ao período neonatal, 118

psiquiátircas, 217

agitação psicomotora, 219

crise × emergência, 218

definição, 217

interação psiquiátrica, 219

quadros mais comuns, 221

TMO × transtornos psiquiátricos, 218

utilização de manequins de baixo custo para capacitação em, 27

Entrustable professional activities, 3

Envelhecimento, alterações fisiológicas do, **208**

Equação

do movimento, *188*

dos gases, 197

Mechanical Power, *197*

Escala

AVDI e equivalentes nas escala de Glasgow, **128**

CAM, diagnóstico de *delirium*, **211**

de coma de Glasgow, **129**

de coma pediátrico de Glasgow, **129-130**

de Fisher modificada, 168

de Glasgow, 167

de Hunt-Hess, 168

de RAMSAY, 165

de Rankin modificada, 164

do Medical Research Council, 164

do National Institute Health Stroke Scale, **161-163**

do NIHSS, 160

FOUR, 166

na área da saúde, 159

neurológica

aplicação na sala de emergência, 159

escala ABCD2, 167

escala de Fisher modificada, 168

escala de Glasgow, 167

escala de Hunt-Hess, 168

escala FOUR, 166

escala de RAMSAY, 165

escala de Rankin modificada, 164

escala RASS, 165

escalas para mensuração de sedação, 165

escore do Medical Research Council de força motora, 164

escore ICH, 169

National Institute Health Stroke Scale (NIHSS), 160

para mensuração de sedação, 165

RASS, 165, *165*

Escore

ABCD2, 167, **167**

ICH, 169

para acionamento de transfusão maciça, **71-72**

qSOFA, **227**

SOFA, 226

Etomidato, 183

Exame

clínico objetivo e estruturado por estações (OSCE), 24

exame físico no sentido cefalocaudal, 115

F

FAST, pontos anatômicos do, *99*

Febre no período neonatal, 118

Feedback, **4**

aplicações, 11

estrutura, 12

fundamentos, 11

na simulação, 11

negativo, 13

sanduíche, 13

técnica, 12

Ferramenta Seis Sigma, 29

Fidedignidade, 23

Fidelidade, **4**

Fisioterapia, 143

Fratura

supracondiliana

caso

ambiente simulado, 346

dados a serem considerados durante a abordagem da paciente, 346

debriefing ou *feedback*, 347

descrição completa do caso, 346

objetivos de aprendizagem, 345

resumo do, 345, 1

classificação conforme Gartland, *347*

Frequência respiratória, 196

elevada de acordo com a idade, **131**

G

Gasometria

arterial, 116

necrose de mão após coleta de, *33*

simulador para coleta de, primeiro modelo, *34*

Geriatria, emergências clínicas em, 207

H

Habilidades, 4

comportamentais, da equipe, avaliação, **286**

em ambientes controlados, avaliação de, 24

Hands on, 4

Heliox, 144

Hemicraniectomia descompressiva, 155

Hemograma, 139

Hemorragia intraparenquimatosa

tomografia de crânio evidenciando expansão de, *340*

tomografia de crânio evidenciando, *340*

Hemotórax, evidências, investigação e conduta, **84**

Hidratação, 142

Hipertrofia de ventrículo esquerdo, eletrocardiograma com sinais de, *375*

Hipoglicemia neonatal, 119

sintomas relacionados à, 120

Hipotensão, 209, 229

Hipotermia, 209

Hipoxemia, 229

Homeostase em pacientes com AVCi agudo, parâmetros para manter a, **157**

I

Idoso

atendimento no setor de emergência, 208

infecção em, indicadores mais comuns, 209

Índice de Mottling, 230

Infartos hemisféricos, 155

Infecção, controle, 93

Interação

cardiopulmonar, avaliação durante a ventilação pulmonar mecânica, 189

psiquiátrica, 219

Intubação

de emergência

algoritmo universal de, *178*

algoritmos de, 178

orotraqueal, 175

sequência atrasada de, 182

sequência rápida de, 181

Isquemia recorrente, 155

L

Lactato arterial, 116

Laringoscopia difícil, 176

LEMON, 176

Lesão(ões)

de diafragma, evidências, investigação e conduta, **84**

de maior gravidade na contusão torácica, **84**

de via aérea torácica, evidências, investigação e conduta, **84**

pulmonar

durante a ventilação mecânica, mecanismos de, *199*

induzida pela ventilação mecânica

característica evolutiva da, *193*

causas, 195

Linha(s)

A em estudo ultrassonográfico de pulmão normal, *102*

B em estudo ultrassonográfico, *102*

E representação das, *103*

Z, representação ultrassonográfica de, 103

Líquido no espaço periesplênico, *100*

Livedo, 230

M

Má perfusão periférica, 228

Manequim

de baixo custo, utilização para capacitação em emergências, 27

estático, foco na consulta, *5*

Más notícias

comunicação de, 267

importância da comunicação de, 267

protocolos de, 268

quem deve dar as, 268

Medicação

na sala de emergência, 175

para reanimação neonatal na sala de parto, **290, 304**

Método de avaliação em ambientes controlados, 21

aspectos formativos e somativos na avaliação, 22

avaliação por critério e por norma, 22

Midazolam, 184

Mortalidade infantil, 123

Moulage, **4**

N

National Institute Health Stroke Scale (NIHSS), 160

Necrose de mão após coleta de gasometria arterial, *33*

Normotermia, conjunto de medidas para manutenção da, **303**

O

Obstrução de vias aéreas superiores por corpo estranho, caso, 307

ambiente simulado, 308

debriefing ou *feedback*, 309

descrição completa do caso, 308

objetivos de aprendizagem, 307

resumo do caso, 307

OSCE (*Objective Structured, Clinical Examination*), 24

elaboração de um, 25

Oxigenoterapia, 142

P

Paciente

com ARDS, pontos-chave da ventilação mecânica individualizada para, *200*

queimado, atendimento ao, 87, 88

analgesia, 89

avaliação da eficácia terapêutica, 93

avaliação da gravidade da queimadura, 89

planejamento terapêutico, 89

primeiro contato, 88

Pancreatite necro-hemorrágica, caso, 275

ambiente simulado, 276

debriefing ou *feedback*, 277

descrição completa do caso, 277

objetivos de aprendizagem, 275

resumo do, 275

Pandemia pelo Sars-Cov2, 3

Parada cardiorrespiratória em pediatria, algoritmo do manejo da, 2021, **127**

Perfusão tecidual, avaliação à beira leito na emergência, 230

Período neonatal, 109

emergências inerentes ao, 118

febre no, 118

intercorrências, 118

Pesquisa viral, 139

Pneumotórax, evidências, investigação e conduta, **84**

POCUS (*Point of Care Ultrasound*), 98

para medição da pressão intracraniana por meio da bainha, utilização do, *104*

Point of Care, 97

Politraumatizado atendimento ao, 65

Prática deliberada em ciclos rápidos, 12

Programa HELP, 211

Propofol, 183

Proteína C reativa, 139

Protocolo de más notícias, SPIKES, 268

Psicodrama pedagógico, 252

componentes, **252**

Pulmão normal, linhas A em estudo ultrassonográfico de, *102*

Q

Quedas, 209

Queimaduras, 87

avaliação da gravidade da, 89

extensas, 89

extensão da

estimativa de, *91*

estimativa por Lund e Browder, *90*

estimativa utilizando a regra dos nove, 91

R

RACS (*Respiratory Assessment Abstract Chanche Score*), 138

Radiografia de tórax, 116

RDAI (*Respiratory Distress Assessment Instrument*), 138

Realidade virtual, **4**

Reanimação

avançada na sala de parto em recém-nascido a termo

ajudas cognitivas, 286

caso, resumo do, 279

checklist para correção da VPP com máscara, **290**

checklist de materiais e equipamentos para o atendimento ao RN, **287-288**

debriefing ou *feedback*, 286

descrição completa do caso, 281

duração do cenário, 280

fluxograma da reanimação do RN na sala de parto, *289*

habilidades comportamentais da equipe, avaliação das, **286**

leitura prévia, 279

medicações para reanimação neonatal na sala de parto, **290**

objetivos de aprendizagem, 280

progressão do cenário, **285**

tamanho e profundidade de inserção da cânula traqueal, **291**

valores de SpO$_2$ pré-ductais desejáveis, segundo a idade pós-natal, **290**

do RN na sala de parto, fluxograma, *289*

Recém-nascido

a termo, reanimação avançada na sala de parto em, 279

algoritmo da abordagem sistemática do atendimento emergencial ao, *117*

Recrutabilidade em pacientes com ARDS, 200

Reperfusão aguda

estratégias de, 154

trombectomia endovascular, 154

trombólise intravenosa, 154

Reposição volêmica, 92

respostas esperadas após, **72**

Respiração

espontânea, inspiração e expiração, 191

sob ventilação mecânica, inspiração e expiração, 191

Resposta pupilar, **130**

Ressuscitação cardiopulmonar, caso, 323
- ambiente simulado, 324
- *debriefing* ou *feedback*, 325
- descrição completa do caso, 324
- objetivos de aprendizagem, 323
- resumo do caso, 323

Ribavirina, 144

Rocurônio, 185

S

SAMPLE, acróstico, 114

Saúde, simulação em, 28

Seldinger completo, *45*

Sepse
- atendimento ao paciente com, 230
- mortalidade no Brasil, 227
- neonatal, 119
- primeira definição, 225

Sequência rápida de intubação, 181

Simulação
- comportamental , **4**
- em saúde, 28
- hídrida, **4**
- *in situ*, **4**
- interprofissional, **4**
- interprofissional de alta fidelidade, *5*
- mista, **4**
- padrão, **4**
- propedêutica torácica em cenários de, 55
  - sistema cardiocirculatório, 59
  - sistema respiratório, 56

Simulação, 3
- terminologias em, **4**

Simulador(es)
- análise interna da sutura realizada no, *42*
- de acesso central, *45*
- de baixo custo
  - desenvolvimento de, 33
  - motivação para
    - falta de recursos finaneceiros para utilização de simuladores em larga escala, 32
    - gerenciamento e prevenção de erros, 31
    - questões éticas, 30

de cirurgia de aorta e mesa cirúrgica simulada, *43*

de confecção de fistula com instrumentais, *41*

demonstração prática da utilização do, *38*

em curso da Sociedade Brasileira de Angiologia e Crurgia Vascular, *36*

em uso com aspiração de líquido após a punção no local correto, *4*

Harvey, 29

no ensino de saúde, 27

para acesso venoso central, imagem obtida no ultrassom do, *37*

para acesso venoso periférico, 40

para cateterismo de artéria radial guiado por ultrassom, detalhe, *39*

para coleta de gasometria arterial, primeiro modelo de, *34*

para escleroterapia de telangiectasias, *37*

para punção venosa central com ultrassom, *36*

para tratamento de veias reticulares e varizes tronculares, *39*

para treinamento e desenvolvimento de habilidades, 27

utilizados na Reunião das Ligas de Vascular, *kits* de, *38*

Simulador de Paciente Humano, 7

Sinais vitais
- de acordo com a faixa etária, **131**
- normais para recém-nascido termo, **113**

Síncope, 213
- avaliação, 213
- e convulsão, diferenciação, **213**
- tratamento, 214

Síndrome
- coronariana aguda
  - caso
    - ambiente simulado, 370
    - *debriefing* ou *feedback*, 371
    - descrição completa do caso, 370
    - objetivos de aprendizagem, 369
    - resumo do, 369
  - do AVE de grandes vasos, **156-157**
  - do desconforto respiratório, 187

Sistema
- cardiovascular, fisiologia do, 190
- de bomba para simular fluxo em veias jugulares, visão interna do, *46*
- respiratório, fisiologia do, 190

Sistematização do atendimento pediátrico, 123
etapas da abordagem sistemática, 124
SMART, acrônimo, 6, 177
Solução salina hipertônica, 143
SPIKES, 268
SpO$_2$, valores pré-ductais desejáveis, segundo a idade pós-natal, **290**
Strain, 196
Succinilcolina, 184
Suporte ventilatório, 142
Surfactante, 144

T

Taquicardia, 112, 119, 225
supraventricular
caso
ambiente simulado, 366
debriefing ou *feedback*, 367
descrição completa do caso, 366
objetivos de aprendizagem, 365
resumo do, 365
ECG com, *367*
Taxonomia de BLOOM, 6
Telessimulação, **4**
Teste
de funcionamento do VMM em T, **303**
TMO × transtornos psiquiátricos, 218
TMO, *ver* Transtorno mental orgânico
Toracocentese, 82
de alívio no pneumotórax, **82**
Tórax
drenagem de, 79, 82
flácido, evidências, investigação e conduta, **84**
Transdutor
em espaço hepatorrenal, *101*
em região hipogástrica, *101*
entre o 3º e o 5º espaço intercostal direito na linha hemiclavicular, *102*
na intersecção do diafragma com parênquima pulmonar, *100*
no espaço esplenorenal, *100*
Transformação hemorrágica, 155
Transtorno(s)
afetivo bipolar, 221
ansiosos, 221

depressivo, 221
mental orgânico, 217
por uso de substâncias, 222
psicóticos, 222
Trauma, 209
de tórax, 79
armadilhas a serem evitadas na avaliação e conduta, 83
aspectos conceituais, 79
aspectos didático-pedagógicos, 85
competências envolvidas, 81
elementos da construção de cenários, 85
raquimedular
caso
ambiente simulado, 350
debriefing ou *feedback*, 351
descrição completa do caso, 351
objetivos de aprendizagem, 349
resumo do, 349
vascular, evidências, investigação e conduta, **84**
Triagem hospitalar, 65
Trombectomia endovascular, 154
Trombólise intravenosa, 154

U

Úlcera de Curling, 93
Ultrassonografia pulmonar à beira leito com presença de linhas B, *376*

V

Vacina contra o VRS, 145
Validade, 23
Variáveis ventilatórias, *197*
Ventilação
difícil com Bolsa-Válvula-Máscara, 176
mecânica, 187
avaliação, monitorização e manejo da, 193
individualizada para os paciantes com ARDS, pontos-chave da, *200*
respiratória durante a, 187
pulmonar mecânica, avaliação da interação cardiopulmonar durante, 189
Via aérea
avançada, indicações de, 175

difícil, 176, 177

falha, 177

Vírus

respiratório sincicial, 133

alterações do epitélio respiratório

decorrentes da ação, *135*

infecção pelo, 135

replicação no epitélio respiratório, *134*

transmissão do, 134

Este livro foi impresso nas oficinas gráficas da Editora Vozes Ltda.,
Rua Frei Luís, 100 – Petrópolis, RJ.